Aktuelle Standortbestimmung der konservativen Therapie des Prostatakarzinoms

Aktuelle Standortbestimmung der konservativen Therapie des Prostatakarzinoms

Herausgegeben von
R. Nagel

Walter de Gruyter
Berlin · New York 1990

Herausgeber

Prof. Dr. med. R. Nagel
Direktor der Urologischen Klinik und Poliklinik
Universitätsklinik Rudolf Virchow
Standort Charlottenburg
Spandauer Damm 130
D-1000 Berlin 19

Das Buch enthält 75 Abbildungen und 48 Tabellen.

CIP-Titelaufnahme der Deutschen Bibliothek

Aktuelle Standortbestimmung der konservativen Therapie des Prostatakarzinoms / hrsg. von R. Nagel. – Berlin ; New York : de Gruyter, 1990
ISBN 3-11-012244-8
NE: Nagel, Reinhard [Hrsg.]

Satz: Arthur Collignon GmbH, Berlin. – Druck: Gerike GmbH, Berlin. – Buchbinderische Verarbeitung: Lüderitz & Bauer, Berlin. Umschlagentwurf: Rudolf Hübler, Berlin. Printed in Germany.

Vorwort

Die Behandlung des lokal fortgeschrittenen und insbesondere die des bereits metastasierten Prostatakarzinoms stellt besonders hohe Anforderungen an den behandelnden Arzt; denn auch heute noch sind die therapeutischen Möglichkeiten begrenzt, wenn auch durch die zunehmend akzeptierte moderne Schmerztherapie eine Besserung der Lebensqualität der schwerkranken Patienten möglich geworden ist.

Das vorliegende Buch enthält die Vorträge eines Symposiums vom April 1989 in Berlin über den neuesten Stand der medikamentösen Therapie des fortgeschrittenen Prostatakarzinoms und ein eingehendes Rundtischgespräch, in dem besonders die für die Praxis wichtigen Aspekte nochmals diskutiert und zusammengefaßt wurden.

Durch die ausführliche Darstellung des Stellenwerts der LHRH-Agonisten, der Zytostatika und der Antiandrogene bei der Behandlung des fortgeschrittenen Prostatakarzinoms ist das Buch als aktuelle Standortbestimmung über die derzeitigen medikamentösen Behandlungsformen des Prostatakarzinoms auch unter Berücksichtigung der Schmerztherapie anzusehen.

Berlin, Oktober 1989 *Reinhard Nagel*

Inhalt

I Bildgebende Verfahren in der urologischen Diagnostik

Bildgebende Verfahren in der Urologie – Stellenwert der Sonographie und radiologischer Verfahren

U. H. Engelmann, H.-U. Eickenberg

Einleitung

Ein Überblick über den gegenwärtigen Stand der bildgebenden radiologischen und sonographischen Verfahren in der Urologie muß Aussagen zu folgenden Themen machen:

- Stand der Diagnostik spezieller Erkrankungen,
- bildunterstützte Therapieverfahren,
- Möglichkeiten und Grenzen der Therapiekontrolle,
- Aspekte der Therapieplanung und
- zukünftige Entwicklungen.

In diesem Rahmen wollen wir uns auf die Diagnostik spezieller Erkrankungen und auf die Wertigkeit der einzelnen bildgebenden Verfahren untereinander konzentrieren. In den letzten 20 Jahren haben wir einen raschen und vollständigen Wandel in der urologischen bildgebenden Diagnostik erlebt:

Sonographie

Mit Beginn der achtziger Jahre hat die Sonographie ihren Einzug gehalten, zunächst in der Diskussion als Real time oder Compound-Gerät, anfangs auch nur als bistabiles (schwarz-weiß) Bild mit beschränkter Auflösung und unhandlichen, sperrigen, kaum transportablen Geräten. Konsequent erfolgte an Zentren die Weiterentwicklung, parallel dazu verbreitete sich die Sonographie in der Praxis. In einem Zeitraum von 10 Jahren nahmen sonographische Untersuchungen in Klinik und Praxis um den Faktor 10 zu (Abb. 1). Heute gibt es kein Organ in der Urologie, welches nicht einer standardisierten sonographischen Diagnostik zugänglich ist. Dies und die zunehmende Erschwerung der klassischen radiologischen Verfahren durch behördliche Richtlinien führte zu einer Verminderung der Ausscheidungsurogramme, der retrograden Pyelogramme etc. Die etwa ab 1975 verfügbare Computertomographie (CT), die Magnetresonanztomographie (MRT) und die digitalen Bildtechni-

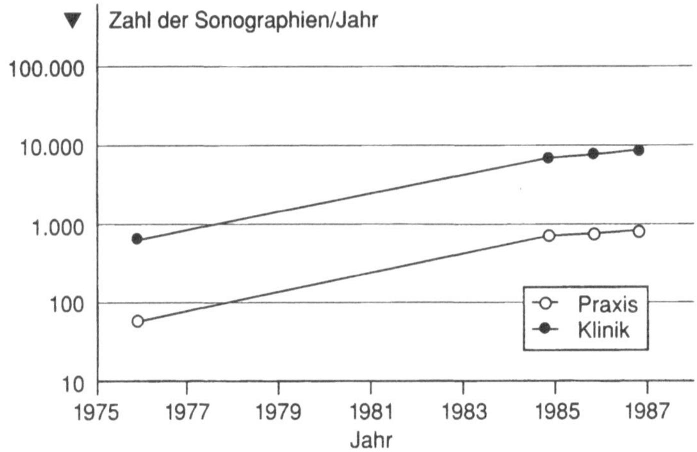

Abb. 1 Anstieg der sonographischen Untersuchungen in Praxis und Klinik während der letzten 11 Jahre im Regionalraum der Ruhr-Universität Bochum

ken, voran die digitale Subtraktionsangiographie (DSA), hatten weiteren Einfluß auf den Gang der Diagnostik und die Indikation zur operativen Intervention. Diagnostische Freilegungen und Staging-Operationen wurden in vielen Fällen durch die verbesserte Bildgebung überflüssig.

Computertomographie

Grundsätzlich ist die Computertomographie ein Verfahren zum Nachweis krankhafter Veränderungen im Bereich der parenchymatösen Organe; die Information geht aber mit der Darstellung der Binde- und Stützgewebe und der vaskulären Strukturen weit darüber hinaus. Gegenüber der konventionellen Röntgentechnik besitzt sie den Vorteil einer ca. 100 × größeren Weichteildichteauflösung.

Im folgenden sollen die urologisch relevanten Organe und Organsysteme beispielhaft abgehandelt werden und exemplarisch der Stellenwert der einzelnen Verfahren dargelegt werden.

Diagnostik Retroperitoneum

Die retroperitoneale Fibrose macht in der Regel durch die Obstruktion des oberen Harntraktes (Sonographie!) auf sich aufmerksam, die Medialisierung der Harnleiter (Ausscheidungsurogramm!) bringt die Verdachtsdiagnose, die schließlich durch den Nachweis der typischen retroperitonealen Fibrose mit ihren paravasalen und periureteralen Weichteilmassen (CT!) bestätigt wird. Die MRT kommt hierbei im Prinzip zu gleichen Ergebnissen wie die CT. Postoperative Sekretansammlungen im Retroperitoneum wie Lymphozelen, Abszesse, Urinome werden initial nicht invasiv und schonend sonographisch am Krankenbett diagnostiziert. Reicht die Auflösung nicht aus oder sind gasgefüllte Darmschlingen dabei hinderlich, hilft die CT weiter und kann dabei gelegentlich auch eine Artdiagnose zulassen: Abszesse fallen durch ihre Abszeßmembran auf, Hämatome durch ihre im Verlauf höheren Dichtewerte. Versagen die Sonographie und/oder Computertomographie in der Differentialdiagnose der postoperativen Verhaltung, kommt die sonographisch oder CT-gesteuerte Punktion, Aspiration oder Drainage des Sekretes zum Einsatz.

Lymphknoten

Die Suche nach metastatischen Lymphknoten bei Hodentumoren, Nierenzellkarzinomen und – weniger – Blasen- und Prostatakarzinomen sollte initial sonographisch, dann auch durch CT und MRT erfolgen. Gerade bei jungen, schlanken Patienten mit Hodentumoren erlaubt die Sonographie eine ausreichende Beurteilung der parahilären und paraaortalen bzw. paracavalen Lymphknotengruppen. Nachteilig ist für alle Verfahren, daß lediglich die Größe der Lymphknoten als Kriterium für Befall oder Nichtbefall angesehen werden kann, wobei mit zunehmender Größe der Lymphknoten die Wahrscheinlichkeit ihres metastatischen Befalles steigt. Liegen Mikrometastasen vor, versagen alle drei Methoden, dennoch ist die alternative Lymphographie völlig in den Hintergrund getreten und es gilt, daß die Sonographie und die CT die diagnostischen Maßnahmen der ersten bzw. zweiten Wahl bei der Suche nach abdominellen Lymphknoten darstellen. Nach heutigen Erkenntnissen bringt die MRT keine weiteren Informationen.

Tumoren

Der konventionellen Röntgendiagnostik entzogen sich global 50% der retroperitonealen Tumoren, dies unabhängig von ihrer Größe. Die Ausscheidungsurographie mit Darstellung des Ureterenverlaufs war dabei noch am empfindlichsten, andere Untersuchungen wie die „Pneumoretroperitoneographie" haben heute in der Urologie nur noch historischen Charakter. Die Erkennung retroperitonealer Tumoren hat sich bis hinab in den Bereich von 1 cm Größe verbessert, die artdiagnostische Zuordnung ist hingegen schwieriger und wird lediglich durch den hohen Fettanteil bei Lipomen und Liposarkomen, der sich sonographisch durch das Reflexionsmuster und im CT durch die Dichtewerte nachweisen läßt, erleichtert.

Gefäßdiagnostik

Anomalien der V. cava inf. werden durch den Urologen selten beobachtet, können aber, wie im Fall der partiellen Transposition des Gefäßes bei einer Frau mit einem ausgedehnten Nierenzellkarzinom erhebliche operationstaktische Bedeutung haben. Obwohl schon sonographisch darstellbar [69], werden solche Mißbildungen infolge ihres seltenen Auftretens leicht übersehen und erst durch die CT oder – wie hier – durch die DSA erkannt (Abb. 2).

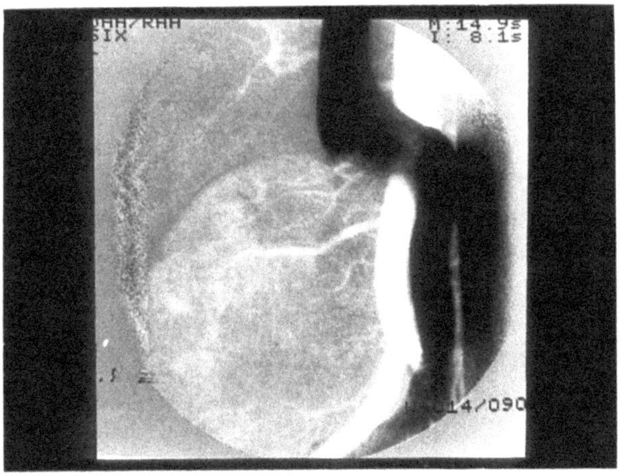

Abb. 2 Digitale Subtraktionsangiographie: Partielle Transposition der V. cava inf. bei einer Patientin mit einem Nierenzellkarzinom

Vena-cava-Thrombose

Urologisch interessieren hier vor allem Tumorthromben beim Nierenzellkarzinom, weniger auch bei Nebennierentumoren. Während Cava-Thromben bereits sonographisch ausgezeichnet erkannt werden können (Abb. 3), bietet die Darstellung der V. renalis doch gelegentlich Schwierigkeiten und ist besonders auf der linken Seite nur in der Hälfte der Fälle möglich [28]. Eine weitere Verbesserung bringt die Kombination mit der Doppler-Untersuchung als farbkodierte Duplex-Sonographie. Für die CT postuliert Klose [39] die Nachweisquote bei Verwendung dynamischer Untersuchungsbedingungen und schneller Geräte (1 – 5 Sek.-Scanner) bei nahezu 100%. Goldfarb et al. [22] halten die MRT für ebenso aussagekräftig wie die Cavographie, wenn diese als kombinierte kaudal-kranielle Cavographie durchgeführt wird; die CT sei dagegen unterlegen, da sie die Höhe und das Ausmaß der V. cava Infiltration oft nicht erkennen könne.

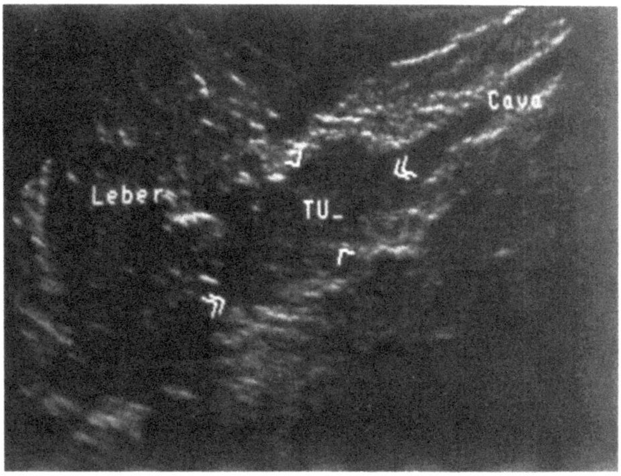

Abb. 3a Tumorthrombus der V. cava inf.: Sonographische Darstellung

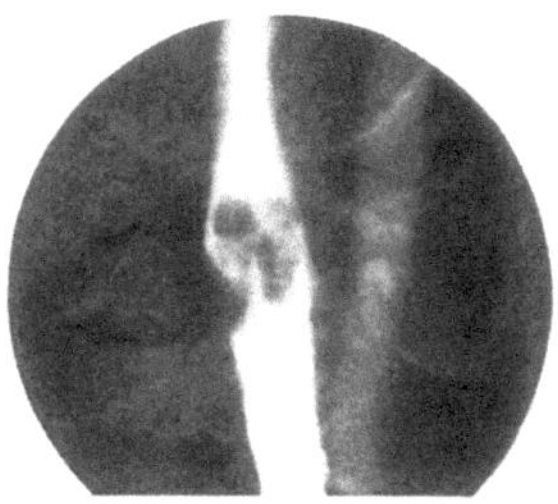

b

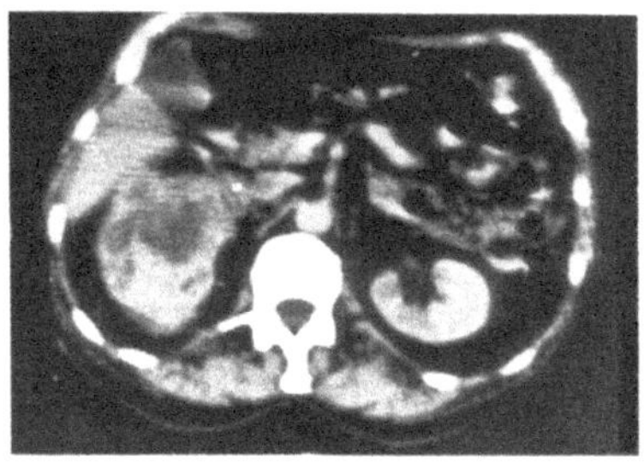

c

Abb. 3b Abbildung in der digitalen Subtraktionsangiographie

Abb. 3c Darstellung in der Computertomographie

Vom praktisch klinischen Standpunkt interessieren besonders operationstaktische Überlegungen: Ein Tumorthrombus in der V. renalis erfordert keine Änderung des Vorgehens, daher ist es wenig bedeutsam, ob solche Thromben der Sonographie unter Umständen entgehen. Ein Cava-Thrombus, der sonographisch gut zu diagnostizieren ist, muß in seiner Ausdehnung nach kranial eindeutig beschrieben werden; genügt die Sonographie hierzu nicht, wird in der Regel die CT als zweites Schnittbildverfahren ausreichen. Die kaudale Cavographie zeigt nur bei komplettem Verschluß der Cava die kraniale Thrombusbegrenzung nicht und muß in diesen Fällen durch KM-Gabe von kranial ergänzt werden. MRT-Untersuchungen als vergleichende Studien sollten den dafür ausgerüsteten Zentren vorbehalten bleiben, bis eindeutige Vorteile dieser Methode belegt sind.

Diagnostik Nebenniere

Abdomenleeraufnahmen und i. v.-Urographie mit Tomographie spielen nur noch eine untergeordnete Rolle. Bildgebende Verfahren von Bedeutung sind die

- Sonographie,
- Computertomographie,
- Szintigraphie (131 J-MIBG),
- Magnetresonanztomographie (MRT) und
- Phlebographie mit selektiver Blutentnahme.

Sonographisch gelingt die Darstellung der normalen Nebennieren nur in Ausnahmefällen, während die fetthaltigen NN-Logen rechts in 80% und links in 40% der Fälle bei lateralem, intercostalem Zugang dargestellt werden können [39]. Die CT mit modernen Geräten gestattet demgegenüber in fast 100% der Fälle die Darstellung der normalen Nebenniere (NN) und die MRT leistet Vergleichbares, möglicherweise erlaubt die MRT aber die Differenzierung von Inzidentalomen und metastatischen Nebennierenprozessen, wie Reinig et al. [57] und Chang et al. [10] angeben.

Die selektive Sondierung der NN-Vene zur Phlebographie oder Blutentnahme gelingt links in 95–100%, während sich die rechte NN-Vene nur in ca. 85% der Fälle sondieren läßt. Dies ist jedoch entscheidend abhängig von der Erfahrung des beteiligten Radiologen, so daß diese Richtwerte nach individuellen Gegebenheiten modifiziert werden müssen.

Ein wesentlicher prädiktiver Parameter von Nebennierenkarzinomen ist die Größe: Über 5–6 cm Durchmesser steigt das Risiko einer malignen Entartung stark an und hier wäre wiederum die Sonographie die Initialuntersuchung der ersten Wahl, solche NN-Vergrößerungen aufzudecken.

Diagnostik Niere

Nierenzysten

Die Differentialdiagnose zystischer/solider Prozeß der Niere war die erste und lange Zeit die einzige Indikation zur Sonographie der Niere [6]. Die Kriterien der typischen Nierenzyste:

- völlige Echofreiheit des Prozesses,
- glatte, regelmäßige Konturierung,
- dorsale „Schallverstärkung",
- im A-Bild echofreie Linie

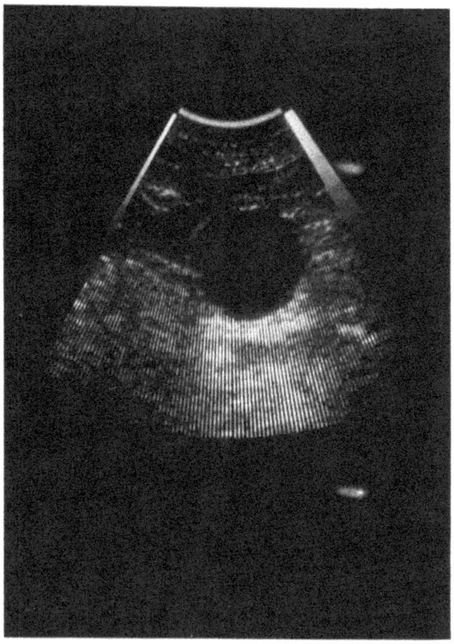

Abb. 4 Sektorscan einer typischen Nierenzyste (1981)

waren bald aufgestellt [6] und eindeutig (Abb. 4). Die Fehldiagnosen bei solitären Nierenzysten sind selten, die Treffsicherheit hoch. Schon 1976 konnte Bartels die geringe Rate von nur 3% Fehldiagnosen bei insgesamt 200 Raumforderungen verzeichnen. Die Diagnose zystischer Raumforderungen bereits pränatal wurde bald beschrieben, in fraglichen Fällen kann die Diagnose durch Feinnadelpunktion gesichert werden. Bestehen bei der Sonographie irgendwelche Zweifel an der Benignität des Prozesses bzw. am eindeutig zystischen Charakter, so soll der Prozeß gezielt mit einer Feinnadel punktiert werden. Die hämorrhagisch bräunliche Verfärbung des Zysteninhaltes ist suspekt; die zytologische Beurteilung des Punktates und die röntgenologische Darstellung des Prozesses entweder im Negativbild durch Luftfüllung oder durch KM-Instillation über die liegende Nadel schließt sich an und bringt mit a.-p.- und gedrehten Aufnahmen die gewünschte Klarheit. Solitäre Abszesse der Niere fallen von vornherein durch ihre Binnenechos und gelegentlich auch durch das Sedimentationsverhalten zellhaltiger Flüssigkeitsschichten auf. Sie vereinen in sich also einige sonographische Kriterien zystischer Prozesse, nämlich die dorsale Schallverstärkung, die Randbegrenzung mit denen solider Prozesse, z. B. die Binnechostrukturen. In jedem Fall sollte hier die perkutane sonographisch gesteuerte Punktion durchgeführt werden, die sich als universelles Instrument bei herdförmigen Prozessen des Retroperitoneums erweist

[14]. Die Treffsicherheit der Sonographie bei retroperitonealen Abszessen und Urinomen, die 1981 bei etwa 85% lag, konnte dadurch verbessert und die offen-chirurgische Therapie vermieden werden.

Da die Abklärung zystischer Prozesse als Domäne der Sonographie gilt, ist das Ergebnis einer Umfrage um so überraschender: Von 73 nord-amerikanischen Uro-Radiologen verlassen sich nur 92% auf die sonographisch erhobene Diagnose, während die computertomographische Diagnose von allen Befragten akzeptiert wurde [39].

Solide Raumforderungen

Die Bedeutung, welche die Sonographie in der Diagnostik der soliden Raumforderungen der Niere hat, kann gar nicht hoch genug eingeschätzt werden. Die sonographischen Kriterien

- Größenzunahme der Niere mit unregelmäßiger Kontur,
- unregelmäßige Echostruktur in der Raumforderung,
- Verdrängung/Verzerrung der zentralen Reflexstrukturen der Niere und
- unwesentliche Schalltransparenzänderung

sind seit langem bekannt und in den einschlägigen Lehrbüchern dargestellt [6]. Am häufigsten handelt es sich um Nierenzellkarzinome.

Benigne Tumoren

Gutartige Tumoren des Nierenparenchyms (Leiomyom, Fibrom, Hämangiom, Onkozytom und Angiomyolipom) sind selten. Besonders das Angiomyolipom läßt sich sonographisch aufgrund seiner hohen Echodichte gut erkennen (Abb. 5) und computertomographisch durch den Nachweis der Fettanteile in der Regel beweisen. Multiples Vorkommen findet sich gehäuft im Rahmen des Morbus Bourneville-Pringle. Nahezu gleich häufig werden diese Tumoren jedoch auch als Zufallsbefund entdeckt und sind dann meist solitär. Mitunter sind sie Ursache ausgedehnter „spontaner" retroperitonealer Blutungen nach Ruptur der Tumoren (Abb. 6).

Zunehmendes Interesse finden in den letzten Jahren die benignen Onkozytome des Nierenparenchyms, die sich bei Vorliegen typischer Kriterien (glatte Begrenzung, zentrale sternförmige Dichteminderung, solide Raumforderung) computertomographisch vermuten lassen. Zur Erhärtung der präoperativen Diagnose kann die Angiographie beitragen. Dies ist insofern von Interesse, da bei diesen Tumoren ein organerhaltendes operatives Vorgehen angestrebt werden kann.

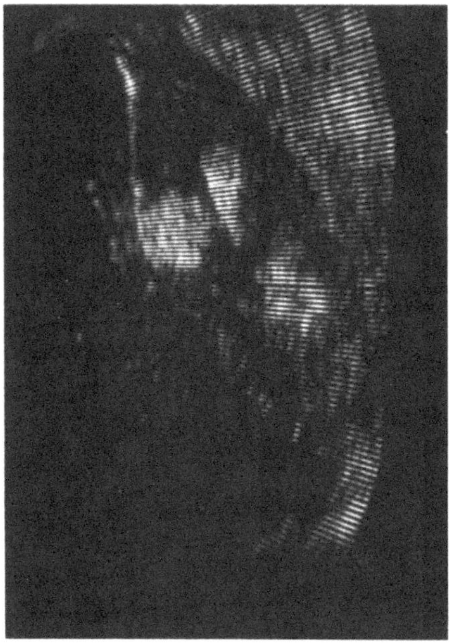

Abb. 5 Angiomyolipom in einer Doppelniere (Parenchymbrücke). Typische echoreiche „weiße" Raumforderung

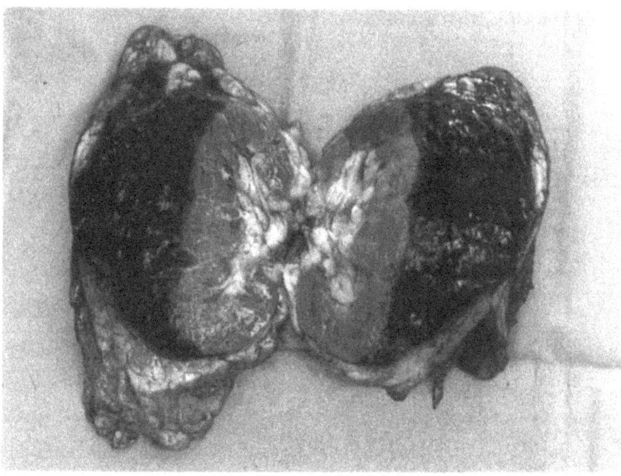

Abb. 6 Operationspräparat bei spontanem perirenalem Hämatom; Ursache war ein kleines peripher sitzendes Nierenzellkarzinom von < 1 cm Durchmesser

Maligne Tumoren

Die zunehmende Verbreitung der nicht invasiven Sonographie in Praxis und Klinik hat dazu geführt,

- daß immer mehr Raumforderungen der Niere zufällig entdeckt werden,
- daß die chirurgische Exploration aus diagnostischen Gründen immer seltener wird,
- daß die Operation einer Nierenzyste heute die Ausnahme darstellt und
- daß solide Raumforderungen in einem asymptomatischen Stadium bei kleiner Größe entdeckt werden.

Auf die Bedeutung der Nephrosonographie zur Früherkennung von Nierentumoren haben Warnecke und Bartels [80] hingewiesen. In ihrem Krankengut fanden sie eine deutliche Verbesserung der Prognose und forderten daher die Einbeziehung der Nephrosonographie in ein Früherkennungsprogramm.

Es zeigte sich, daß der Anteil der asymptomatischen Patienten bedingt durch die zunehmende Verbreitung der Sonographie seit 1976 (4%) ständig stieg; er betrug im untersuchten Krankengut im Jahr 1986 62% (Abb. 7). Bei asymptomatischen Patienten wird die Diagnose nicht verschleppt, sie werden wesentlich schneller operiert als solche mit einer Symptomatik. Statistisch signifikante Unterschiede bestanden auch hinsichtlich des Tumorstadiums, des Tumorgrades und des Tumordurchmessers zum Zeitpunkt der Operation (Abb. 8, 9). Die Veränderungen dieser prognostischen Parameter haben erwartungsgemäß einen Einfluß auf die Überlebenswahrscheinlichkeit: Patienten mit asymptomatischen Tumoren zeigten bei einer Nachbeobachtungszeit

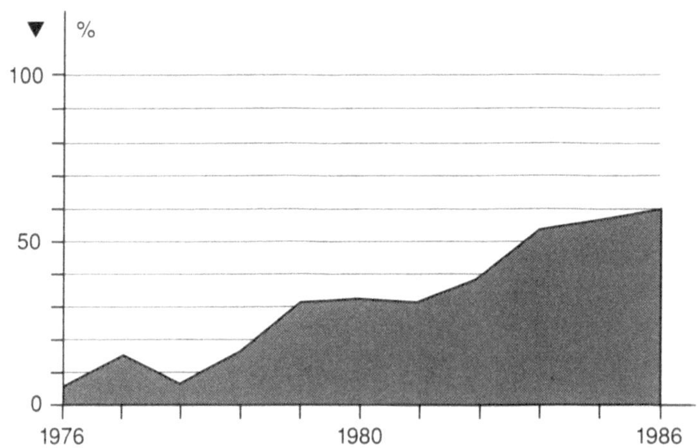

Abb. 7 Zunahme der asymptomatischen Nierenzellkarzinome im Zeitraum von 10 Jahren (Material der Urol. Klinik der JoGu Universität Mainz)

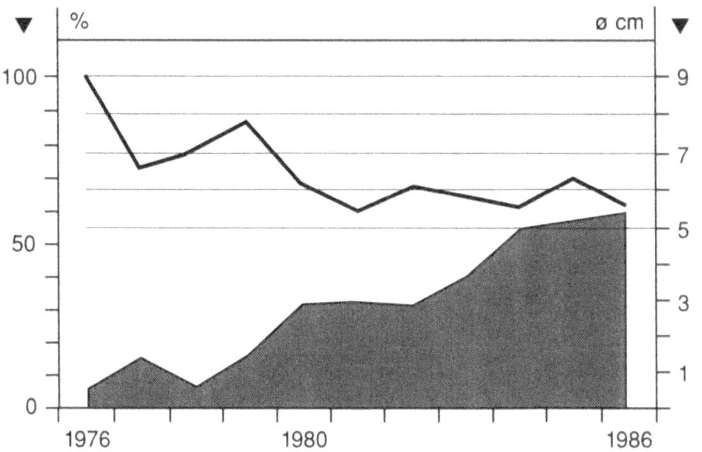

Abb. 8 Abnahme des durchschnittlichen Tumordurchmessers (radikale Tumornephrektomien) im gleichen Zeitraum

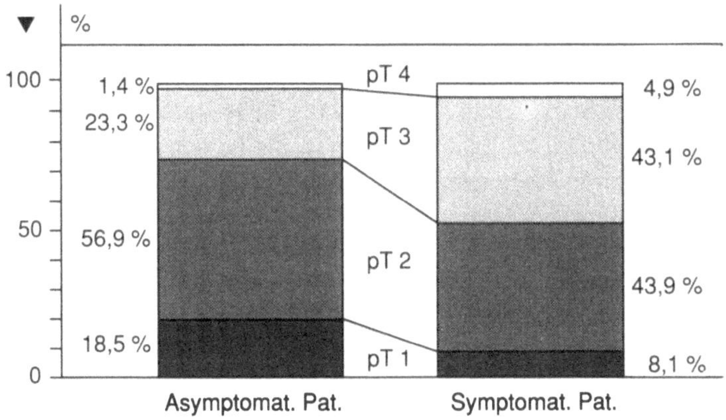

Abb. 9 Unterschiedliche Verteilung der prognostisch bedeutsamen Tumorstadien bei symptomatischen und asymptomatischen Patienten.

von über 5 Jahren einen günstigeren Verlauf, wobei die Unterschiede ab 42 Monaten statistisch signifikant waren (Abb. 10).

Zusätzlich wird auch die organerhaltende, aber tumorradikale Tumorenukleation häufiger als bisher möglich sein. Hier ist eine endgültige Beurteilung des Stellenwertes noch nicht möglich, da die Zahlen zu klein und die Nachbeobachtungszeiten noch kurz sind. Immerhin lassen die jüngsten Veröffentlichungen von Morgan und Zincke [53] und von Thüroff et al. [73] erwarten, daß die organerhaltende Entfernung von kleinen, zufällig entdeckten Nierenzellkarzinomen ebenso kurativ ist wie die radikale Tumornephrektomie in diesen Fällen.

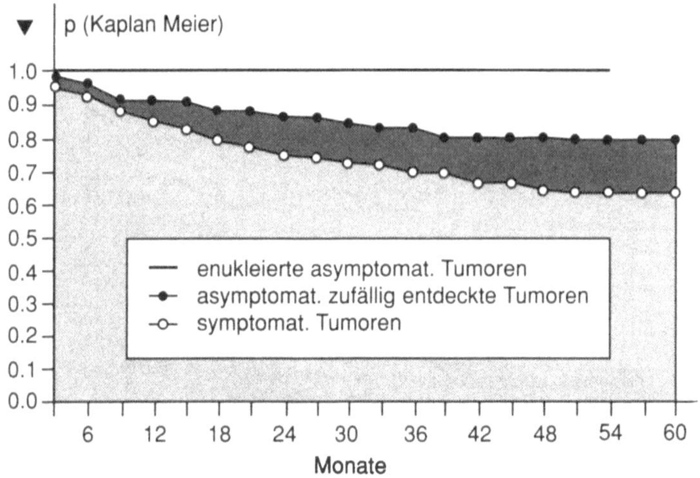

Abb. 10 Überlebensraten beim Nierenzellkarzinom: Die Gruppe der asymptomatischen Patienten hat eine bessere Prognose

Das Staging des Nierenzellkarzinoms ist ein Schwerpunkt der Computertomographie, wenn auch die klinische Relevanz begrenzt ist: Nur bei kleinen Tumoren mit günstiger Lokalisation wird man die organerhaltende Operation diskutieren; alle anderen Nierenzellkarzinome werden radikal tumornephrektomiert, wobei allenfalls bei Frage des Zugangsweges die CT helfen kann. In eigenen Untersuchungen bei 84 radikal tumornephrektomierten Patienten zeigte die CT eine Treffsicherheit von 64% mit einem Overstaging in 32% [5]. Schwierigkeiten ergeben sich mitunter beim Nachweis der Infiltration des Nierenbeckens und der Infiltration ins Retroperitoneum. Im Vergleich mit den bisherigen Methoden erzielt die Computertomographie in der Erkennung und artdiagnostischen Zuordnung renaler Raumforderungen die besten Ergebnisse. Die MRT zeigt in den bisherigen Untersuchungen gleichwertige bis marginal bessere Ergebnisse.

Beim Nierenzellkarzinom hat die Einführung der Sonographie und ihre weite Anwendung sicher am meisten zur Verbesserung der Prognose beigetragen. In Ländern mit anderer Prävalenz der CT gilt sinngemäß das gleiche [76].

Tumoren der ableitenden Harnwege

Füllungsdefekte sind wegen der hohen Ortsauflösung weiterhin die Domäne des klassischen Ausscheidungsurogramms und der retrograden Darstellungen. Die Sonographie erlaubt die Differentialdiagnose „Stein" (Schallauslöschung und Steinreflex!), die CT kann ab einer Größe von 1 cm Zusatzinformationen liefern: Tumoren zeichnen sich dabei durch ihre niedrigen Dichtewerte im

Nativscan und ihr frühes KM-Anreicherungsvermögen aus. Die Ureterorenoskopie mit flexiblen Instrumenten gestattet dem Geübten mit niedriger Komplikationsrate die visuelle Darstellung sowie die zytologische und bioptische Diagnostik in einem Arbeitsgang. In unserem Krankengut von über 100 Patienten mit Urothelkarzinomen der oberen Harnwege fielen drei Viertel mit einer Hämaturie auf und über 80% wurden urographisch diagnostiziert.

Trauma

Die Abklärung von stumpfen Nierentraumen wie auch die Verlaufskontrolle von Nierenhämatomen nach ESWL erfolgt heute regelmäßig sonographisch

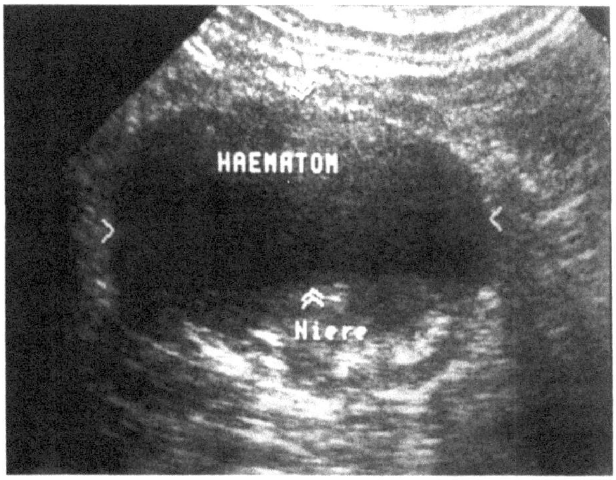

Abb. 11 Ultraschallbild eines perirenalen großen Hämatoms: Verlaufskontrolle nach ESWL

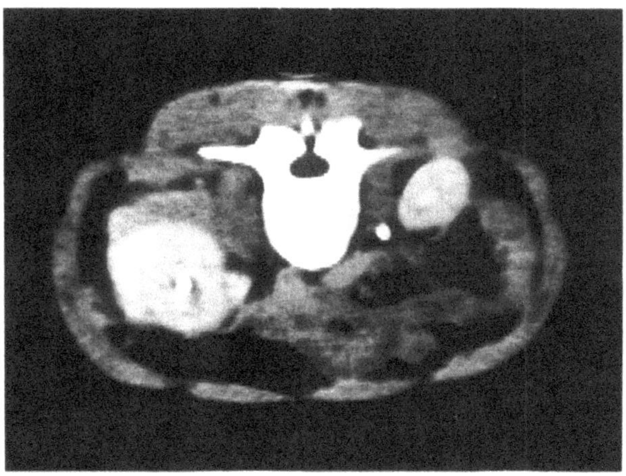

Abb. 12 Perirenales Hämatom im CT-Bild (Pat. nicht identisch mit Abb. 11)

(Abb. 11). Die Computertomographie kann zur Klärung des weiteren Ausmaßes herangezogen werden (Abb. 12), und mit Hilfe der dynamischen CT (Angio-CT) sind dabei nicht nur Aussagen zum Ausmaß und der Qualität der perirenalen Flüssigkeit (Urin bei Pyelonruptur, Hämatom), sondern auch zum Grad der Parenchymperfusionsausfälle zu machen. Die Ausscheidungsurographie auch in Kombination mit Schichtaufnahmen kann dagegen in der Beurteilung des Verletzungsausmaßes in die Irre führen.

Kleines Becken

Diagnostik Harnblasenkarzinom

Idealerweise wird gewünscht, daß mit Hilfe diagnostischer Methoden ein Blasenkarzinom erkannt und nach den geltenden Klassifikationen – derzeit das TNM-System in seiner 4. Auflage – eingeteilt werden kann. Diese Forderung konnte mit den klassischen und teils überholten Methoden der Urethrozystoskopie, der Stufenzystographie und der diagnostischen transurethralen Resektion mit Biopsie nur unvollkommen erfüllt werden. Die transabdominelle und intravesikale Sonographie (Abb. 13, 14) hat ebenfalls das Blasenkarzinom mit der gewünschten Genauigkeit weder diagnostizieren noch nach Stadien einteilen können [84]. Seit 1978 werden Berichte zum CT-Staging des Harnblasenkarzinoms veröffentlicht; eine Übersicht geben dazu die Tabellen 1 und 2. In eigenen Untersuchungen an 74 Patienten mit radikaler Zystektomie konnten wir 1984 ein korrektes Staging des Blasenkarzinoms bei

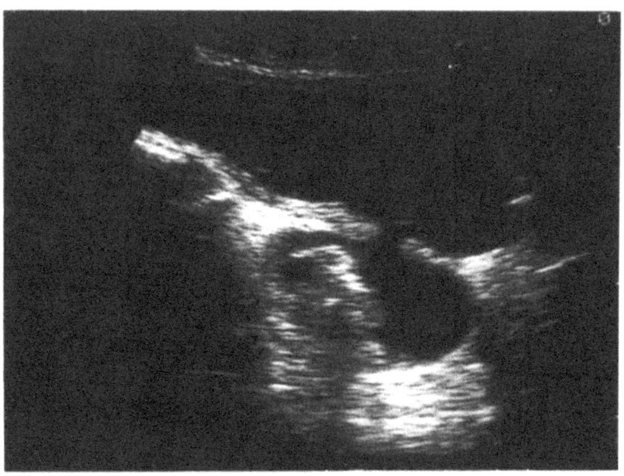

Abb. 13 Transabdomineller Sektorscan eines Divertikelkarzinoms der Harnblase (1982)

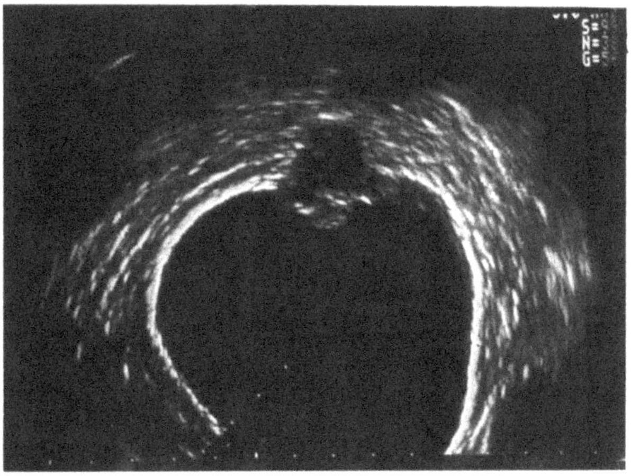

Abb. 14 Intravesikaler Ultraschall eines infiltrierenden Blasentumors (1987)

64% feststellen (Tab. 3), dabei wurden die Stadien pTis und pT1 sowie die Stadien pT2 und pT3a zusammengefaßt. Nach mehr als 10 Jahren Erfahrung mit der computertomographischen Diagnostik in der Urologie kann auf der Basis zahlreicher Untersuchungen ihr Wert beim Blasenkarzinom wie folgt zusammengefaßt werden:

- Zur Primärdiagnostik ist die Computertomographie nicht geeignet.
- Tumorstadien des TNM-Systems können nicht erkannt werden.
- Ein blasenüberschreitendes Wachstum kann mit einer Treffsicherheit von 60–90% diagnostiziert werden.
- Dünne Schnitte von 5 mm sind Voraussetzung; eine weitere Reduktion auf 1,5 mm erhöht die Strahlenbelastung und bringt nur unwesentliche Verbesserungen.
- Die Tumorinfiltration in die Prostata, den Uterus, die Samenblasen oder das Blasendach kann mit axialer Darstellung allein nur schlecht erkannt werden.
- Die Sonographie – transabdominell oder intravesikal – ist zur Diagnostik nicht geeignet.
- Die MRT ist der CT in der Darstellung von Tumoren des Blasenbodens und -daches überlegen, aber im übrigen vergleichbar (Tab. 4).

Diagnostik Prostatakarzinom

Die Früherkennung des Prostatakarzinoms gebührt immer noch dem tastenden Finger. Zeigen sich laborchemisch und skelettszintigraphisch keine Hinweise auf eine Fernmetastasierung, so stellen sich differentialtherapeutisch die

Tabelle 1 CT-Staging des Harnblasenkarzinoms 1978–1983.

Autoren	Patienten n =	Korrelation mit klinischem Befund oder	histologischem Befund	Treffsicherheit	n =
Ahlberg	46	45/46	9/46	korrekt	8/9
				Overstaging	1/9
Colleen	24	24/24	24/24	korrekt	15/24
				Overstaging	3/24
				Understaging	6/24
Frödli	52	45/52	12/52	korrekt	10/12
				Overstaging	2/12
Hodson	60	50/60	10/60	keine Angabe des pT-Stadiums	
Jaschke	20		20/20	korrekt	16/20
				Overstaging	4/20
Jeffrey	22	6/14	8/14	korrekt	6/8
					2/8
Karrer	77		77/77	korrekt	60/77
				Overstaging	16/77
				Understaging	1/77
Kellet	51	51/51	15/51	korrekt	16/20
				Overstaging	12/15
				Understaging	1/15
Koss	49		25/49	korrekt	16/25
				Overstaging	5/25
				Understaging	4/25
Morgan	25	25/25		keine Angabe des pT-Stadiums	
Rost	95	95/95	16/95	korrekt	13/16
Sager	32	32/32	32/32	korrekt	25/32
				Overstaging	7/32
Seidelmann	21		21	korrekt	17/21
				Overstaging	4/21
Schönbauer	27		25/27	korrekt	21/25
Vock	77		77	korrekt	62/77
				Overstaging	14/77
				Understaging	1/77
Weinermann	54		54	korrekt	21/33
				Overstaging	7/33
				Understaging	5/33
				TUR-Pat. korrekt	20/21

Tabelle 2 CT-Staging des Harnblasenkarzinoms 1984–1988.

Autoren	Patienten n =	Korrelation mit klinischem Befund oder	histologischem Befund	Treffsicherheit	n =
Amendola	10		10/10	korrekt	4/10
				Overstaging	5/10
				Understaging	1/10
Arger	54		54/54	korrekt	41/54
				Overstaging	13/54
Bryan	13		13/13	korrekt	9/13
				Overstaging	2/13
				Understaging	2/13
Fisher	11		11/11	korrekt	8/11
				Overstaging	1/11
				Understaging	2/11
Giri*	30	13/30	17/30	korrekt	20/30
				Overstaging	10/30
Hanash	30		30/30	korrekt	20/30
				Overstaging	5/30
				Understaging	5/30
Küper	14		15/15	korrekt	9/15
				Overstaging	2/15
				Understaging	4/15
Lome	4	1/4	3/4	Overstaging	3/4
Lorenz	27		27/27	korrekt	18/27
				Overstaging	5/27
				Understaging	4/27
Ohishi	6		6/6	korrekt	4/6
				Overstaging	2/6
Rost	113	90/113	23/113	korrekt	20/23
				inkorrekt	3/23
Rothwell	57	57/57		korrekt	50/57
				Overstaging	3/57
				Understaging	4/57
Salo	121	18/121	103/121	korrekt	68/103
				Overstaging	9/103
				Understaging	26/103
Weinermann	13		13/13	korrekt	12/13
				Understaging	1/13
kumulierte Ergebnisse (1978–1988) Korr. Histologie	504	179	325	korrekt	525/1236 (65,8%)
				Overstaging	98/1236 (14,7%)
				Understaging	67/1236 (19,5%)
				inkorrekt	23/1236 (98,4%)

* Treffsicherheit aus kumulativen Ergebnissen herausgenommen, da histologischer und klinischer Befund nicht differenziert

Tabelle 3 Vergleich der retrospektiven CT-Auswertung mit dem histopathologischen Befund des Zystektomiepräparates – T-Kategorie.

T_{CT} / pT	T_0	T_{is}, T_a T_1	T_2; T_{3a}	T_{3b}	T_4
PT_0	2	5	2		1
$pT_{is}-pT_1$		12	8		
PT_2-pT_{3a}			17	2	
pT_{3b}		1	4	11	
pT_4			2		3
Gesamt (n = 70)	2	18	33	13	4

Korrektes Staging	n = 45/70	(64%)
Overstaging	n = 18/70	(26%)
Understaging	n = 7/70	(10%)

Tabelle 4 Vergleich der Treffsicherheit beim Staging mittels CT und NMR.

Autoren	Patienten n =	Treffsicherheit CT	n =	Treffsicherheit NMR	n =
Amendola	10/11	korrekt	4/10	korrekt	8/11
		Overstaging	5/10	Overstaging	3/11
		Understaging	1/10		
Bryan	13/13	korrekt	9/13	korrekt	10/13
		Overstaging	2/13	Overstaging	1/13
		Understaging	2/13	Understaging	2/13
Fisher	11/14	korrekt	8/11	korrekt	11/14
		Overstaging	1/11	Overstaging	3/14
		Understaging	2/11		
Küper	15/12	korrekt	9/15	korrekt	9/12
		Overstaging	2/15	Overstaging	1/12
		Understaging	4/15	Understaging	2/12
van Zanten	12/17	korrekt	7/12	korrekt	14/17
		Understaging	5/12	Overstaging	2/17
				Understaging	1/17
Insgesamt	61/67	korrekt	37/61 (60,7%)	korrekt	52/67 (77,6%)
		Overstaging	9/61 (14,7%)	Overstaging	7/67 (10,4%)
		Understaging	15/61 (24,6%)	Understaging	8/67 (11,9%)

Fragen nach der lokalen Tumorausdehnung und nach der Situation der regionalen Lymphknoten. Bildgebende Verfahren sind dabei in erster Linie die transrektale Prostatasonographie (TPS), die CT und die MRT. Die Computertomographie kann nicht zwischen normalem Drüsengewebe und Prostatakarzinom differenzieren, da Prostataadenom und -karzinom ähnliche Dichtewerte von 35–40 HE aufweisen [25]. In der Diagnose des lokalen Prostatakarzinoms ist die TPS überlegen. Erst wenn das Karzinom die Organgrenzen überschreitet, wird dies im CT durch die weichteildichte Infiltration des periprostatischen Fettgewebes deutlich. Eine unscharfe Begrenzung der Prostata kann aber auch nach vorangegangener Prostatitis bestehen. Die Diagnose einer Blaseninfiltration ist im CT schwierig, wird der Blasenboden doch schon vom benignen Adenom angehoben und in seiner Kontur verzerrt. Auch die Infiltration des Beckenbodens ist mit den routinemäßigen axialen Schnitten kaum eindeutig zu bestimmen, es sei denn, man rekonstruiert sagittale und koronale Schnittbilder. Hingegen ist die Beteiligung der Samenblasen leichter zu diagnostizieren: Die Asymmetrie der Bläschendrüsen mit kolbiger Auftreibung sind dafür Hinweise. Ebenso deuten der verstrichene Samenblasenwinkel und die Fortsetzung des tumorösen Prostatagewebes in die Samenblasen auf ein fortgeschrittenes Tumorstadium hin. Tabelle 5 gibt eine Literaturübersicht zum CT-Staging des Prostatakarzinoms.

Tabelle 5 CT-Staging des Prostatakarzinoms.

Autoren	Patienten n =	Korrelation mit klinischem Befund oder	histologischem Befund	Treffsicherheit	n =
Dobbs	44	44/44		korrekt	25/44
				Overstaging	3/44
				Understaging	14/44
Mukamel	21		21/21	korrekt	11/21
				Overstaging	2/21
				Understaging	8/21
Platt	32		32/32	korrekt	17/32
				Overstaging	8/32
				Understaging	7/32
Rickards	54		54/54	korrekt	21/54
				Overstaging	1/54
				Understaging	33/54
Triller	77	77/77		korrekt	58/77
				Overstaging	15/77
				Understaging	4/77
Kumulierte Ergebnisse Korr. Histologie	228	127	107	korrekt	49/107 (45,8%)
				Overstaging	11/107 (10,3%)
				Understaging	47/107 (43,9%)

Die Wertigkeit der bildgebenden Verfahren kann wie folgt zusammengefaßt werden:

- Die TPS ist am besten zur Diagnostik des lokal begrenzten Prostatakarzinoms geeignet, besonders in Kombination mit digitaler Untersuchung und PSA-Bestimmung.
- TPS gesteuerte Punktionsbiopsien sind treffsicherer als Blindpunktionen.
- CT und MRT sind zur Primärdiagnose des Prostatakarzinoms nicht nützlich.
- Wegen ähnlicher Dichtewerte kann im CT nicht zwischen Adenom und Karzinom differenziert werden.
- Beckenboden- und Blaseninfiltration sind im CT nicht ausreichend genau zu diagnostizieren.
- Besser gelingt die Diagnostik drüsenüberschreitenden Wachstums mit Infiltration
  - der Samenblasen
  - des Rektums
  - des periprostatischen Fettgewebes.

Pelvine Lymphknoten

Sowohl beim Harnblasenkarzinom wie auch beim Prostatakarzinom ist die Abklärung des Status der regionalen, pelvinen Lymphknoten für die Behandlungsplanung unerläßlich. Die Sonographie ist nicht hilfreich und die anfangs hochgesteckten Erwartungen in die CT sind einer realistischeren Einschätzung gewichen: Nur Lymphknoten über 1 – 1,5 cm Durchmesser können beschrieben werden, es kann aber durch die Computertomographie allein zunächst nichts über die Ursache dieser Vergrößerung ausgesagt werden. Daraus resultiert die unterschiedliche Beurteilung der Computertomographie: So halten

Tabelle 6 Pelvines Lymphknotenstaging beim Harnblasenkarzinom: Eigene Ergebnisse.

N_{CT} / pN	N_0	N_+
pN_0	63	
pN_+, < 1,5 cm	1	4
pN_+, > 1,5 cm		6
Gesamt (n = 74)	64	10
Korrektes Staging	n = 73/74 (99%)	
Overstaging	n = /	
Understaging	n = 1/74 (1%)	

Magnussen et al. [50] die Computertomographie und Sonographie für insensitiv, Lymphknotenmetastasen des Prostatakarzinoms zu entdecken, in ihren Untersuchungen fanden sich sämtliche Metastasen aber in normal großen Lymphknoten. Lymphknotenvergrößerungen können allerdings mit sehr hoher Treffsicherheit erkannt werden [16] und weisen bei Karzinompatienten häufig – nach Buszello et al. [8] sogar praktisch immer – auf eine Metastasierung hin. Hier liegt denn auch die Bedeutung der Computertomographie: Vergrößerte pelvine Lymphknoten können mit hoher Treffsicherheit erkannt werden (Tab. 6). Die weitere Abklärung kann dann mit geringer Invasivität

Tabelle 7 Wertigkeit bildgebender Verfahren beim Lymphknotenstaging des Blasen- und Prostatakarzinoms.

Autoren	Patienten n =	Korrelation mit klinischem Befund oder	histologischem Befund	Treffsicherheit	n =
Altwein	25		25/25	korrekt	19/25
				Understaging	6/25
Arger	68		68/68	korrekt	59/68
				Overstaging	3/68
				Understaging	6/68
Dobbs	37	37/37		korrekt	3/37
				Overstaging	9/37
				Understaging	25/37
Flanigan	35		35/35	korrekt	31/35
				Understaging	3/35
Giri	17		17/17	korrekt	11/17
				Overstaging	1/17
				Understaging	5/17
Magnussen	42		42/42	korrekt	29/42
				Understaging	13/42
Salo	51		51/51	korrekt	44/51
				Overstaging	1/51
				Understaging	6/51
Sawcsuk	16		16/16	korrekt	4/16
				Overstaging	6/16
				Understaging	6/16
Weinermann	32		32/32	korrekt	26/32
				Overstaging	2/32
				Understaging	4/32
Kumulierte Ergebnisse Korr. Histologie	323	37/323	286/323	korrekt	224/286 (78,3%)
				Overstaging	13/286 (4,6%)
				Understaging	49/286 (17,1%)

durch Feinnadelbiopsie erfolgen, die, wenn sie die Metastasierung bestätigt, eine pelvine Lymphadenektomie vermeidet [35]. So konnten im Krankengut von Flanigan et al. [18] durch die Kombination von Computertomographie und Feinnadelbiopsie die Hälfte der Patienten mit Lymphknotenmetastasen eines Prostatakarzinoms erkannt werden. Obwohl die Computertomographie die Binnenstruktur der Lymphknoten nicht darstellen kann und die Lymphangiographie hierzu bisher das einzige bildgebende Verfahren darstellt [81], ist die Computertomographie beim Lymphknotenstaging des Prostatakarzinoms nach Untersuchungen von Altwein et al. [2] in Sensitivität, Spezifität und Treffsicherheit überlegen. Dies deshalb, da ja bei der bipedalen Lymphangiographie nur ein kleiner Teil der regionalen Lymphknoten des Prostata- und Harnblasenkarzinoms kontrastiert wird. In der Beurteilung retroperitonealer Lymphknoten kann nach Untersuchungen von Ellis et al. [13] bei Hodentumoren die Kernspintomographie der Computertomographie als gleichwertig angesehen werden. In Tabelle 7 ist übersichtsweise die Wertigkeit der verschiedenen bildgebenden Verfahren beim Lymphknotenstaging des Blasen- und Prostatakarzinoms angegeben.

Die Wertigkeit der bildgebenden Verfahren kann derzeit zusammenfassend wie folgt zusammengefaßt werden:
Die Sonographie hat sich bei allen Organen eine Vormachtstellung erobert, ihre Weiterentwicklung ist besonders auf den Gebieten der farbcodierten Duplexsonographie, der sonographischen Kontrastdarstellung, der hochauflösenden Testissonographie und der transrektalen Sonographie nicht abgeschlossen.
Die Computertomographie ist das wichtigste radiologische Schnittbildverfahren. Die Magnetresonanztomographie kann im klinischen Alltag die CT bisher nicht ersetzen.
Die klassischen bildgebenden Verfahren des Urologen — besonders das Ausscheidungsurogramm — sind rückläufig.

Literatur

[1] Ahlberg, N. E., T. Berlin, B. Calissendorff et al.: Intravesical fat emulsion at computed tomography of bladder tumors. Acta Radiol. Diagn. *22* (1981) 645–647.

[2] Altwein, J. E., A. Leitenberger, R. Ay: Wert der Computer-Tomographie und Lymphographie zum Nachweis von pelvinen Lymphknotenmetastasen beim Prostatakarzinom. Urol. Int. *39* (1984) 178–183.

[3] Amendola, M. A., G. M. Glazer, H. B. Grossman et al.: Staging of bladder carcinoma: MRI-CT-surgical correlation. AJR *146* (1986) 1179–1183.

[4] Arger, P. H.: Computed tomography of the lower urinary tract. Urol. Clin. North. Am. *12* (1985) 677–686.

[5] Baker, M. E., P. M. Silverman, M. Korobkin: Computed tomography of prostatic and bladder rhabdomyosarcomas. J. CAT *9* (1985) 780–783.

[6] Bartels, H.: Uro-Sonographie, S. 34–41. Springer, Berlin–Heidelberg–New York 1981.

[7] Bryan, P. J., H. E. Butler, J. P. Lipuma et al.: CT and MR imaging in staging bladder neoplasms. J. CAT *11* (1987) 96–101.

[8] Buszello, H., V. Müller-Mattheis, R. Ackermann: Wertigkeit des Computertomogramms zur Bestimmung des N-Stadiums beim Harnblasenkarzinom. Verhandlungsbericht der Deutschen Gesellschaft für Urologie, 37. Tagung (1987) 42.

[9] Castrup, W., B. Schlüter, J. Wedell et al.: CT-Diagnostik lokaler Tumorrezidive nach Kontinenzresektion des Rektumkarzinoms. Röntgenpraxis *37* (1984) 157–161.

[10] Chang, A., H. S. Glazer, J. K. T. Lee et al.: Adrenal gland: MR imaging. Radiology *163* (1987) 123–128.

[11] Colleen, S., L. Ekelund, H. Henrikson et al.: Staging of bladder carcinoma with computed tomography. Scand. J. Urol. Nephrol. *15* (1981) 109–113.

[12] Dobbs, H. J., J. E. Husband: The role of CT in the staging and radiotherapy planning of prostatic tumors. Brit. J. Radiol. *58* (1985) 429–436.

[13] Ellis, J. H., J. R. Bies, K. K. Kopecky et al.: Comparison of NMR and CT imaging in the evaluation of metastatic retroperitoneal lymphadenopathy from testicular carcinoma. J. CAT *8* (1984) 709–719.

[14] Engelmann, U., P. H. Walz, G. Hutschenreiter et al.: Percutaneous ultrasonic puncture as a diagnostic and therapeutic procedure: an almost universal approach to the retroperitoneum. Poster Nr. 506 American Urological Association Annual Meeting, Boston, 10.–14. 05. 1981.

[15] Engelmann, U., K. J. Klose, R. A. Bürger et al.: Die Treffischerheit der Computertomographie in der prätherapeutischen Stadieneinteilung des Nierenzellkarzinoms. Akt. Urol. *14* (1983) 51–57.

[16] Engelmann, U., H. Schild, K. Klose et al.: Die Treffsicherheit der Computertomographie beim Harnblasenkarzinom. Urologe A *23* (1984) 161–166.

[17] Fisher, M. R., H. Hricak, L. E. Crooks: Urinary bladder MR imaging. Radiology *157* (1985) 467–470.

[18] Flanigan, R. C., J. L. Mohler, C. T. King et al.: Preoperative lymph node evaluation in prostatic cancer patients who are surgical candidates: The role of lymphangiography and computerized tomography scanning with directed fine needle aspiration. J. Urol. *134* (1985) 84–87.

[19] Frödin, L., A. Hemmingsson, A. Johannson et al.: Computed tomography in staging of bladder carcinoma. Acta Radiol. Diagn. *21* (1980) 763–767.

[20] Giri, P. G. S., J. W. Walsh, T. A. Hazra: Computed tomography in the management of bladder carcinoma. Int. J. Radiat. Oncol. Biol. Phys. *10* (1984) 1121–1125.

[21] Gnann, H., K. H. Hübener, L. M. Ahlemann et al.: Computertomographische Diagnostik bei Patienten mit Karzinomen im Rektum-Sigma-Bereich. Röntgenpraxis *37* (1984) 153–156.

[22] Goldfarb, D. A., P. N. Bretan, A. C. Novick et al.: Magnetic resonance imaging for assessment of vena caval extension from renal tumors. AUA 84th Annual Meeting, 7.–11. 5. 1989.

[23] Goldman, S. M., E. K. Fishman, O. M. B. Gatewood: CT in the diagnosis of enterovesical fistulae. Am. J. Roentgenol. *144* (1985) 1229–1233.

[24] Grabbe, E., W. Böcker: Die diffus infiltrierende Lipomatosis. Fortschr. Röntgenstr. *140* (1984) 645–650.

[25] Hamm, B., K. J. Wolf: Bildgebende Diagnostik des Prostatacarcinoms. Röntgenpraxis *39* (1986) 187–195.

[26] Hanash, K. A., K. B. Nabil, A. Abla et al.: Predictive value of excretory urography, ultrasonography, computerized tomography, and liver and bone scan the staging of bilharzial bladder cancer in Saudi Arabia. Cancer *54* (1984) 172–176.

[27] Hodson, N. J., J. E. Husband, J. A. MacDonald: The role of computed tomography in the staging of bladder cancer. Clin. Radiol. *30* (1979) 389–395.

[28] Hofmann, R., W. Schütz, H. Ley et al.: Sonographischer Nachweis von Nierenvenen- und Vena cava Thromben beim Adenokarzinom der Niere. Ultraschall *6* (1985) 312–315.

[29] Hollmann, J. P., N. Goebel: Computertomographie und Sonographie in der Rezidivdiagnostik kolorektaler Tumoren. Fortschr. Röntgenstr. *143* (1985) 665–671.

[30] Jaschke, W., G. van Kaick, H. Palmtag: Was leistet die Computertomographie bei der Bestimmung der lokalen Tumorausdehnung von Blasenkarzinomen? Ergebnisse mit zwei verschiedenen Füllungsmedien. Computertomographie *1* (1981) 125–129.

[31] Jeffrey, R. B., A. J. Palubsinkas, M. P. Federle: CT-evaluation of invasive lesions of the bladder. J. CAT *5* (1981) 22–26.

[32] Jorulf, H., E. Lindstedt: Urogenital schistosomiasis: CT evaluation. Radiology *157* (1985) 745–749.

[33] Karrer, P., E. Zingg, P. Vock et al.: Ergebnisse der Computertomographie beim Staging von Blasentumoren. Akt. Urol. *11* (1981) 341–344.

[34] Kellett, M. J., R. T. D. Oliver, J. E. Husband et al.: Computed tomography as an adjunct to bimanual examination for staging bladder tumors. Br. J. Urol. *52* (1980) 101–106.

[35] Khan, O., E. Pearse, N. Bowley et al.: Combined bipedal lymphangiography, CT scan and transabdominal lymph node aspiration cytology for node staging in carcinoma of the prostate. Brit. J. Urol. *55* (1983) 538–541.

[36] Khan, S. A., P. G. Desai, S. Jayachandran et al.: Urinoma – A rare presentation of carcinoma fo the bladder. Urol. Int. *40* (1985) 97–99.

[37] Klein, F. A., M. J. V. Smith, I. Kasenetz: Pelvic lipomatosis: 35-year experience. J. Urol. *139* (1988) 998–1001.

[38] Klein, F. A., W. F. Whitmore, H. W. Herr et al.: Inferior pubic rami resection with en bloc radical excision for invasive proximal urethral carcinoma. Cancer *51* (1983) 1238–1124.

[39] Klose, K.: Computertomographie des Retroperitoneums, der Nebennieren und der Nieren. In: H.-U. Eickenberg, U. Engelmann: Uro Imaging '88, S. 38–63. Schnetztor Verlag, Konstanz 1988.

[40] Kneeland, B. J., Y. H. Auh, J. P. McCarron et al.: Computed tomography, sonography, vesiculography, and MR imaging of a seminal vesicle cyst. J. CAT *9* (1985) 964–966.

[41] Koss, J. C., P. H. Arger, B. G. Coleman et al.: CT staging of bladder carcinoma. AJR *137* (1981) 359–362.

[42] Krestin, G. P., W. Steinbrich, D. Beyer: Wann ist bei einer Erweiterung des Retrorektalraumes eine Computertomographie indiziert? Röntgen-Bl. *38* (1985) 93–97.

[43] Krestin, G. P., W. Steinbrich, G. Friedmann: Rezidivdiagnostik der Rektumkarzinome: Vergleich CT/NMR. Fortschr. Röntgenstr. *148* (1988) 28–33.

[44] Küper, K., G. Kölbel, U. Schmiedl: Kernspintomographische Untersuchungen von Harnblasenkarzinomen bei 1.5 Tesla. Fortschr. Röntgenstr. *144* (1986) 674–680.

[45] Levine, R. L.: Urethral cancer. Cancer *45* (1980) 1965–1972.

[46] Lome, L. G., D. Presman: Potential overstaging of bladder cancer by computerized tomography scanning. J. Urol. *132* (1984) 758–761.

[47] Lorenz, R., D. Beyer, E. Allhoff et al.: Möglichkeiten und Grenzen der computertomographischen Stadieneinteilung beim Blasenkarzinom. Fortschr. Röntgenstr. *140* (1984) 660–665.

[48] Lukas, P., M. Reiser, S. Feuerback et al.: Phäochromozytom der Harnblase im Computertomogramm. Röntgen-Bl. *37* (1984) 325–326.

[49] Lupetin, A. R.: Adenocarcinoma of the urachus: Computed tomography diagnosis. J. Comput. Tomogr. *9* (1985) 65–67.

[50] Magnussen, A., A. Fritjofsson, B. J. Norden et al.: The value of computed tomography and ultrasound in assessment of pelvic lymph node metastases in patients with clinically locally confined carcinoma of the prostate. Scand. J. Urol. Nephrol. *22* (1988) 7–10.

[51] Mansfeld, L., F. Boitz, C. Poehls et al.: Zur Morphologie und Diagnostik erworbener Harnblasenverlagerung. Röntgen-Bl. *39* (1986) 231–241.

[52] Morgan, C. L., R. F. Calkins, E. J. Cavalcanti: Computed tomography in the evaluation staging and therapy of carcinoma of the bladder and prostate. Radiology *140* (1981) 751–761.

[53] Morgan, W. R., H. Zincke: Progression and survival after renal conserving surgery for renal cell carcinoma (RCC): Exprience in 109 patients and extended follow-up. AUA 84th Annual Meeting, 7.–11. 5. 1989.

[54] Mukamel, E., J. Hannah, Z. Barbarich: The value of computerized tomography scan and magnetic resonance imaging in staging prostatic carcinoma: comparison with the clinical and histological staging. J. Urol. *136* (1986) 1231–1233.

[55] Ohishi, H., H. Uchida, T. Yoshioka et al.: Usefulness of direct coronal CT in the diagnosis of urinary bladder tumor. Radiat. Med. Imaging Radiat. Oncol. *2* (1984) 181–184.

[56] Platt, J. F., R. L. Bree, R. E. Schwab: The accuracy of CT in the staging of prostate cancer. AJR *149* (1987) 315–318.

[57] Reinig, J. W., J. L. Doppman, A. J. Dwyer et al.: Distinction between adrenal adenomas and metastases using MR imaging. J. CAT *9* (1985) 898–901.

[58] Rickards, D., M. Gowland, P. Brooman et al.: Computed tomography and transrectal ultrasound in the diagnosis of prostatic disease – a comparative study. Brit. J. Urol. *55* (1983) 726–732.

[59] Rost, A., U. Fiedler, O. H. Wegener: Vesikulographie und Computertomographie zur Abgrenzung der Stadien T2 von T3 des Prostatakarzinoms. Therapiewoche *32* (1982) 729–734.

[60] Rost, A., W. Hantelmann, O. H. Wegener et al.: Die Compoutertomographie – eine Hilfe zum präoperativen Staging des Harnblasenkarzinoms. Helv. chir. Acta *49* (1982) 301–305.

[61] Rost, A., O. H. Wegener, U. Fiedler: Der Wert der Computertomographie beim Staging von Harnblasen- und Prostatakarzinomen. Z. Urol. Nephrol. *74* (1981) 419–425.

[62] Rothwell, R. I., D. V. Ash, J. Thorogood: An analysis of the contribution of computed tomography to the treatment outcome in bladder cancer. Clin. Radiol. *36* (1985) 369–372.

[63] Sager, E. M., K. Talle, S. Fossa et al.: The role of CT in demonstrating perivesical tumor growth in the preoperative staging of carcinoma of the urinary bladder. Radiology *146* (1983) 443–446.

[64] Salo, J. O., L. Kivisaari, T. Lehtonen: CT in determining the depth of infiltration of bladder tumors. Urol. Radiol. *7* (1985) 88–93.

[65] Salo, J. O., L. Kivisaari, S. Rannikko et al.: The value of CT in detecting lymph node metastases in cases of bladder and prostate carcinoma. Scand. J. Urol. Nephrol. *20* (1986) 261–265.

[66] Sawczuk, I. S., R. V. White, R. P. Gold et al.: Sensitivity of computed tomography in evaluation of pelvic lymph node metastases from carcinoma of bladder and prostate. Urology *21* (1983) 81–84.

[67] Schned, A. R., J. S. Ledbetter, S. M. Selikowitz: Primary leiomyosarcoma of the seminal vesicle. Cancer *57* (1986) 2202–2206.

[68] Schönbauer, C., H. Imhof, W. Küster et al.: Die Computertomographie zur Stadieneinteilung der Blasentumore. Röntgen Bl. *34* (1981) 173–175.

[69] Schratter, M., F. Karnell, H. Czembirek et al.: Sonographische Gefäßanalyse bei segmentaler Aplasie-Hypoplasie der Vena cava inferior. Ultraschall *7* (1986) 239–244.

[70] Seidelmann, F. E., W. N. Cohen, P. J. Bryan et al.: Accuracy of CT staging of bladder neoplasms using the gas-filled method: Report of 21 patients with surgical confirmation. AJR *130* (1978) 735–739.

[71] Tauschke, E., G. Voges, P. Alken et al.: Computertomographie beim Blasenkarzinom – Eine insuffiziente Technik zur Beurteilung fortgeschrittener oder metastasierter Tumore in 250 Fällen. Verhandlungsbericht der Deutschen Gesellschaft für Urologie, 39. Tagung (1987) 40–41.

[72] Thompson, W. M., R. A. Halvorsen, W. L. Foster et al.: Preoperative and postoperative CT staging of rectosigmoid carcinoma. AJR *146* (1986) 703–710.

[73] Thüroff, J. W., H. Riedmiller, Th. Schärfe et al.: Organ-sparing surgery for renal tumors. Abstr. Nr. 383, AUA 84th Annual Meeting, 7.–11. 5. 1989.

[74] Triller, J., W. A. Fuchs: Die computertomographische Stadieneinteilung im Prostatakarzinom. Fortschr. Röntgenstr. *137* (1982) 669–674.

[75] Triller, J., A. Goldhirsch, W. A. Fuchs: Wertigkeit der Computertomographie in der Beurteilung von Lymphknotenmetastasen beim Ovarialkarzinom. Fortschr. Röntgenstr. *141* (1984) 35–39.

[76] Tsukamoto, T., K. Yamazaki, K. Ohmura et al.: Clinicopathological analysis of incidentally found renal cell carcinoma. Abstr. Nr. 385, AUA 84th Annual Meeting, 7.–11. 5. 1989.

[77] van Zanten, T. E. G., R. P. Golding, H. J. de Voogt et al.: Magnetic resonance imaging and computed tomography in T-staging of bladder cancer. World J. Urol. *6* (1988) 31–34.

[78] Vock, P., M. Haertel, W. A. Fuchs et al.: Computed tomography in staging of carcinoma of the urinary bladder. Brit. J. Urol. *54* (1982) 158–163.

[79] Waligore, M. P., D. H. Stephens, E. H. Soule et al.: Lipomatous tumors of the abdominal cavity: CT appearance and pathologic correlation. Am. J. Roentgenol. *146* (1981) 703–710.

[80] Warnecke, M.-U., H. Bartels: Die Bedeutung der Nephrosonographie zur Früherkennung von Nierentumoren. Ultraschall *7* (1986) 3–6.

[81] Weigert, F., U. Rohde, P. Lindner: Radiologische Diagnostik von Metastasen im kleinen Becken. Radiologe *25* (1985) 152–157.

[82] Weinerman, P. M., P. H. Arger, B. G. Coleman et al.: Pelvic adenopathy from bladder and prostate carcinoma: Detection by rapid sequence computed tomography. AJR *140* (1983) 95–99.

[83] Weinermann, P. M., P. H. Arger, H. M. Pollack: CT evaluation of bladder and prostate neoplasms. Urol. Radiol. *4* (1982) 105–114.

[84] Wenderoth, U. K., U. Engelmann, P. H. Walz et al.: Die intravesikale Sonographie in der Stadieneinteilung des Harnblasenkarzinoms. Verhandlungsbericht der Deutschen Gesellschaft für Urologie, 35. Tagung (1984) 215/216.

Diskussion

Huland: Herr Engelmann, Sie haben dargelegt, daß die Sonographie wohl das Diagnostikum der ersten Wahl ist oder werden wird. So sehr ich diesen Ausführungen zustimme; gibt es doch zwei Punkte, die ich mit Ihnen – vielleicht sogar kontrovers – diskutieren möchte.

Das eine ist der Stellenwert des Computertomogramms (CT) z. B. beim Nierentrauma. Ich weiß, daß in Ihrer früheren Klinik in Mainz wie auch in meiner früheren Hamburger Klinik jeweils eine prospektive Studie gelaufen ist, in der die bildgebenden Verfahren Sonographie, Tomographie und Computertomogramm verglichen wurden. Und da erwies sich doch das CT in der Präzision der Aussage und auch im Hinblick auf das Ausmaß der perirenalen Verletzungen als das beste Verfahren, zumal es auch am wenigsten belästigend ist. Eine Sonographie bei einem Patienten mit Nierentrauma durchzuführen, ist ja auch nicht immer eine ganze leichte Situation. In dieser Beziehung würde ich doch Ihren Ausführungen widersprechen und dem CT da einen höheren Stellenwert zumessen wollen.

Engelmann: Sie haben insofern ganz recht, als das CT natürlich auch die Kontrastmittelextravasation bei Läsion des Hohlsystems zeigt.

Ich muß aber bei dem Gang eines Patienten mit einem Nierentrauma, der in die Notfallambulanz, die Poliklinik oder die Traumatologie kommt, sagen, daß es sehr leicht möglich ist, an einer dieser Stellen doch rasch einmal mit dem Schallkopf zu untersuchen, bevor man den Radiologen für das CT verständigt hat. Ich glaube, daß sich diese Untersuchungen eher ergänzen. Ich würde primär immer ein Sonogramm machen und dann den Patienten zum CT schicken. Ich gebe Ihnen ganz klar recht, daß die Aussagekraft der CT über die des initialen Sonogramms hinausgeht.

Ackermann: Herr Engelmann, Sie haben ein Dia gezeigt mit außerordentlich günstigen Überlebensraten nach Tumor-Enukleation. Ich denke, daß man kurz etwas dazu sagen muß: Die organerhaltende Nierentumorchirurgie ist sicherlich im Augenblick in der Diskussion. Die Nierentumoren haben ja eine Pseudokapsel, und wenn man diese pathohistologisch untersucht, dann stellt man fest, daß in dieser Pseudokapsel immer Tumor zurückbleibt. Ich glaube, wir sind uns darüber einig, daß man, wenn organerhaltend operiert wird, grundsätzlich eine echte Exzision macht und nicht eine Enukleation, wie Sie das hier dargestellt haben.

Engelmann: Man sollte natürlich schon im Gesunden operieren und, wenn möglich, eben einen genügenden Rand gesunden Gewebes mitnehmen, das ist völlig richtig. Auch Ihre Bemerkung zu den Überlebensraten ist richtig. Das ist das Material aus meiner früheren Mainzer Zeit. Ich konnte das eben nur einen gewissen Zeitraum nachverfolgen, so wie Sie es sehr richtig dargestellt haben. In diesem Zeitraum ist von den 22 Patienten, die ich dort in der Studie hatte, keiner verstorben und kein Patient hat ein Rezidiv bekommen. Wie das heute aussieht, kann ich Ihnen nicht beantworten. Es ist durchaus möglich, daß inzwischen doch jemand ein Rezidiv bekommen hat, aber ich weiß es nicht. Ich habe nur diesen Beobachtungszeitraum.

Huland: Ich möchte die Bemerkung von Herrn Ackermann noch weiter vertiefen. Es gibt keinen Zweifel, das haben Ihre Daten, Herr Engelmann, ja sehr schön gezeigt, daß wenn es überhaupt einen Fortschritt beim Nierenzellkarzinom in den letzten Jahren gegeben hat, daß dies die Zunahme des zufällig entdeckten Nierenzellkarzinoms ist, und zwar in einem früheren Stadium. Daß wir diesen großen Vorteil, den wir in den letzten Jahren mühsam erzielt haben, dadurch riskieren sollten, daß wir jetzt mit unserer Radikalität zurückgehen, halte ich für äußerst fragwürdig, zumindest solange, bis bessere Daten mit längerem Follow-up vorliegen, und zwar besonders bei den solitären Tumoren oder Tumoren in einer solitären Niere, bei denen der Zwang viel größer ist, sich eher zu einer Heminephrektomie oder Exzision zu entscheiden. Ich darf alle, die schon jetzt die Indikation zu einer Heminephrektomie bei kleinen Tumoren zu stellen, darauf verweisen, was Robson seinerzeit in sehr sorgfältigen Untersuchungen durch subtile Aufarbeitung seiner Nephrektomiepräparate gezeigt hat, daß in bis zu 40% der Fälle bei Nierentumoren kleine Tumorherde in der Kapsel und, selbst bei Präsenz einer Pseudokapsel, wie Herr Ackermann eben sagte, im außerhalb der Pseudokapsel scheinbar normalen Nierengewebe gefunden hat. Wenn man sich diese Zahl vergegenwärtigt, kann man nur sehr zurückhaltend sein und darf diesen Vorteil, den wir z. Z. bekommen durch die Zunahme des sog. inzidienten Karzinoms, d. h. des zufällig durch die Sonographie entdeckten kleinen Tumors, nicht leichtfertig aufs Spiel setzen.

Engelmann: Ich glaube, man muß zwei Dinge voneinander trennen: Einmal die Wertigkeit der Sonographie in der Früherkennung des Nierenzellkarzinomes und dann dieses Operationsverfahren, das sich zugegebenermaßen noch in der Diskussion befindet. Zweifellos nutzt uns die Sonographie in der Früherkennung und führt zu einer Verbesserung der Prognose durch Erkennung kleinerer Tumoren mit besserem Staging.

Frohmüller: Ich will das nur unterstützen, was Herr Huland und Herr Ackermann sagten. Was Herr Ackermann aber zum Ausdruck bringen wollte war wohl, daß es zum Teil um die Terminologie geht.

Wir sollten nicht von Enukleation sprechen, sondern von Teilresektion. Es geht nicht darum, daß wir den Tumor nur ausschälen, denn da bleibt Tumor in der Kapsel zurück, wie das Herr Ackermann schon erwähnt hat, sondern es geht darum, daß wir nicht den Tumor teilresezieren, sondern die Niere. Ich möchte aber noch auf etwas anderes aufmerksam machen. Wir sollten die CT-Befunde der Radiologen nicht immer ganz wörtlich nehmen. Wir bekommen häufig Befunde, in denen vom Einbruch des Nierentumors in die Psoasmuskulatur oder von einer Infiltration der Leber die Rede ist. Wenn man dann operiert, sind diese Befunde nicht zu erheben. Es ist keine Infiltration, es sieht auf dem CT nur so aus. Wir sollten uns deswegen nicht von der Operation abhalten lassen.

Huland: Wenn keine weiteren Bemerkungen zur Diagnostik der Nierenerkrankungen vorliegen, wenden wir uns der Diagnostik der Blasen- und Prostatakarzinome zu.

Dabei geht es um die Frage, die bereits angeschnitten wurde, können diese bildgebenden Verfahren die T-Kategorie und auch die N-Kategorie eindeutig festlegen? Haben Sie Erfahrungen, ob der Nuclear-Scan in der Lage ist, besser die N-Kategorie – positive oder nicht positive Lymphknoten – festzulegen als das CT? Ist das Auflösungsvermögen besser? Könnten Sie dazu vielleicht noch einige Worte sagen?

Ackermann: Nein, wir haben dazu keine eigenen Erfahrungen. Wir stützen uns auf den CT-Befund und in selektionierten Studien auf die Magnetresonanztomographie.

Huland: Hat jemand im Auditorium diesbezüglich Erfahrungen? Vielleicht kommt es auch beim nächsten Vortrag zur Sprache.

Frankenschmidt (Freiburg): Wir haben in Freiburg zusammen mit den Radiologen vor drei Jahren eine Studie bei Blasentumoren gemacht. Wir versuchten zu unterscheiden zwischen oberflächlichen und infiltrierenden Tumoren. Das ist auch mit dem NMR nicht gelungen. Wir haben die Ergebnisse in St. Gallen vorgetragen.

Huland: Zusätzliche Schwierigkeiten traten natürlich auch dann auf, wenn nach chirurgischen Eingriffen, z. B. nach transurethraler Resektion, doch noch eine solche Staging-Untersuchung zusätzlich versucht wird. Das mißlingt ja wohl fast immer wegen der Gewebsreaktion.

Frankenschmidt: Auch das kann ich bestätigen. Wir haben das auch versucht, aber die Narben sind durch das NMR nicht zu differenzieren vom Tumor.

Ackermann: Herr Engelmann, wie gut ist der transrektale Schall zum Nachweis einer Invasion der Samenbläschen beim Prostatakarzinom?

Engelmann: Ich darf für diese Fragestellung vielleicht Herrn Dr. Schulze von uns bitten, etwas zu sagen, da er sich intensiv in unserer Klinik mit der transrektalen Prostatasonographie beschäftigt.

Schulze (Herne): Was man bei der transrektalen Prostatasonographie als indirektes Zeichen erkennen kann, ist die Asymmetrie der Samenbläschen. In unserem eigenen Erfahrungsgut zeigt sich, daß diese in etwa 80% eine Invasion angezeigt hat, während eine histologische Mikroinvasion in die Samenblasen mittels transrektaler Prostatasonographie natürlich nicht zu erkennen ist. Wir haben, wenn ich noch einmal etwas generell zur transrektalen Prostatasonographie sagen darf, zusätzlich an einer größeren Fallzahl den Stellenwert der TPS überprüft und konnten sehen, daß die Sensitivität der TPS für das Prostatakarzinom über 90% liegt. Das derzeit wichtigste Problem besteht in der Spezifität, wie dies auch von anderen Arbeitsgruppen gezeigt werden konnte. Die Kriterien, die angewandt werden, die hypodensen Areale, findet man häufig eben auch in Prostatae, in denen kein Prostatakarzinom nachzuweisen ist.

Besonders Veränderungen, bedingt durch Prostatasteine oder Prostataentzündungen, können in der transrektalen Prostatasonographie den Eindruck eines Prostatakarzinoms erwecken.

Huland: Da kann ich Ihnen nicht ganz zustimmen. Wohl für die Spezifität, nicht aber wenn der Eckwert für die Sensitivität des hypodensen Areals, so wie von Ihnen angenommen wird, denn dann ist unsere Sensitivität bei weitem nicht 90%. Wir wissen das, weil wir neben der gezielten Punktion des hypodensen Areals seit einem halben Jahr routinemäßig eine randomisierte Durchstanzung der Prostata bis zu 3, manchmal auch 4 Durchstanzungen auf jeder Seite durchführen. Darunter verstehe ich die gezielte Punktion des hypodensen Areals versus der Durchstanzung des normoechogenen Areals und den Vergleich beider Punktionsformen. Daher wissen wir, daß, wenn wir den Eckwert des hypodensen Areals nehmen, die Sensitivität weit darunter liegt.

Schulze: Was für eine Art Ultraschallkopf verwenden Sie denn?

Huland: Von Brüel und Kjær mit 7,5 MHz.

Schulze: Wir nehmen jetzt einen Schallkopf gleicher Frequenz mit dem Gerät von Kretz und haben die Möglichkeit, gleichzeitig in zwei Ebenen zu schallen.

Huland: Das Problem ist nicht die Qualität des Gerätes, sondern, ob das hypodense Areal wirklich mit einer neunzigprozentigen Sicherheit, wie Sie es sagen, Auskunft darüber gibt, ob ein Karzinom in diesem Areal vorliegt oder nicht. Was die Spezifität anbelangt, stimme ich Ihnen zu. Aber, wir finden auch in dem umgebenden Gewebekarzinom – ich habe die genauen Zahlen unserer Untersuchungsserie nicht im Kopf – ca. mehr als 30% ist es sicher.

Reinicke: Welchen Wert hat die suprapubische Ultraschalldiagnostik, die wir ja alle in der Praxis machen, für die Diagnose eines Karzinoms?

Engelmann: Zur Diagnose eines Prostatakarzinoms sollte man diese Methode nicht anwenden. Aber, die suprapubische Sonographie der Prostata hat natürlich ihre Bedeutung, wenn Sie den Restharn bestimmen oder einfach die Größe der Vorsteherdrüse ausmessen wollen vor einer transurethralen Resektion.

Czaja: Ich möchte noch einmal auf den Stellenwert der Verfahren zurückkommen. Es hat sich gezeigt, daß es Schwerpunkte gibt. Der eine Schwerpunkt der Diagnostik in der Urologie ist die Sonographie, und der andere scheint das CT zu sein. Es sieht also so aus, als wenn das Urogramm zwischen diese Mühlsteine gerät. Dies auch um so mehr, als von außen Auflagen gemacht wurden. Ich erinnere an die neue Röntgenverordnung, die in der Praxis zu ganz erheblichen Mehrbelastungen führt. Ich erinnere andererseits an die Entwicklung der Verfahren, die auf uns zukommen, wie die digitale Lumineszenz-Radiographie und ähnliches mehr, Verfahren, die wenn wir es überhaupt noch als Niedergelassene machen wollten, quasi unerschwinglich sind. Man muß aber immer wieder darauf hinweisen, daß die Urographie unverzichtbar ist. Wir müssen uns nur überlegen, in welcher Form wir in der Praxis Urographien noch machen können. Wir müssen uns überlegen, ob wir nicht neue Organisationsformen finden.

Hier bietet sich ohne Frage an, daß man vielleicht doch zu Apparate-Gemeinschaften kommt. Ich kann mir nicht vorstellen, daß bei der jetzigen Entwicklung jeder Urologe noch draußen ein Radiographie-Gerät stehen hat. Darüber sollten wir nachdenken.

Ackermann: Ich möchte Herrn Engelmann noch eine kritische Frage stellen. Wir hören ja sehr viel über Sensitivität und Spezifität für alle möglichen bildgebenden Verfahren, auch vom transrektalen Schall. Angenommen, Sie haben einen Patienten, den Sie rektal untersuchen, bei dem Sie ein Prostatakarzinom vermuten, das Sie bioptisch gesichert haben, und der aufgrund des rektalen Tastbefundes und Knochen-Scan ein Kandidat für die radikale Prostatektomie ist. Welche zusätzliche Information liefert Ihnen der transrektale Schall außer dem, was Sie mit dem Finger getestet haben, was also u. U. die Indikation zur radikalen Prostatektomie ändern könnte?

Engelmann: Ich glaube, daß die Wertigkeit des transrektalen Scanners, wie wir sie ja auch in der Diskussion gesehen haben, derzeit noch nicht endgültig beurteilt werden kann, so daß ich dieses Verfahren noch als ein additives bildgebendes Verfahren betrachten würde und mich z. Z. im Hinblick auf die Operationsindikation noch auf den tastenden Finger verlassen würde, bis wir mehr Daten haben über die Wertigkeit der transrektalen Sonographie u. U. mit Einschluß der eben genannten gesteuerten Punktion.

Stellenwert der MR-Tomographie in der bildgebenden urologischen Diagnostik

Th. Auberger, H. G. Zilch, P. Lukas, P. Reindl, C. Carl, N. Obletter, A. Breit

Einleitung

Über 30 Jahre vergingen von der Entdeckung der Kernspinresonanz – oder auch Magnetresonanz – durch die beiden amerikanischen Forscher Bloch und Purcell im Jahre 1946 bis zur ersten medizinisch-experimentellen Anwendung der Magnetresonanztomographie (MRT) im Jahre 1977. Für ein einziges Schichtbild benötigte man damals 4 Stunden und 45 Minuten. Beinahe weitere 10 Jahre dauerte es, bis der erste klinische Routineeinsatz möglich wurde.

Von da ab eroberte die MRT innerhalb kürzester Zeit auf vielen Indikationsgebieten einen wichtigen Platz in der bildgebenden Diagnostik, und zwar schneller als dies ehemals bei der Computertomographie (CT) der Fall war.

Die freie Wahl beliebiger Schichtebenen, mit der auch komplizierte anatomische Strukturen problemlos einsehbar sind, und der gegenüber der CT und Sonographie deutlich höhere Gewebekontrast waren nicht zu übersehende Vorteile (Abb. 1). Hinzu kamen gegenüber der CT das *Fehlen einer Strahlenexposition und eine geringere Invasivität*, da eine Kontrastmittelgabe mit der MRT weit seltener nötig ist. Dies machte auch eine problemlose Anwendung der Methode bei Kindern möglich.

In die *urologische Diagnostik* hat die MRT bisher nur wenig Eingang gefunden, obwohl sich auch hier manche Vorteile gegenüber den bekannten bildgebenden Verfahren aufzeigen lassen. Inwieweit nun diese Vorteile nicht nur zu einer „schöneren" Darstellung der anatomischen Strukturen sondern auch zu einer tatsächlichen Verbesserung der diagnostischen Gesamtaussage führen, ist eine Frage, mit der man sich angesichts des höheren finanziellen Aufwandes und der noch begrenzten Gerätekapazität kritisch auseinandersetzen muß.

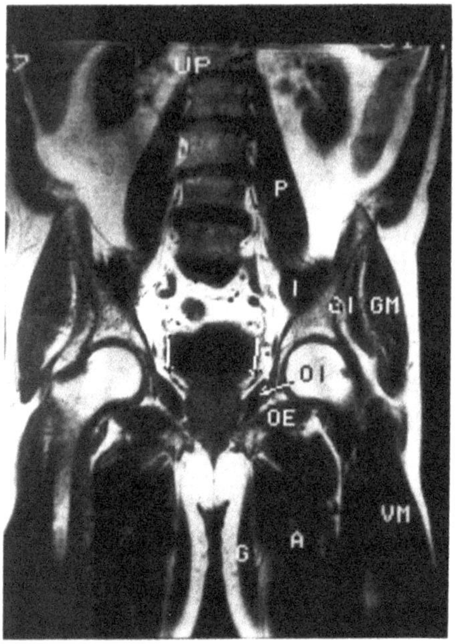

a

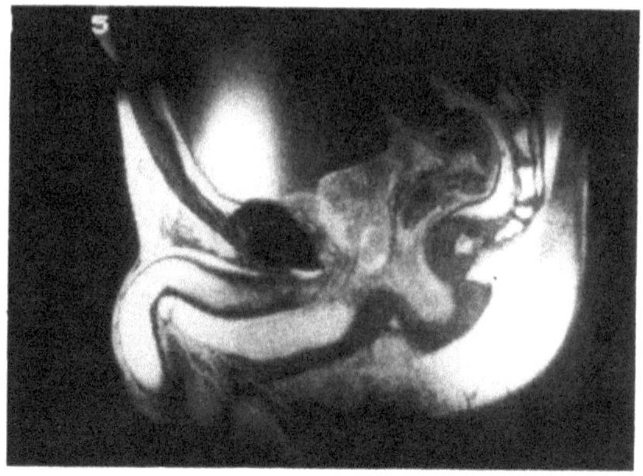

b

R L

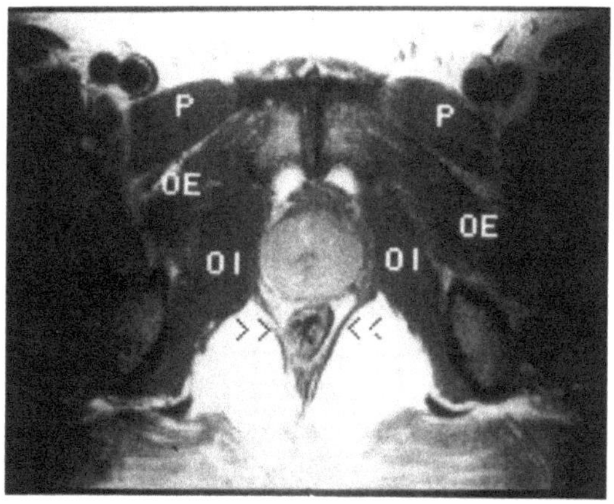

c

Abb. 1 Anatomie des männlichen Beckens in drei Ebenen:

a) T_1-betonter Frontalschnitt:

p = m. psoas, i = m. iliacus, GI u. GM = Glutaeus intimus u. medius, OI und OE = m. obturatorius internus u. externus, ↓ Ductus deferens, G = m. gracilis, A = Adduktorengruppe, VM = m. vastus medialis.

b) T_1-betonter Sagittalschnitt nach i. v.-Gabe von Gd-DTPA: Darstellung einzelner lobulärer Strukturen in der Prostata. Die Denonvillier'sche Faszie zwischen Prostata und Rektum scharf abgrenzbar.

c) Protengewichteter Axialschnitt: Die Prostata von deutlich höherem Signal als die umgebende Muskulatur, die Prostatakapsel als dunkler Randsaum abgrenzbar.

p = m. pectineus, OI = m. obt. internus, OE = m. obt. externus, » und « mm. levatores ani.

Niere

In der Niere gelingt mit der MRT beim ruhigen und kooperativen Patienten im Protonen- und T_2-betonten Bild eine hervorragende Abgrenzung der corticalen und medullären Strukturen (Abb. 2). Dies läßt zugleich eine sehr sensitive Aussage über die Organfunktion zu. Hricak et al. [10] und Ramm et al. [17] konnten zeigen, daß ein Funktionsverlust bzw. eine Abstoßungsreaktion bei Transplantatnieren mit einer Verwischung der cortico-medullären Grenzen in der MRT einhergeht. Eine gleiche Verwischung der Markrindengrenze fand Ramm [17] auch bei der Glomerulonephritis.

R L

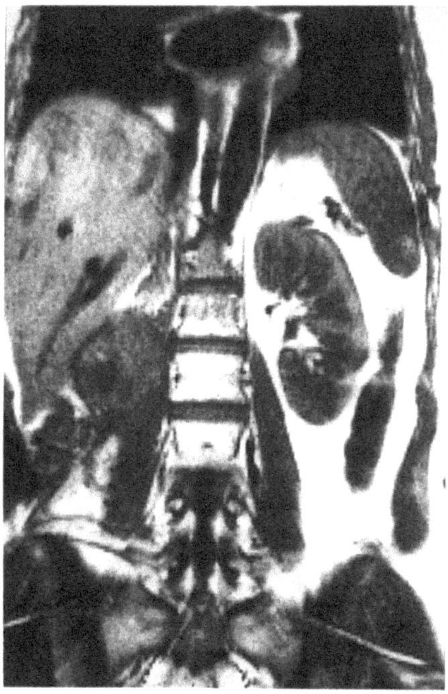

Abb. 2 Protonengewichteter Frontalschnitt durch die Nierenregion: Gesunde linke Niere mit klarer Abgrenzung der Bertinischen Säulen und der signalärmeren Markkegel. Im rechten Nierenlager zeigt sich bei Zustand nach Tu-Nephrektomie rechts ein großes Tu-Rezidiv mit kleiner nekrotischer Zerfallshöhle und Infiltration des Musculus psoas.

Im *Tumorstaging* läßt sich auch bei anatomisch komplizierter Ausdehnung des Tumors meist eine sichere Zuordnung ohne Kontrastmittelgabe treffen. Insbesondere der in der CT schwer beurteilbare obere und untere Nierenpol sind in der MRT durch die freie Wahl der Schichtebenen gut einsehbar. Auch der Nachweis von Tumorzapfen in der Vena cava ist ohne Kontrastmittel möglich, da sich schnellfließendes Blut in allen Meß-Sequenzen dunkel gegenüber Weichteilgewebe und Thromben abhebt.

Falls zur genaueren Tumordifferenzierung oder im Rahmen einer Funktionsstudie die Gabe eines paramagnetischen Kontrastmittels nötig ist, besteht hierzu keine Kontraindikation bei Unverträglichkeit jodhaltiger KM, wie wir an zahlreichen Untersuchungen mit Gadolinium-DTPA (Wz. Magnevist®) in allen Organbereichen sehen konnten.

Eine große Hilfe stellt die MRT bei der Abklärung zystischer Nierenprozesse dar. So läßt sich bei Zystennieren exakt zwischen serösen, eingebluteten und abszedierten Zysten unterscheiden, da geronnenes Blut, bedingt durch den Übergang von Haemoglobin zu Methaemoglobin, sowohl im T_1- als auch im T_2-betonten Bild ein hohes Signal aufweist, während seröse Zysten nur im T_2-betonten Bild signalreich sind und Abszesse in allen Sequenzen eine mittlere Signalintensität zeigen (Abb. 3).

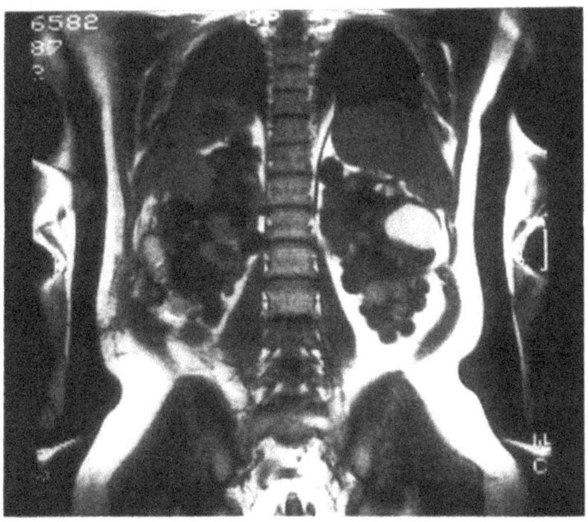

Abb. 3 Zystennieren bds. mit Abszedierung und Einblutung im protonengewichteten Bild: Gute Differenzierung zwischen signalarmen serösen Zysten, entzündlich veränderten Zysten mit mittlerer Signalintensität und eingebluteten Zysten, die durch den hohen Methämoglobingehalt überaus signalreich imponieren.

Konkremente sind dagegen mit der MR-Tomographie erheblich schlechter als mit der CT und dem Ultraschall zu erfassen, da sie sich als wasserstoffarme Körper nur indirekt durch eine fehlende Signalgebung darstellen. Man erkennt sie erst bei größerem Volumen.

Weitere *Nachteile* der MRT im Oberbauch sind Bewegungsartefakte durch die Atmung der Darmmotilität. Eine Atemtriggerung ist möglich, verlängert aber erheblich die Untersuchungszeiten. Kontraindiziert sind Untersuchungen bei unregelmäßiger Atmung und unruhigen, unkooperativen Patienten ohne Sedierung.

Blase

In der Diagnostik von Blasenerkrankungen erlaubt die MRT durch die multiplanare Schichtführung eine exakte Beurteilung des Blasendaches und Blasenbodens. Diese Regionen sind wegen ihrer tangentialen Lage zur axialen Schichtebene mit der CT nicht sicher einsehbar (Abb. 4).

R

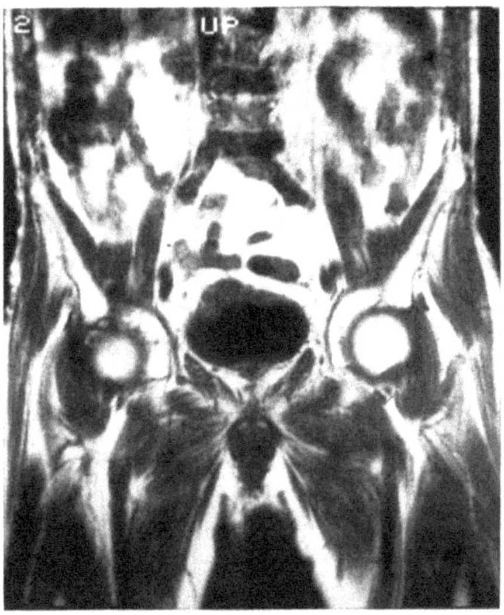

L

Abb. 4 Operativ gesichertes Urothel-Karzinom des Blasendaches: Ein vorausgegangenes CT war unauffällig befundet. Die Schnitte in der Körperlängsachse lassen mit der MRT eine bessere Beurteilung des Blasendaches und -bodens zu.

Der hohe Weichteilkontrast in T_2-gewichteten Bildern ermöglicht mit der MRT eine exakte Abgrenzung der Blasenwand, sowohl gegenüber dem perivesicalen Fettgewebe als auch gegenüber dem flüssigkeitsgefüllten Lumen. Die Blasenmuskulatur ist dann als signalarmer Ring zwischen signalreichem Fett und dem noch signal-intensiveren Blasenlumen zu erkennen.

Tumorgewebe hebt sich gegenüber der Blasenmuskulatur im T_2-betonten Bild durch ein deutlich höheres Signal ab (Abb. 5). Somit gelingt nicht nur, wie mit der CT, der Nachweis ins Lumen vorwachsender papillärer Karzinome

R L

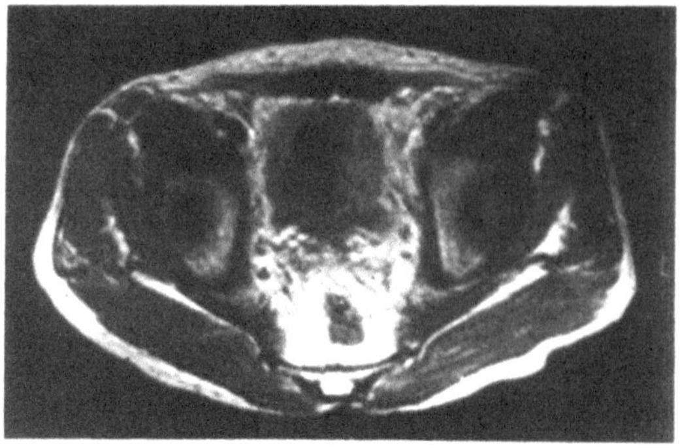

a

R L

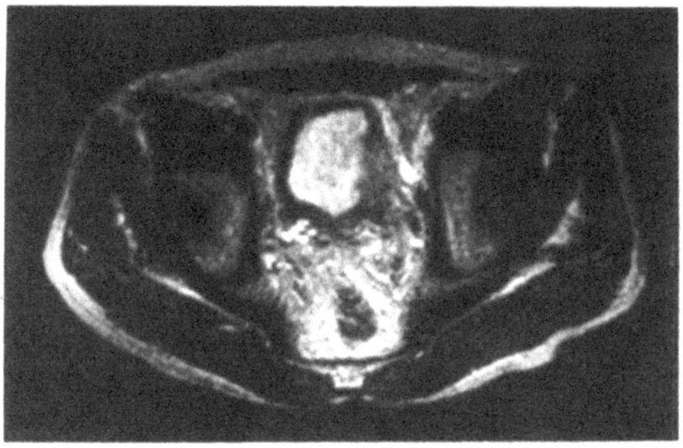

b

Abb. 5 Transitionalzellkarzinom, Stadium pT_3:

a) Protonengewichteter Axialschnitt durch die Blase: Man erkennt eine tumorverdächtige, unregelmäßige Verdickung der linken Blasenwand. Ein Signalunterschied zwischen Tumor und übriger Blasenwand, die sich gegenüber dem umgebenden Fettgewebe dunkler und gegenüber dem Blasenlumen heller abgrenzt, ist nicht nachweisbar.

b) Im T_2-gewichteten Bild deutliche Signalzunahme des Blasenlumens. Die Blasenwand jetzt als dunkler Saum zwischen Lumen und perivesikalem Fettgewebe erkennbar. Der Tumor läßt sich jetzt durch eine Signalzunahme gegenüber der gesunden Wand gut abgrenzen. Eine Überschreitung aller Wandschichten ist nachweisbar.

und sicher wandüberschreitender Tumoren, sondern auch die Darstellung intramuraler, infiltrierender Karzinome. Gleiches ist auch nach Gabe von Gd-DTPA im T_1-betonten Bild möglich. Der Vorteil liegt dann in einer kürzeren Meßzeit (Abb. 6).

Auch eine Differenzierung zwischen Infiltrationen oberflächlicher (Stadium T_2) und tiefer Muskelschichten (Stadium T_{3a}) wird durch die Signaldifferenz zwischen Tumor und Muskelgewebe des öfteren möglich [20]. Noch fehlen hier aber ausreichend große Fallzahlen.

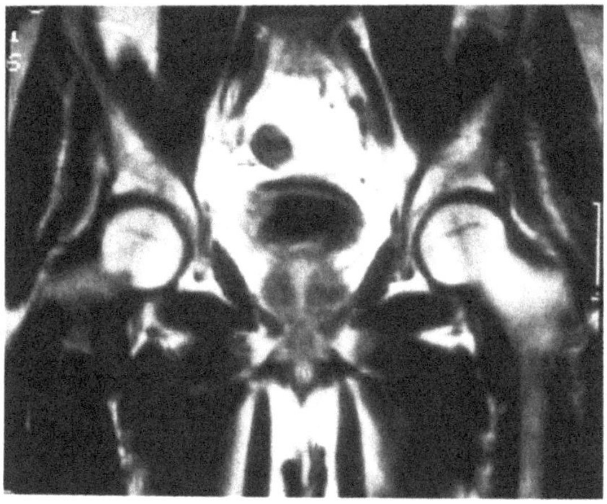

Abb. 6 T_1betonter Frontalschnitt nach i. v.-Gabe von Gd-DTPA: Infiltrierendes Blasenkarzinom mit Überschreitung aller Wandschichten der rechten Blasenwand.
Nach Gadolinium-Gabe zeigt sich wie im T_2-betonten Nativ-Bild eine deutliche Signalzunahme des Tumors gegenüber der signalarmen Blasenwand. Das völlige Fehlen des dunklen Randsaumes im Tumorbereich ist Zeichen einer Wandüberschreitung.

Die klinisch entscheidende Differenzierung der Stadien T_{3a} und T_{3b}, also eine exakte Beurteilung der Wandüberschreitung ist mit der MRT weit besser möglich als mit der CT.

Dies konnte auch die Arbeitsgruppe von Schmidt [20] in einer Studie mit 46 Patienten zeigen. Eine korrekte Einstufung gelang mit der MRT in 38 Fällen (82%) und mit der CT in 28 Fällen (60%). Weiterhin konnte mit der MRT ein Overstaging bei allen Tumoren $\leq T_{3a}$ vermieden werden, wogegen mit der CT bei anderen Autoren [19] ein Overstaging von bis zu 30% angegeben wird. Küpers [13] und Amendola [1] sahen beim Staging von Blasenkarzinomen eine Befunddifferenz zwischen MRT und CT sogar in 26% bzw. 33% der Fälle zugunsten der MRT. Auch Fisher [7] und Rholl [18] berichten über eine Treffsicherheit der MRT von über 85%.

Unsere eigenen Erfahrungen an 40 Blasenkarzinom-Patienten mit einer Treffsicherheit der MRT von 80% bestätigen diese Ergebnisse.

Ein ganz *wesentlicher Vorteil* der MRT gegenüber anderen bildgebenden Verfahren ist die gute Differenzierbarkeit zwischen Karzinomrezidiven und Narbengewebe nach therapeutischen Eingriffen, die länger als 4 Monate zurückliegen, da älteres Narbengewebe ebenso wie Muskelgewebe im T_2-betonten Bild signalarm bleibt und sich dann vom signalintensiveren Tumorgewebe deutlich abgrenzen läßt (Abb. 7).

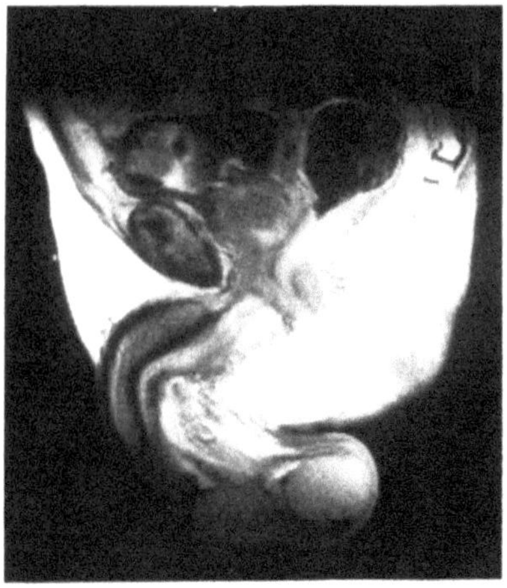

Abb. 7 T_1-betonter Sagittalschnitt nach i. v.-Gabe von Gd-DTPA: Rezidiv eines papillären Blasenkarzinoms an der Blasenvorderwand nach TUR der Blase.
Um den sich in das Lumen vorwölbenden, signalreicheren Tumor zieht sich ein unregelmäßiger signalarmer Saum, der der narbig veränderten tiefen Wandschicht entspricht, als Nachweis, daß der Tumor die Blasenwand nicht überschritten hat.

Hinzu kommt, daß bei postoperativ verbliebenem Naht- und Klammermaterial weit geringere Artefakte auftreten als in der CT. Schwierigkeiten ergeben sich dagegen bei der Differenzierung von frischerem Granulationsgewebe, das sich ähnlich signalreich wie Tumorgewebe darstellt, sowie bei sehr kleinen Rezidiven.

Prostata

Pathologische Binnenstrukturveränderungen der Prostata lassen sich mit der MRT im Gegensatz zur CT, die bis auf Verkalkungen keine Dichteunterschiede zeigt, häufig sowohl im T_2-betonten Nativbild als auch nach i. v.-Gabe von Gd-DTPA im T_1-betonten Bild erkennen (Abb. 8).

Wie in der Sonographie weisen auch in der MRT Karzinome je nach Differenzierungsgrad unterschiedliche Signalintensitäten auf. Die in unserem Krankengut und in der Literatur [5, 11, 14] am häufigsten gefundenen Veränderungen waren Signalerhöhungen im T_2-betonten Nativ-Bild. Noch signifikanter war in einer Studie, die wir 1985 am Städt. Krankenhaus in Passau mit 50 Patienten durchführten [2] eine Signalminderung von Tumorgewebe gegenüber normaler Prostata im T_1-betonten Bild nach i. v.-Gabe von Gd-DTPA als Zeichen einer verminderten Kontrastmittelaufnahme (Abb. 9).

R L

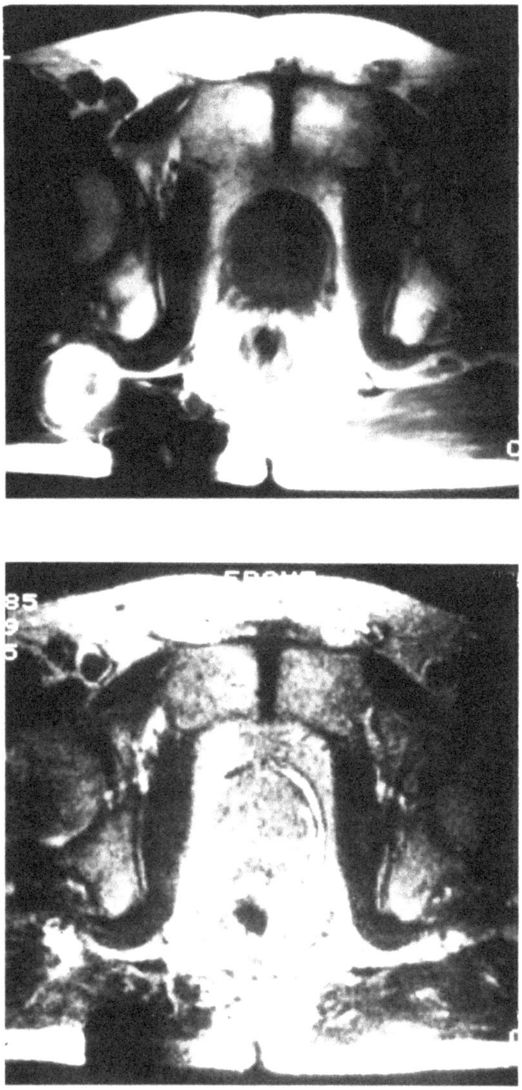

a

R L

b

Abb. 8 Protonendichte-Bild und T_2-betontes Bild eines Axialschnittes durch die Prostata: Darstellung der Prostatakapsel und des Plexus periprostaticus. (Signalzunahme im T_2-betonten Bild.) (Vgl. auch Abb. 1c!)

Eine sichere Differenzierung zwischen Karzinomen und Adenomen ist bei fehlender Organüberschreitung jedoch wie bei allen anderen bildgebenden Verfahren nicht möglich. Entscheidend hierfür ist das unterschiedliche Auftreten von Nekrosen, Kolliquationen, fettigen oder bindegewebigen Degenerationen und

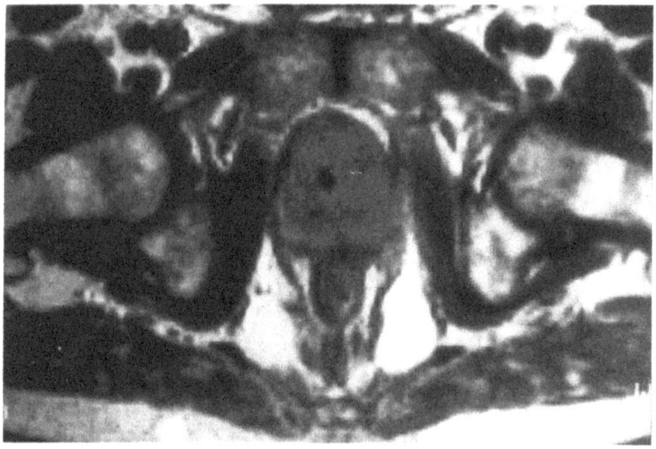

Abb. 9 Protonengewichteter Axialschnitt: Prostatakarzinom mit Überschreitung der signalärmeren Kapsel und Infiltration des linken Musculus levator ani. Die Infiltration ist durch eine umschriebene Signalzunahme innerhalb des Muskels erkennbar.

zusätzlichen chronisch-entzündlichen Veränderungen, wie sie sowohl bei Karzinomen als auch bei Adenomen zu finden sind.

Selbst ein völlig unauffälliges Binnensignal schließt ein gut differenziertes Karzinom nicht aus.

Als Screening-Methode zur Früherkennung des Prostatakarzinoms ist die MRT schon deshalb nicht geeignet.

Klinisch weit bedeutender ist aber die hohe Treffsicherheit der MRT bei der Beurteilung von Organüberschreitungen und Tumorinfiltrationen in Nachbarorgane.

Wichtige Zusatzinformationen aus dem MR-Bild sind hier die Darstellung der im Protonendichte-Bild signalärmeren Prostatakapsel und des im T_2-betonten Bild signalintensiveren Plexus periprostaticus, also von Strukturen, die in der CT nicht zu erkennen sind [Abb. 10).

Abb. 10 Operativ gesichertes Prostatakarzinom des rechten Lappens mit Lappenüberschreitung nach links:

a) Axialschnitt T_1-betont ohne Gd-DTPA: vergrößerte, bis auf eine kleine cystische Signalminderung im rechten Lappen homogene Prostata. Ein Karzinom ebenso wie im CT nicht nachweisbar.

b) Nach i. v.-Gabe von Gd.DTPA Abgrenzung der Tumorbereiche durch eine größere inhomogene Signalminderung im rechten Prostatalappen und vereinzelt kleinere Signalminderungen im linken Prostatalappen.

c) Im T_2-betonten Bild erhöhte Signalintensität der verdächtigen Areale.

R L

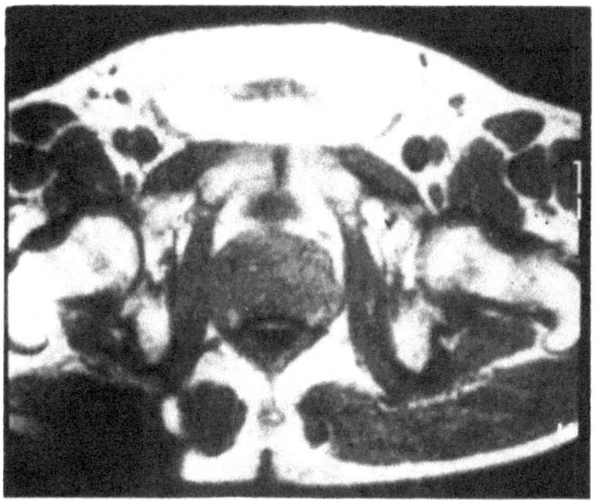

a

R L

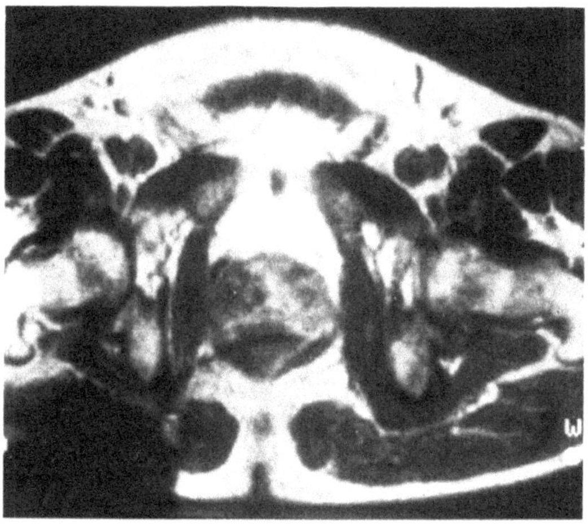

b

R L

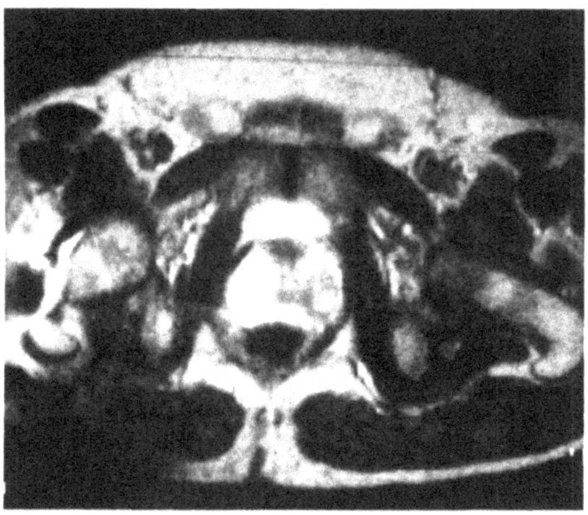

c

Die Erfassung eines Kapseldurchbruches und grenzwertiger Umgebungsinfiltrationen ist hierdurch mit der MRT früher als mit der CT möglich, wie auch andere Autoren in ihren Studien bestätigen [4, 11, 20].

Eine deutliche Signaldifferenz ergibt sich in der MRT zwischen Prostata und Muskelgewebe im Protonendichte-Bild und im T_2-betonten Bild. Hierdurch lassen sich Tumorinfiltrationen in die Musculi levatores ani und Musculi obliqui interni wesentlich besser als mit allen anderen bildgebenden Verfahren beurteilen (Abb. 11).

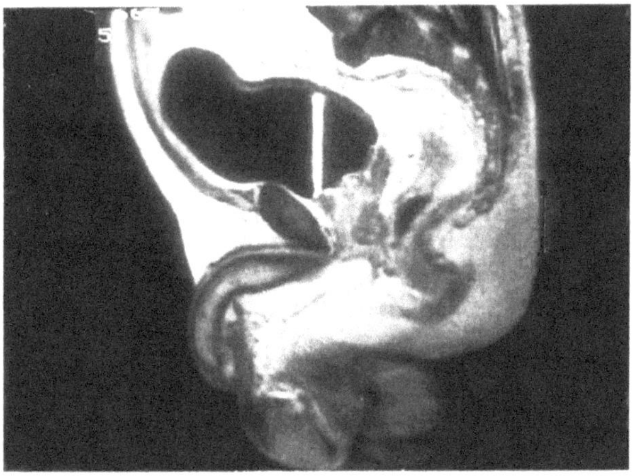

Abb. 11 T_1-betonter Sagittalschnitt nach i. v.-Gabe von Gd-DTPA: Umschriebene Zone verminderter Kontrastmittelaufnahme im dorsalen Prostatalappen. Operativ wurde ein Prostatakarzinom T_2 bestätigt.

Eine Infiltration der Samenblasen ist in der Regel mit der CT und der transrektalen Sonographie nur indirekt durch Verlagerung, Asymmetrie und durch Aufstau der Samenblasen erkennbar. In der MRT stellen sich auch die einzelnen flüssigkeitsgefüllten Samenbläschen dar, sodaß eine Differenzierung gegenüber solidem, in die Samenblasen einwachsendem Prostatagewebe problemlos gelingt, auch wenn die Samenblasen noch keine Seitenasymmetrie aufweisen (Abb. 12).

Durch die multiplanare Darstellung gelingt mit der MRT auch gegenüber der CT eine deutlich bessere Beurteilung des intravesikalen Tumoranteils und einer eventuellen Blasenbodeninfiltration als mit der CT und der transrektalen Sonographie (Abb. 13, 14).

Auch die seltener auftretenden Tumoreinbrüche in das angrenzende Rektum sind im Sagittalschnitt in ihrem Ausmaß besser erfaßbar.

R L

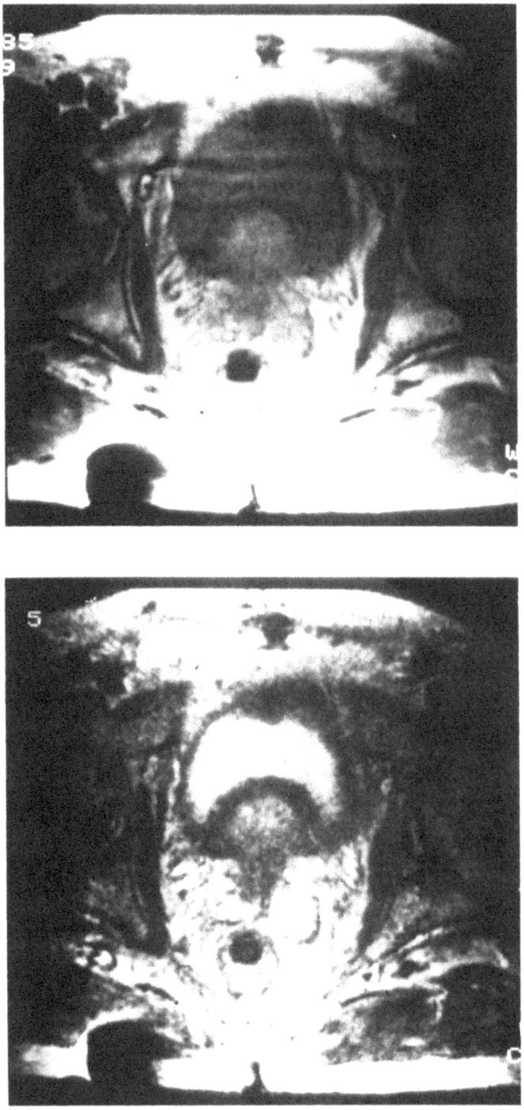

a

R L

b

Abb. 12 Axialschnitt durch den Samenblasenwinkel:

a) Im Protonendichte-Bild Vorwölbung der signalreicheren Prostatakuppe in das signalärmere Blasenlumen. Die angeschnittenen Samenblasen relativ symmetrisch und von gleicher Signalintensität wie Prostatagewebe. Eine Samenblaseninfiltration durch ein Prostatakarzinom ist so nicht nachweisbar.

b) Im T_2-betonten Bild nehmen die flüssigkeitsgefüllten Samenbläschen deutlich an Signalintensität zu. Es zeigt sich eine Infiltration des Samenblasenwinkels durch signalärmeres Prostatagewebe.

Der Befund wurde weder mit der transrektalen Sonographie noch mit der CT erkannt. Operativ wurde eine Samenblaseninfiltration eines Prostatakarzinoms bestätigt.

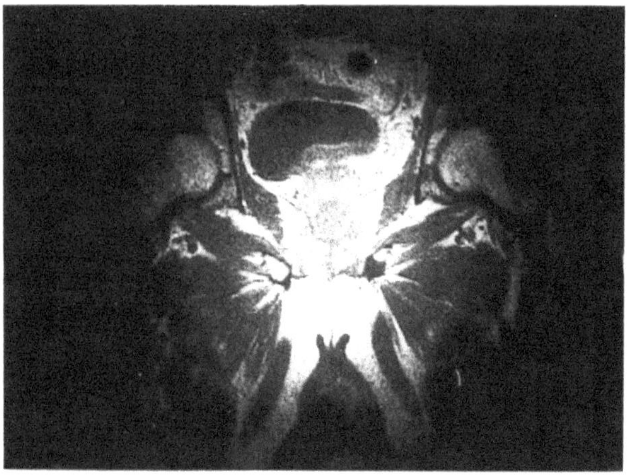

Abb. 13 Prostatakarzinom pT_4 mit Blasenbodeninfiltration: Flächige Infiltration des linken Blasenbodens im Frontalschnitt. Die Infiltration war nur durch Schichten in der Körperlängsachse nachzuweisen.
Nebenbefundlich runde Knochenmetastase im linken Femurhals. Beide Befunde waren im CT nicht nachweisbar.

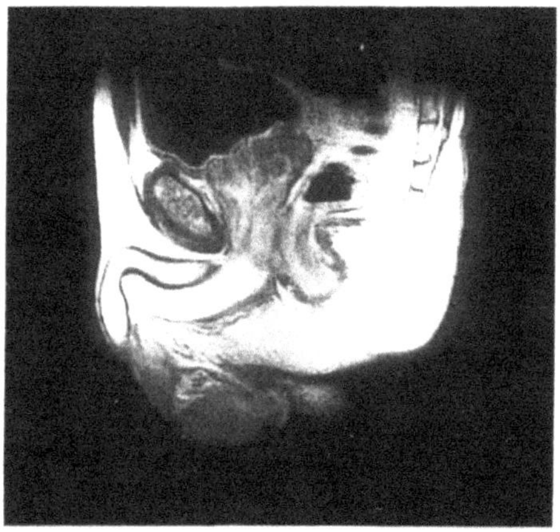

Abb. 14 T_1-betonter Sagittalschnitt nach i. v.-Gabe von Gd-DTPA: Ausgedehntes Prostata-Ca mit Infiltration der Samenblasen und der Peniswurzel. Unregelmäßige Vorwölbung des Blasenbodens und Infiltration der äußeren Blasenwand. Die Mucosa ist noch nicht überschritten.

Aus einem gemeinsamen Patientengut des Städtischen Krankenhauses Passau, des Kreiskrankenhauses Deggendorf und dem Institut für Strahlentherapie und Radiologische Onkologie der Technischen Universität München liegen 112 ausgewertete Untersuchungen an einem Kollektiv von 90 Prostata-Patienten, davon 52 Patienten mit einem Prostatakarzinom vor. 44 Patienten wurden prostatektomiert. Von einem größeren Teil lagen histologische Ganzpräparatschnitte vor.

In der klinisch entscheidenden Differenzierung zwischen dem Stadium T_2 und T_3, also der Organüberschreitung, ergibt sich mit der MRT eine Treffsicherheit von 94%, mit der transrektalen Sonographie eine Treffsicherheit von 91% und mit der CT eine Treffsicherheit von 77%.

In der korrekten Einstufung von T_4-Tumoren fällt die transrektale Sonographie begreiflicherweise stark ab. Die MRT war hier der CT ebenfalls überlegen. Insbesondere war die Bestimmung der genauen Ausdehnung einer Tumorinfiltration mit der MRT besser möglich. Prozentangaben erscheinen hier aber wegen der geringen Fallzahl nicht erlaubt.

Diese Ergebnisse decken sich mit den Studien von Hricak, Dohms et al. [11] und Biondetti und Ling et al. [4], die in ihren Untersuchungskollektiven eine Treffsicherheit im Tumorstaging über alle Stadien von 83% bzw. 89% angeben.

Penis, Hoden, Nebenhoden

Auch die einzelnen anatomischen Strukturen des Penis und des Skrotalinhaltes lassen sich mit der MRT hervorragend differenzieren (Abb. 15).

a b

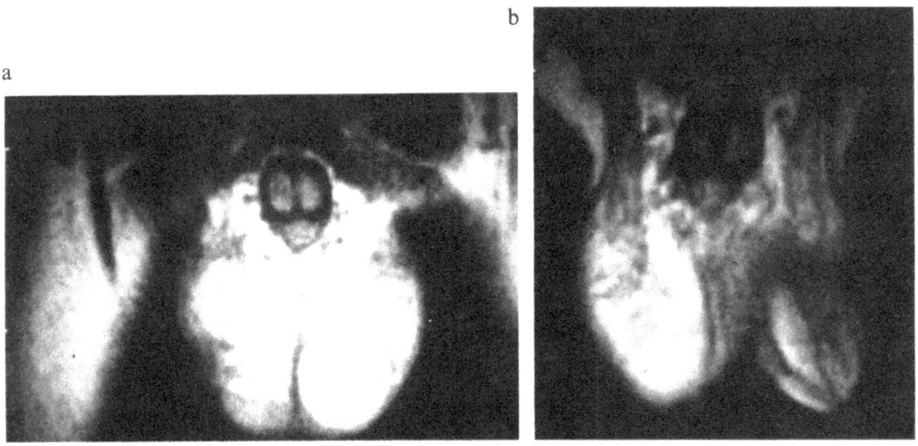

Abb. 15 a) Protonengewichteter Frontalschnitt durch den signalreichen homogenen rechten Hoden und durch den von flüssigkeitsgefüllten Kanälchen durchzogenen, signalreichen inhomogenen linken Nebenhoden.

b) Frontalschnitt durch beide Samenstränge und den rechten Nebenhoden. – Penisanschnitt.

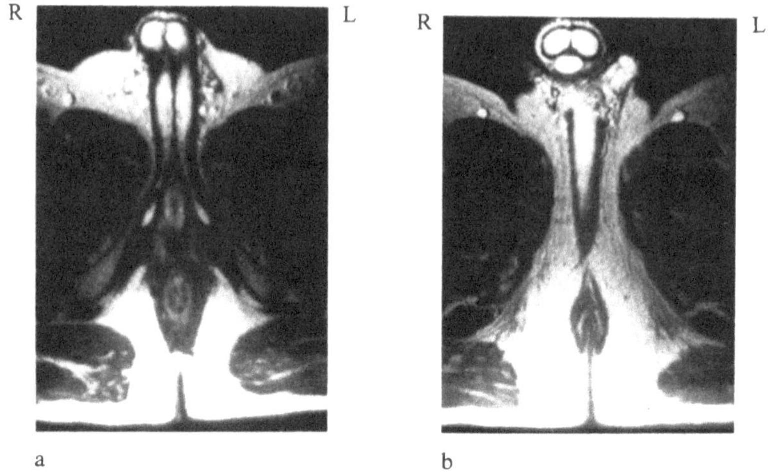

Abb. 16 Protonengewichtete Axialschnitte entlang der Corpora cavernosa (a) und des Corpus spongiosum (b), die wegen der zahlreichen blutgefüllten Hohlräume eine hohe Signalintensität aufweisen.
Zusätzlich in b) Querschnitt durch den Penis: Die signalarme Tunica albuginea wird von der signalreichen fetthaltigen Cutis u. Subcutis umgeben.

Wegen der schwammartig ausgedehnten blutgefüllten Hohlräume stellen sich die Corpora cavernosa und das Corpus spongiosum im Protonen- und T_2-betonten Bild deutlich signalreicher als Muskulatur dar (Abb. 16a). Sie werden von der signalarmen Tunica albuginea scharf begrenzt (Abb. 16b).

Gut erkennen lassen sich hier Haematome und Fibrosen als Traumafolgen zum Beispiel nach Implantation von penilen Prothesen oder nach falscher Katheter-Lage. Die Ausdehnung seltener urethraler Karzinome ist ebenfalls exakt beurteilbar [12].

In der Untersuchung des Skrotal-Inhaltes war die Sonograhie bislang konkurrenzlos. Es ergeben sich aber Grenzen in der Bestimmung von Tumorinfiltrationen des Rete testis und der Tunica albuginea. Hier bietet die MRT in der coronaren Schnittführung eine ausgezeichnete Übersicht über intra- und extratesticuläre Strukturen und eine gute Beurteilbarkeit auch kleinerer Tumoreinbrüche [3].

Durch einen frühzeitigen Signalverlust des sonst sehr signalreichen Hodengewebes im Protonen- und T_2-betonten Bild lassen sich auch diffuse akute oder chronische Orchitiden und entzündliche Einschmelzungen des Hodens und Nebenhodens besser als mit der Sonographie darstellen [9].

Hodentorsionen, Hydro-, Spermato- und Varikocelen sind mit der MRT und der Sonographie gleich gut erkennbar.

Bei der Suche nach nichtdeszendierten Hoden schneidet die MRT gegenüber der Sonographie deutlich besser ab [8]. Gegenüber der CT besteht hier der eindeutige Vorteil der fehlenden Strahlenexposition.

Lymphknotenmetastasen

Zum Nachweis von Lymphknotenmetastasen kann die MRT ebenso wie die CT als Kriterium meist nur Lymphknotenvergrößerungen über 1,5 cm heranziehen, ohne daß eine tumorspezifische Signaländerung zu erkennen ist. Als Ausnahme beschrieben Lukas et al. [15] Lymphknotenmetastasen von vorwiegend glandulären Prostatakarzinomen, die sich im T_2-betonten Bild extrem signalintensiv darstellten.

Eine bessere Differenzierung gelingt MR-tomographisch auch ohne Kontrastmittelgabe zwischen Gefäßen und Lymphknoten (Abb. 17). Insbesondere Lymphknoten im Bereich von Gefäßaufzweigungen lassen sich auf den coronaren frontalen Schnitten besser darstellen als mit der CT, was sich auf die Gesamtbeurteilung des Lymphknotenstatus aber nur selten auswirkt.

Die Treffsicherheit für eine richtige Beurteilung des N-Stadiums lag in unserem Krankengut, trotz ausführlicherer Untersuchungen, als es in der Routine der Fall ist, bei 64% und damit nur gering über der Treffsicherheit der CT mit 57%. Schmidt u. Mitarb. konnten hier keinen Unterschied zwischen MRT und CT feststellen [20].

Ursache für das ähnliche Abschneiden der MRT und CT in der Lymphknotendiagnostik ist sicher die häufig bessere Beurteilbarkeit des Oberbauches mit der CT (Atemartefakte in der MRT). Dagegen fanden wir mit der MRT eine deutlich höhere Sensitivität für Beckenlymphknoten, insbesondere im Bereich der Obturatoriusnischen.

Knochenmetastasen

Die Erkennung von Knochenmetastasen ist mit der MRT zu einem wesentlich früheren Zeitpunkt als mit allen konventionellen Techniken einschließlich der CT möglich. Die Verdrängung des fetthaltigen, im T_2-betonten Bild signalreichen Knochenmarks durch das hypointense Tumorgewebe noch vor Destruktion einzelner Knochenbälkchen ist ein hochsensitiver Parameter (Abb. 18). Der Nachweis in der MRT ist meist gleichzeitig mit der ersten Erfassung im Knochenszintigramm möglich.

R L

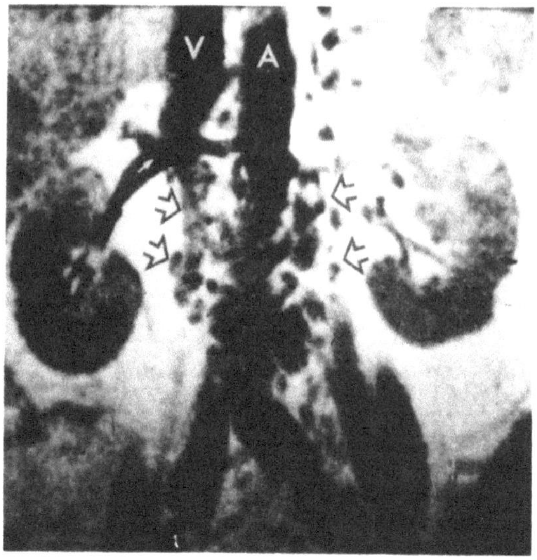

a

R L

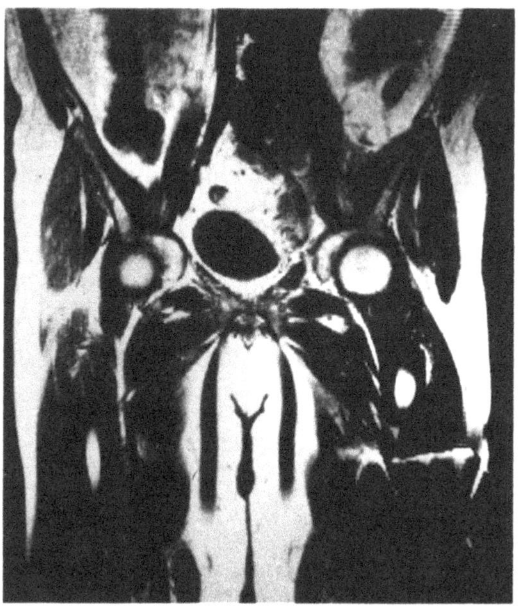

b

Abb. 17 Protonengewichtete Frontalschnitte durch die Vena cava:

a) Multiple paraaortale Lymphknotenvergrößerungen in Höhe des Nierenstiels.

b) Kompression der linken Vena iliaca durch eine Lymphknotenmetastase bei Prostatakarzinom. Weitere ausgedehnte Lymphknotenpakete links paracaval.

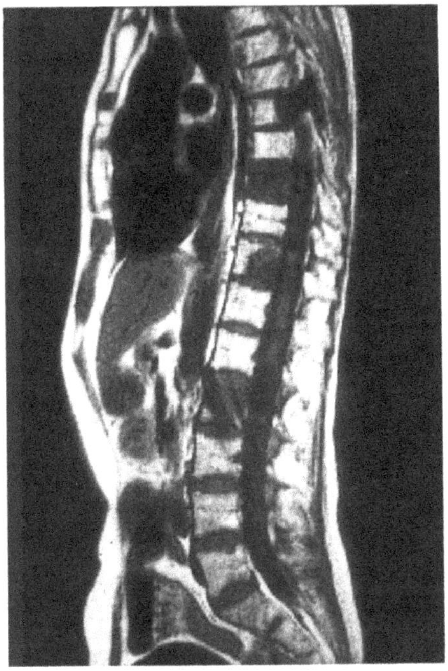

a

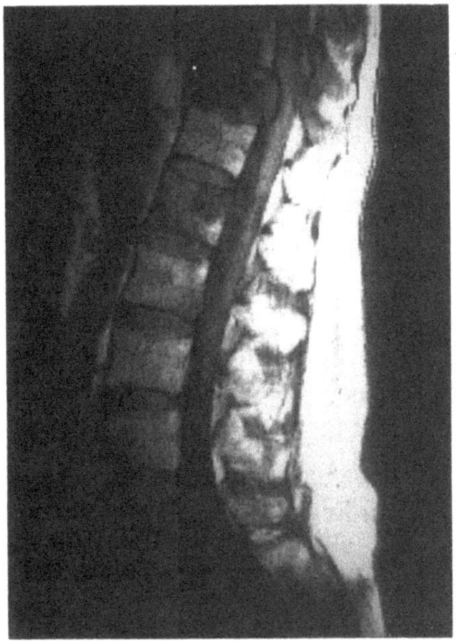

b

Abb. 18 a) Sagittale T_1-gewichtete Wirbelsäulenübersicht mit ossären Metastasen eines Prostatakarzinoms an BWK 7 (mit Bogenwurzel), BWK 9 und 10 sowie LWK 2. Signalminderung der befallenen Wirbelkörper durch Verdrängung des signalreichen fetthaltigen Knochenmarks.

b) Diffuser Wirbelkörperbefall bei Prostatakarzinom und Kompression des Myelon durch eine Metastase des BWK 11 mit bogiger Vorwölbung in den Spinalkanal. Das signalreiche Myelon im dunklen Spinalkanal exakt abgrenzbar.

Vergleichende Statistiken von Skelettszintigrammen und MRT-Untersuchungen an mittels Nadelbiopsie gesicherten Wirbelkörpermetastasen ergaben sogar eine höhere Treffsicherheit der MRT gegenüber der Szintigraphie, da es in der MRT seltener zu falsch positiven Befunden kam [6].

Aus dem eigenen Krankengut sind mehrfach Fälle bekannt, in denen Knochenmetastasen szintigraphisch erst 2–4 Monate nach MR-tomographischer Erfassung festzustellen waren.

Auch eine deutlich bessere Beurteilung der räumlichen Ausdehnung und eines eventuellen Weichteilanteils ist mit der MRT möglich. Eine Kompression des Rückenmarks durch Wirbelkörpermetastasen ist frühzeitig zu erkennen (Abb. 18b).

Zusammenfassung

Auch in der urologischen Diagnostik liefert die MRT im Vergleich mit den etablierten bildgebenden Verfahren zahlreiche Zusatzinformationen, die vor allem beim Tumor-Staging zu einer Verbesserung der Gesamtdiagnose führen können.

Dies trifft insbesondere zu:

1. Bei fraglichem Befall horizontal bzw. transversal verlaufender anatomischer Strukturen.
2. Bei grenzwertigen organüberschreitenden Prozessen.
3. Präoperativ bei räumlich komplizierter Tumorausbreitung.
4. Bei der Abgrenzung von Narben- und Tumorgewebe in der Rezidivdiagnostik.

Selbstverständlich sollte beim Staging von Blasen- und Prostatakarzinomen die Sonographie und vor allem die Endosonographie auf der diagnostischen Stufenleiter nach wie vor an erster Stelle stehen und der Tumornachweis durch die Biopsie per Feinnadel oder Zystoskop erfolgen.

Soweit der sonographische Befund aber bezüglich der Ausbreitung eines Prozesses Zweifel läßt – und das ist nicht selten der Fall – wäre unserer Meinung nach bei eingehender MR-Erfahrung der Untersucher in urologischen Fragestellungen (Untersuchungstechnik, Oberflächenspulen usw.) die MRT der CT trotz der etwas höheren Kosten vorzuziehen. In der Diagnostik von Erkrankungen der Nieren und Nebennieren wird die CT auf der Stufenleiter weiterhin vor der MRT stehen.

Generelle Vorteile der MRT ergeben sich aufgrund der fehlenden Strahlenexposition für Patienten im generationsfähigen Alter, insbesondere für Kinder mit Hodenretention und schließlich für Patienten mit Unverträglichkeit gegenüber jodhaltigen Kontrastmitteln.

Die Frage, wie weit das „Mehr" an diagnostischer Information therapeutische Entscheidungen beeinflussen und eventuell verbessern kann, wird im Laufe der Zeit nur der Kliniker beantworten können. Eine endgültige Indikationsliste wird sich deshalb nur im ständigen interdisziplinären Gespräch erarbeiten lassen.

Literatur

[1] Amendola, M. A., G. M. Glazer, H. B. Grossman et al. Staging of Bladder Carcinoma: MRI-CT-Surgical Correlation. AJR *146* (1986) 1179–1183.

[2] Auberger, T., P. Reindl, P. Carl, P. Held: Die MR-Tomographie der Prostata mit und ohne Anwendung von Gadolinium-DPTA. Zentralbl. Radiol., Bd. *132*, Heft 5 (1986) 354.

[3] Baker, L. L., P. C. Hajek, Th. K. Burkhard et al.: MR-Imaging of the Scrotum: Pathologic Conditions[1]. Radiology *163* (1987) 93–98.
[4] Biondetti, P. R., J. K. T. Lee, D. Ling, W. J. Catalona: Clinical Stage B Prostate Carcinoma: Staging with MR Imaging; Radiology *162* (1987) 325–329.
[5] Bryan, P. J., H. E. Butler, A. D. Nelson et al.: Magnetic Resonance Imaging of the Prostate: AJR March *146* (1986) 543–548.
[6] Daffner, R. H., A. R. Lupetin, N. Dash et al.: MRI in the Detection of Malignant Infiltration of Bone Marrow. AJR *146* (1986) 353–358.
[7] Fisher, M. R., H. Hricak, E. A. Tanagho: Urinary Bladder MR Imaging. Part II. Neoplasm. Radiol. *157* (1985) 471–477.
[8] Fritzsche, P. J., H. Hricak, B. A. Kogan et al.: Undescended testis: value of MR imaging. Radiology *164* (1987) 169–173.
[9] Hajek, P. C., H. Imhof, D. Tscholakoff, R. F. Mattrey: MRT des Skrotums – Anatomie, Pathologie und Vergleich mit der Sonographie. In: E. Vogler, G. H. Schneider (Hrsg.). In: Digitale bildgebende Verfahren – Integrierte digitale Radiologie. 689–693, Schering, Berlin 1985.
[10] Hricak, H.: MRI of the genitourinary tract. In: T. F. Budinger, A. R. Margulis (Hrsg.): Medical Magnetic Resonance Imaging and Spectroscopy, 202–211. Society of Magnetic Resonance in Medicine 1986.
[11] Hricak, H. G. C. Dooms, R. B. Jeffrey et al.: Prostatic Carcinoma: Staging by Clinical Assessment, CT, and MR Imaging[1]. Radiology *162* (1987) 331–336.
[12] Hricak, H., S. Thurnher: The Male Pelvis. In: C. B. Higgins, H. Hricak (Hrsg.): Magnetic Resonance of the Body, 433–557. Raven Press, New York 1987.
[13] Küper, K., G. Kölbel, U. Schmiedl: Kernspintomographische Untersuchungen von Harnblasenkarzinomen bei 1,5 Tesla. Fortschr. Röntgenstr. *144*, 6 (1986) 674–680.
[14] Ling, D., J. K. T. Lee, J. P. Heiden et al.: Prostatic carcinoma and benign prostatic hyperplasia: inability of MR imaging to distinguish between the two disease. Radiology *158* (1986) 103–107.
[15] Lukas, P., N. Rupp, M. Reiser et al.: Aussagemöglichkeiten der MR-Tomographie bei Tumoren im Becken. In: E. Vogler, G. H. Schneider (Hrsg.): Digitale bildgebende Verfahren. – Integrierte digitale Radiologie, 689–693. Schering, Berlin 1985.
[16] Poon, P. Y., R. W. McCallum, M. M. Henkleman et al.: Magnetic Resonance Imaging of the Prostate. Radiology *154* (1985) 143–149.
[17] Ramm, B., W. Semmler, M. Laniado: Einführung in die MR-Tomographie. Enke Verlag, Stuttgart 1986.
[18] Rholl, K. S., J. K. T. Lee, J. P. Heiden et al.: Primary Bladder Carcinoma: Evaluation with MR Imaging[1]: Radiology *163* (1987) 117–121.
[19] Sager, E. M., K. Talle, S. Fossa et al.: The role of CT in demonstrating perivesical tumor growth in the staging of carcinoms of the urinary bladder and prostate. Radiology *146* (1983) 443–446.
[20] Schmidt, H., M. Beer, Th. Block et al.: Wertigkeit der Kernspintomographie beim Staging von Harnblasentumoren. Digitale Bilddiagn. 7 (1987) 104–111.

Diskussion

Huland: Vielen Dank, Herr Auberger, für dieses interessante Übersichtsreferat. Ich möchte die Diskussion mit einer sehr kritischen Bemerkung beginnen. Seit Jahren suchen ja die urologisch-onkologisch interessierten Kollegen nach nicht-invasiven bildgebenden Verfahren, um die T-Kategorie eines Blasen- oder Prostatakarzinoms präzise vor der Operation festzulegen. Dies ist bisher noch nicht gelungen. Wir waren nicht in der Lage, ein T_1- von einem T_2-Blasentumor zu differenzieren, d. h. durch bildgebende Verfahren eine wirklich wichtige Differenzierung für die Therapie zu erreichen, auch nicht zur Differenzierung eines T_2- von einem T_3-Prostatakarzinom. Neben den sehr schönen Bildern, die Sie gezeigt haben, haben Sie zwei Statistiken vorgestellt, aus denen hervorgehen soll, daß diese Differenzierung mit einer hohen Akkuratesse mit der MR-Tomographie möglich ist. Ich möchte das schlichtweg bezweifeln, und ich halte es auch von der Theorie her fast für unmöglich. Wenn man sich alle Präparate, die man als Chirurg entnimmt, unter dem Mikroskop anschaut, so sind es oft fokale kleine Infiltrationen beim Blasentumor, die über die Lamina propria hinausgehen, die einen T_1- zu einem T_2-Tumor machen. Noch häufiger ist dies beim Prostatakarzinom der Fall. Das sind fokale Infiltrationen durch die Kapsel von nur wenigen Millimetern, die aus einem T_2-Tumor einen T_3-Tumor machen. An der Apex finden Sie in 50% der Fälle bereits eine Infiltration. Byar und Mostofi haben dies schon gezeigt. Jeder, der radikale Prostatektomien durchführt, und sich die Präparate nachher anschaut, weiß dies. Es ist aus meiner Sicht, obwohl ich keine persönlichen Erfahrungen mit dieser Form der Diagnostik habe, schlichtweg unmöglich, dies mit irgendeinem bildgebenden Verfahren zu erfassen.

Ich bezweifle nicht, daß grobe Infiltrationen in Nachbarorgane im T_4-Stadium gut zu erfassen sind, wie Sie ja auf den Bildern gezeigt haben. Aber eine Differenzierung der T-Kategorie von T_2 nach T_3 oder T_1 nach T_2 beim Blasentumor oder T_2 nach T_3 beim Prostatakarzinom scheint mir doch in dieser hohen Rate, wie Sie sie gezeigt haben, schlicht unmöglich.

Auberger: Darf ich zunächst hierzu etwas klarstellen. Ich behaupte nicht, daß eine Differenzierung der Stadien T_1 und T_2 beim Blasenkarzinom möglich ist. Da können wir in keiner Weise an die von Ihnen geforderte Sicherheit der Beurteilung herankommen. Ich hatte die Arbeit von Schmidt besprochen, in der es um die Differenzierung T_{3a}/T_{3b}, also um die Organüberschreitung ging. Hier ist die Beurteilbarkeit mit der MRT sicher wesentlich höher als mit der CT, und dies sind ja doch klinisch sehr relevante Stadien. Das zweite, was ich angesprochen hatte, war die Differenzierung der Stadien T_2 und T_3, wobei uns auch klar ist, daß hier eine histologische Differenzierung im eigentlichen

Sinne nicht möglich ist. Nur, die CT war bisher überhaupt nicht in der Lage, eine Aussage über die Tiefe der Wandinfiltration zu machen. Das ist mit der MRT möglich. Wenn ich eine Aufteilung in tiefe und oberflächliche Muskelschichten vornehme, und ich sehe eine Infiltration, hinter der ich noch Muskelgewebe erkennen kann, dann spricht dies eher für ein Stadium $\leq T_3$ aus bilddiagnostischer Sicht. Ich gebe zu, das ist vielleicht eine nicht exakte klinische Trennung, aber mit der MRT sind hier doch deutliche Fortschritte gegenüber dem CT-Staging möglich. Soweit zur Blase.

Bei der Prostata müssen wir feststellen, daß weder die Sonographie noch die CT eine gute Differenzierung der klinisch wichtigen Stadien T_2 und T_3 ermöglicht. Ich behaupte nicht unbedingt, daß in einem klinischen Routinebetrieb die Zahlen, wie wir sie bei der Differenzierung T_2/T_3 gesehen haben, von 91% oder auch wie sie Biondetti in Amerika bei einem sehr großen Patientengut von 89% gezeigt hat, zu halten sind. Sie sind ja auch für die Sonographie nicht zu halten. Auch die Angaben für die Sonographie sind mit 92% sicher zu hoch. Das sind sehr selektierte Patientenkollektive. Nur eines kommt wohl klar zur Darstellung: Die MRT ist der Sonographie bei dieser Fragestellung ebenbürtig und der CT deutlich überlegen. Im Stadium T_4 ist es noch so, daß ein Teil der Kliniker eine klinische Entscheidung nach dem CT trifft. Hier kann man mit der MRT eine größere Hilfestellung leisten.

Nagel: Herr Auberger, Sie haben die 48 Fälle von Prof. Schmiedt zur Differenzierung T_2/T_3 gezeigt. Waren das radikal zystektomierte Patienten oder waren das TUR-Patienten?

Auberger: Es waren etwa zu einem Drittel radikal zystektomierte und zu zwei Dritteln TUR-Patienten.

Nagel: Ich glaube, dann kann man die Frage abhaken, denn ich halte es für irrelevant auf dieser Basis über die Differenzierungsmöglichkeiten zu reden. Ich meine, man sollte diese teuere MRT-Untersuchung unterlassen. Wenn man vor der Operation noch etwas über die Lymphknoten wissen will, vor allen Dingen im paraortalen Raum, reicht das CT völlig aus, denn in diesen Stadien ob nun T_2 oder T_3, müssen die Patienten ohnehin operiert werden, so daß man nicht noch ein MRT machen muß. Wir reden ja doch auch von Kosten in der Medizin.

Auberger: Den Punkt der klinischen Relevanz habe ich ja angesprochen. Viele dieser Mehrinformationen, die ich hier gezeigt habe, sind vielleicht vom therapeutischen her nicht relevant. Ich wollte zeigen, welche Möglichkeiten in der MRT liegen und daß hier doch eine deutlich bessere Beurteilbarkeit in vielen Bereichen gegenüber der CT vorhanden ist. Ich würde mich vom lokalen Staging, nachdem wir längere Zeit die MRT zusammen mit unserer urologischen Abteilung betreiben, auf die CT nicht mehr verlassen. Die Frage, ob ich überhaupt ein lokales Staging mit diesen bildgebenden Methoden brauche, ist natürlich eine andere. Die Sonographie ist nach wie vor eine ganz wichtige und eine vergleichsweise billige und einfache Methode, die sehr viel zeigt.

Frankenschmidt (Freiburg): Ich kann nur sehr davor warnen, daß wir Urologen derzeit das NMR für das klinische Staging beim Blasentumor verwenden. Sie sagen, Herr Auberger, daß eine erhebliche Besserung vom CT zum MRT eingetreten ist. Schauen wir Ihre Zahlen an: Sie haben beim CT 26% und bei der Arbeit von Schmiedt beim MRT 38%. Ich frage mich, wer würde sich bei der Entscheidung zu einer Zystektomie auf 38% diagnostischer Treffsicherheit im Staging verlassen? Wir haben im pathohistologischen Staging sicherlich eine Trefferquote von ca. 98%. Wenn die bildgebenden Verfahren dann einmal in ihrer Treffsicherheit über 90% liegen, dann können wir wieder darüber diskutieren.

Auberger: Ich darf Sie berichtigen: Es handelte sich hier nicht um 38 und 28%, sondern um 38 Fälle von 46 ausgewerteten Fällen und um 28 von 46 ausgewerteten Fällen. Das wären also für die MRT 82% und für die CT 60%. Ich habe bewußt keine Prozentzahlen angegeben, weil das Patientengut für eine statistische Auswertung doch etwas klein ist.

von Mutzenbecher (München): Ich meine, daß dieses von der Qualität her umwerfende Referat für den niedergelassenen Arzt nicht mehr die Frage aufwirft, wen führe ich dieser Untersuchung zu, sondern wem enthalte ich diese Untersuchung vor? Diese Frage ist meines Erachtens beinahe ethisch zu stellen, weil die Qualität doch so umwerfend geworden ist, besonders, wenn man an die Knochenmetastasen beim Prostatakarzinom denkt. Wenn ich an das Rätselraten der Szintigramme zurückdenke, dann meine ich, welchem Prostatakarzinom-Patienten – mit oder ohne Metastasen – kann man diese Untersuchung noch vorenthalten?

Huland: Ich glaube, das ist genau die Frage, die nicht gestellt werden sollte. Wenn wir hier eine neue diagnostische Methode haben, deren Stellenwert noch nicht zu definieren ist – und der kann erst definiert werden, wenn die Methode korreliert wird mit histologischen Befunden –, sollte man sie derzeit auf keinen Fall allgemein anwenden. Es bedarf einfach einer Phase der klinischen Erprobung, bevor wir wissen, wie die richtig-positive und die richtig-negative Rate, wie Spezifität und Sensitivität sind. Beim Prostatakarzinom geht der Trend ja eher weg von bildgebenden Verfahren. Möglicherweise geht er dahin, daß über Marker wie PSA in Zukunft die Indikation zur Nachuntersuchung mit bildgebenden Verfahren gestellt wird, in dem Sinne, daß erst bei starker Änderung der PSA die Indikation zum Knochen-Scan oder anderen bildgebenden Verfahren gestellt wird. Es wäre zumindest auch ein Trend zur Kostenersparnis. Ich glaube nicht, daß man die Frage schon so stellen kann: Ist es ethisch noch zu vertreten, meinem Patienten das MRT vorzuenthalten oder nicht? Ich glaube, das wäre wirklich die falsche Richtung!

Auberger: Ich möchte zum Thema „Knochenmetastasen" noch etwas sagen. Wir verfahren bei uns immer noch so, daß an erster Stelle das Szintigramm steht, denn das Szintigramm ist eine bewährte Methode. Bei jedem Verdacht auf Knochenmetastasierung ein MRT durchzuführen, hieße das Gerät weit überlasten. Wir haben in unserem Haus eine große Nachfrage von Seiten der Neurochirurgen und der Neuroradiologen nach MTR-Untersuchungen darüber hinaus gibt es zahlreiche Indikationen in anderen Bereichen, so daß man nicht jeden Patienten mit Knochenmetastasen mit der MRT untersuchen kann. Auf der anderen Seite zeigt sich bei einer im Szintigramm nachgewiesenen Knochenmetastasierung die therapeutische Relevanz, vor allem im Bereich der Wirbelsäule. Wenn ein Wirbelkörper von Metastasen befallen und das Rückenmark komprimiert ist, dann muß ich mir klar sein, falls ich den Wirbelkörper operativ ausräumen will, ob die darüber- oder darunterliegenden Wirbelkörper ebenfalls eine beginnende Metastasierung aufweisen oder ob noch eine Stabilisierung im Gesunden möglich ist. Für diese Fragen ist die MRT sehr geeignet. Gleiches gilt für die Schmerzbestrahlung der Wirbelkörper.

Altwein: Herr Auberger, Sie haben uns suggeriert, daß Sie in der Lage wären, die Stadien T_2/T_3 zu differenzieren. Ihre Effizienzberechnungen stützen sich im Grunde genommen nicht oder nur zum geringen Teil auf Operations-Präparate. Ich finde das einfach nicht korrekt und vor allem nicht fair, daß aufgrund der schönen Bilder der Eindruck hinterbleibt, daß dieses tatsächlich möglich ist. Sie können nicht differenzieren zwischen T_2 und T_3, und Sie suggerieren uns mit Zahlen Sensitivitäten von 90%, die sich eben nicht bei allen Patienten an radikalen Prostatektomie-, radikalen Zystektomie- und Lymphadenektomie-Präparaten orientieren. Sie sind eben nicht dazu in der Lage, und Sie sollten das alte Protokoll von Herrn Fuchs aus Bern vor 10 Jahren einmal nachlesen. Bei Blasenkarzinomen wurde mit dem CT ganz klar gezeigt, daß das CT nur zwischen extra- und intravesikalem Wachstum unterscheiden konnte und daß damals das CT für diese Fragestellung schon ungeeignet war. Wir hätten uns viele unnötige Untersuchungen erspart, wenn dieses mehr beachtet worden wäre. Heute nun suggerieren Sie uns genau dasselbe.

Auberger: Das Problem der operativen Sicherung ist mir vom CT her bekannt. Ich weiß, daß das ein ganz großes Problem für jedes diagnostische Verfahren ist. Nur kommen wir nicht daran vorbei, daß sich zwischen CT und MRT doch einiges getan hat und heute einiges mehr erkennbar ist als vor 10 Jahren. Das war eigentlich das, was ich Ihnen anhand der Bildbeispiele deutlich machen wollte.

Neue Kontrastmittelentwicklungen

U. Speck

Einleitung

Obwohl das Thema „Neue Kontrastmittelentwicklungen" eher die Gegenwart und Zukunft betrifft, möchte ich meinen Vortrag anläßlich des 60. Geburtsjahres der intravenösen Urographie doch mit einem kurzen Rückblick beginnen.

In der ersten Hälfte des Jahres 1929 sind hier in Berlin in der Urologischen Abteilung des St. Hedwigs-Krankenhauses die entscheidenden Arbeiten zur Einführung der Ausscheidungsurographie durchgeführt worden. Der Gastarzt Moses Swick aus den USA und Professor von Lichtenberg publizierten dann die Ergebnisse ihrer ersten klinischen Studien mit dem als „Uroselectan" bezeichneten Kontrastmittel in der Novemberausgabe der Klinischen Wochenschrift [13, 14]. Die Verträglichkeitsgrenze des Kontrastmittels wurde auf 9 g Jod für einen Menschen von 60 kg Gewicht geschätzt. Die tatsächliche Dosis ist „immer ein gut Teil unter dieser Dosis geblieben". Daß trotzdem auch nach heutigen Maßstäben akzeptable Urogramme erzielt wurden, ist unter anderem auf die ausgeprägte tubuläre Sekretion der damals verwandten, relativ toxischen Kontrastmittel zurückzuführen.

Die Abb. 1 a und b beschreiben die Entwicklung der Röntgenkontrastmittel in den folgenden 60 Jahren bis heute: Am Anfang stand die Bemühung, den Jodgehalt der Moleküle zu erhöhen. Nach nur einem Jodatom im Uroselectan folgte das Uroselectan B mit 2 Jodatomen und schließlich 1950 das erste Kontrastmittel auf Basis der seither ausschließlich eingesetzten Trijodbenzoesäure. 1953 erfolgte der für die folgenden 25 Jahre entscheidende Schritt zum Urografin, das mit geringen Variationen eine Vielzahl neuer radiologischer Indikationen erschloß. Anfang der 80er Jahre wurden dann die nichtionischen Kontrastmittel in die Urographie eingeführt und heute können wir über erste Ergebnisse aus klinischen Prüfungen mit nichtionischen hexajodierten isotonen Kontrastmitteln berichten.

Betrachtet man diese 60 Jahre Kontrastmittelgeschichte, muß die Ähnlichkeit der verwendeten Strukturen überraschen. Alle wasserlöslichen Kontrastmittel

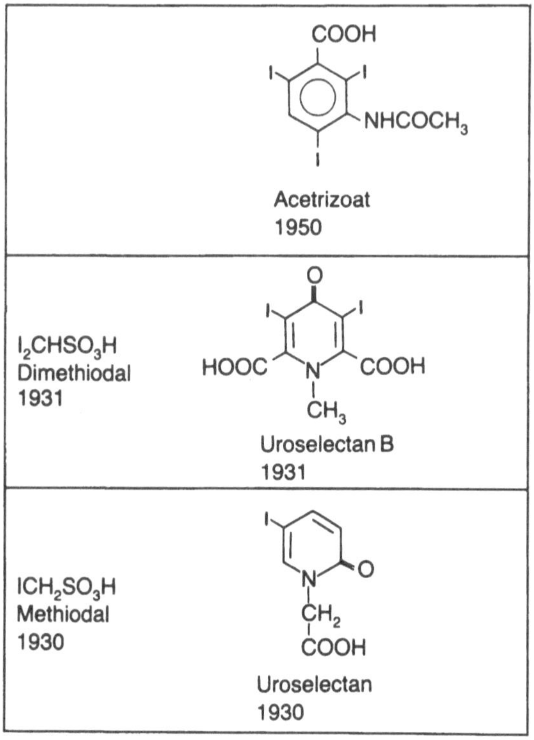

Abb. 1a Organische Röntgenkontrastmittel 1930–1950: Steigerung des Iodgehaltes

enthielten Jod als strahlenabsorbierendes Element. Alle erfolgreichen wasserlöslichen Kontrastmittel waren und sind organische Ringsysteme. In der Literatur findet sich ein einziger Bericht über die klinische Anwendung eines anderen Elementes in einem Kontrastmittel für die Ausscheidungsurographie: Der EDTA-Komplex des Blei wurde an wenigen Patienten erprobt [10]. Ansatzweise wurden sogar Urogramme erzielt, der Weg insgesamt aber wieder verlassen. Erst die Beschäftigung mit anderen schweren Elementen wie Gadolinium als wirksame Bestandteile der Kontrastmittel für die Kernspintomographie hat dazu geführt, daß verträgliche und einwandfrei ausscheidbare Komplexe hergestellt und bis zur Zulassung durch die Gesundheitsbehörden entwickelt wurden. Grundsätzlich sind solche Metallionen enthaltenden Komplexe auch als Kontrastmittel für das Röntgen geeignet, die ausgezeichnete Verträglichkeit der jodierten nichtionischen Produkte wird jedoch bei den in der Urographie üblichen Dosierungen bei weitem nicht erreicht.

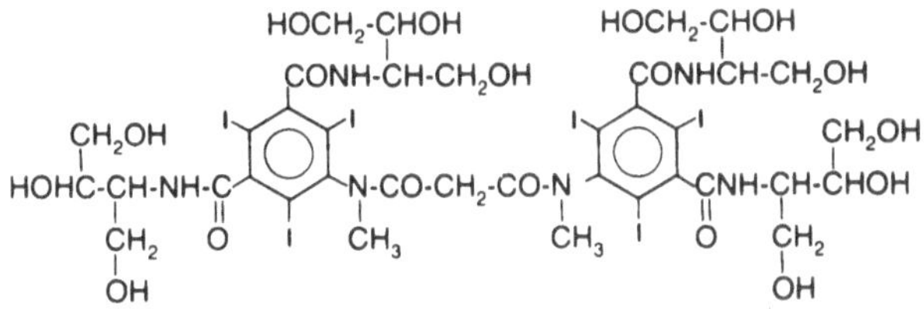

Iotrolan 1988

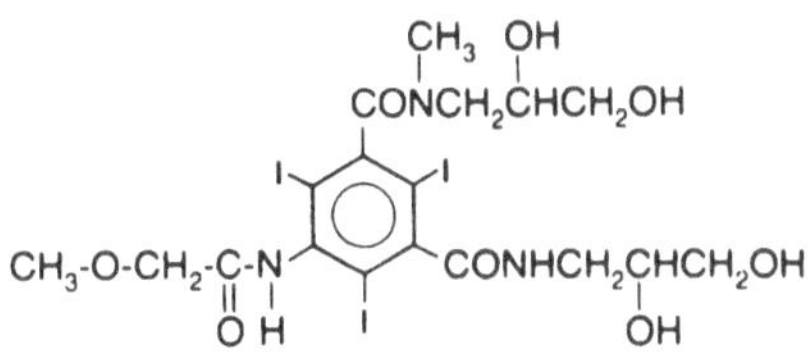

Iopromid 1985

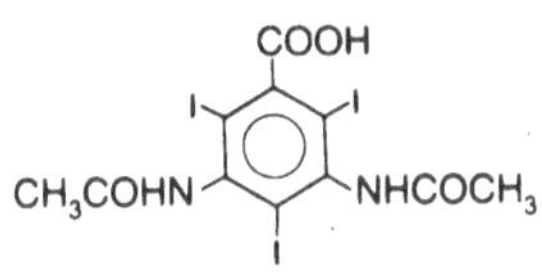

Amidotrizoesäure 1953

Abb. 1b Röntgenkontrastmittel: Verbesserung der Verträglichkeit durch Verminderung der Osmolalität und Vermeidung von Ionen

Kontrastgebung in der Urographie

Der entscheidende Faktor für die Erzielung eines befriedigenden Urogramms ist die rasche und selektive Ausscheidung des Kontrastmittels über die Nieren. Am ausgeprägtesten ist dieser Prozeß, wenn eine Substanz glomerulär filtriert und tubulär sezerniert wird, wie dies für die p-Aminohippursäure bekannt ist. Ältere Kontrastmittelsäuren wurden zusätzlich zur Filtration auch mehr oder weniger effektiv tubulär sezerniert. Es ist aber zu bedenken, daß die tubuläre Sezernierung ein aktiver Transportprozeß mit geringer Kapazität ist, der bei den jetzt gebräuchlichen höheren Dosierungen ohnehin keinen wesentlichen Beitrag zur Ausscheidung von Kontrastmitteln zu den relevanten, d. h. frühen Zeiten nach der Injektion zu leisten vermag. Tubulär sezernierte Substanzen sind darüber hinaus schlechter verträglich als die weitgehend inerten, nur passiv filtrierten Kontrastmittel.

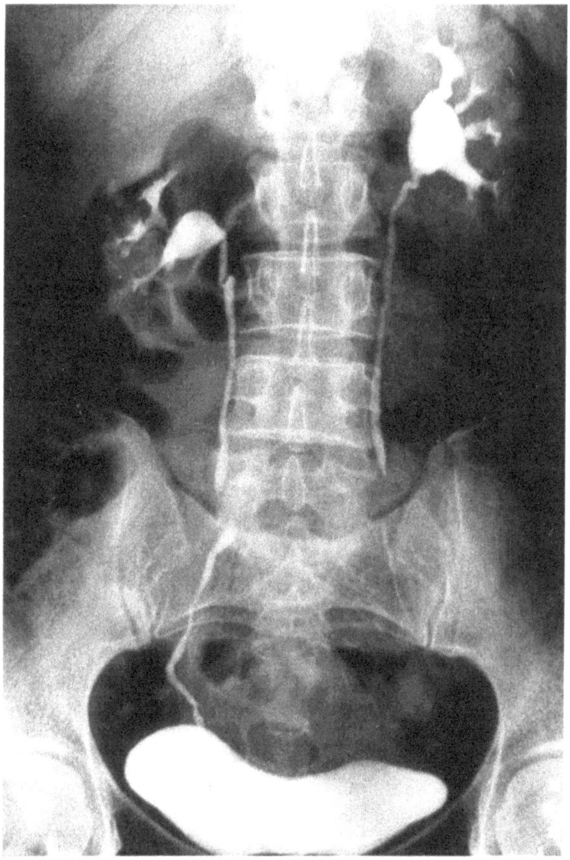

Abb. 2 Urogramm mit Isovist-280, 2 ml/kg Körpergewicht

Die neuen nichtionischen Urographica werden fast ausschließlich glomerulär filtriert, nicht oder nur wenig rückresorbiert und nur zu einem geringen Anteil mit der Galle ausgeschieden, so daß es zu 90–95% renaler Elimination kommt. Da die Halbwertzeit der Ausscheidung aber ca. 2 Stunden beträgt, werden in den wenigen Minuten der urographischen Untersuchung doch nur 5 bis höchstens 20% der Dosis genutzt. Eine rasche Injektion zur Erzielung hoher Blutspiegel ist einer guten Parenchymdarstellung und einer raschen Ausscheidung in den ersten Minuten förderlich.

Zwischen den nichtionischen Kontrastmitteln scheinen meßbare Unterschiede in der Ausscheidungsgeschwindigkeit zu bestehen. Für das erste, noch gefriergetrocknete Produkt, Metrizamid, wurde eine tubuläre Rückresorption beschrieben [3]. Auch Iopamidol scheint etwas langsamer ausgeschieden zu werden [6]; in dem für die Urographie relevanten Zeitraum bis 2 h p. inj. war die Ausscheidung und die Jodkonzentration im Harn gegenüber Iopromid um gut 10% vermindert. Dem entspricht, daß in einer Vergleichsstudie in der Urographie mit Iopromid zumindest in der Tendenz bessere Kontraste gefunden wurden [5]. Für Iohexol wird eine Ausscheidungsrate exakt entsprechend der ^{51}Cr EDTA-Clearance angegeben [8].

Ein weiterer wesentlicher Faktor für die Darstellungsqualität in der Urographie ist die osmodiuretische Wirkung der Kontrastmittel. Sie führt dazu, daß die maximal im Harn erreichbare Jodkonzentration bei den konventionellen ionischen Produkten etwa 70 mg/ml, bei den gebräuchlichen nichtionischen Kontrastmitteln 150 mg/ml bei Iotrolan, einem nichtionischen hexajodierten Produkt, bis deutlich über 200 mg/ml erreicht werden. Eine ausreichende Füllung der Harnwege vorausgesetzt, werden damit sehr intensive Kontraste erzielt (Abb. 2). Vorteile sind insbesondere bei Patienten mit eingeschränkter Nierenfunktion und Säuglingen zu erwarten.

Gerade im Hinblick auf die geringe Osmodiurese bei Verwendung nichtionischer Kontrastmittel waren sorgfältige Dosisfindungsstudien notwendig. Eine kürzlich publizierte Untersuchung bestätigt unsere Empfehlung, ca. 1 ml/kg Körpergewicht eines Produktes mit 300 mg J/ml zu verwenden. Eine Dosiserhöhung auf 1,5 ml/kg oder sogar 2 ml/kg kommt vor allem der Darstellung des Parenchyms zugute [2].

Verträglichkeit

Der wesentliche Gesichtspunkt bei der Einführung der nichtionischen Kontrastmittel in der Urographie war die bessere Verträglichkeit. Bedingt durch die elektrische Ladung der früher benutzten Kontrastmittelsäuren, die Kationen Natrium oder Meglumin und die hohe Osmolalität boten die ionischen Kontrastmittel im Vergleich zu den elektrisch neutralen, ohne Salzbildung löslichen nichtionischen Substanzen wesentlich mehr Ansatzpunkte für Interaktionen mit dem Organismus. Nichtionische Kontrastmittel wurden ursprünglich wegen ihrer stark verminderten Schmerzhaftigkeit für die Angiographie entwickelt. Es war dann aber bereits bei der Auswertung der ersten klinischen Prüfungen aufgefallen, daß auch Allgemeinreaktionen wie Übelkeit, Erbrechen, allergieartige Hauterscheinungen etc. deutlich seltener auftraten. Der Unterschied zu den ionischen Produkten war nach intravenöser Injektion besonders ausgeprägt.

Die Prüfungen zum Zwecke der Zulassung der nichtionischen Kontrastmittel durch die Gesundheitsbehörden umfaßten naturgemäß nur ca. 2000 Patienten. Daher waren Aussagen über die Häufigkeit schwerer Kontrastmittelzwischenfälle nicht zu erwarten. Da andererseits ein gleitender Übergang von den leichten Reaktionen (z. B. Blässe, Schwindel) zu den schweren (z. B. anhaltender starker Blutdruckabfall) und schwersten Nebenwirkungen besteht, ist kaum anzunehmen, daß eine verbesserte Verträglichkeit nur eine dieser unscharf abzugrenzenden Kategorien betrifft. Um dafür den Beweis zu erbringen, wurden zuerst in Deutschland, später auch in Japan und Australien umfangreiche Dokumentationen zur Verträglichkeit nichtionischer und soweit das möglich war, gleichzeitig auch ionischer Kontrastmittel erstellt [12, 4, 9]. Die Ergebnisse bestätigen unzweifelhaft die Richtigkeit der Annahme. Bereits die nichtkontrollierte erste Studie an 50.000 Patienten [12] ergab eine gleichmäßig niedrige Nebenwirkungshäufigkeit in allen Kategorien, einschließlich der als schwer klassifizierten Zwischenfälle. Die in Japan durchgeführte Studie umfaßte insgesamt 337 647 Patienten, von denen etwa die Hälfte nichtionische und die Hälfte ionische Kontrastmittel intravenös injiziert erhielten (Tab. 1a–e). Die Ergebnisse zeigen deutlich, daß die schweren und sehr schweren Reaktionen in der Gruppe, die mit nichtionischen Kontrastmitteln untersucht wurde, besonders deutlich vermindert sind. Betrachtet man in den Gruppen

Tabelle 1 Zusammenfassung von Anlage und Ergebnissen einer Dokumentation zur Verträglichkeit nichtionischer Kontrastmittel in Japan

Ionische versus Nichtionische Kontrastmittel, Japan
Offene prospektive Vergleichsstudie
Kontrastmittelapplikation ausschließlich i. v. (Urographie, CT, i. v. DSA) Zeitraum 1. 9. 86–30. 6. 88 (etwa ab der Einführung der nichtionischen Kontrastmittel) Ausgewertete Fälle: 337 647 Ionische Kontrastmittel: 169 284 Nichtionische Kontrastmittel: 168 363

Ionische versus Nichtionische Kontrastmittel, Japan	
Definition der Nebenwirkungen	
Leichte und mittlere Reaktionen	
Schwere Reaktionen:	Atemnot Plötzlicher Blutdruckabfall Herzstillstand Bewußtlosigkeit
Sehr schwere Reaktionen:	Fälle schwerer Reaktionen, die die Intervention eines Anästhesisten notwendig machten oder eine stationäre Behandlung erforderten

Ionische versus Nichtionische Kontrastmittel, Japan

Ergebnisse

	Ionische KM Fallzahl	%	Nichtionische KM Fallzahl	%
Insgesamt	169 284	100	168 363	100
Nebenwirkungen	21 428	12,7	5 276	3,1
schwer	367	0,22	70	0,04
sehr schwer	63	0,04	6	0,00
Todesfälle	1	0,00	1	0,00

Ionische versus Nichtionische Kontrastmittel, Japan

Ergebnisse

	Ionische KM Fallzahl	%	Nichtionische KM Fallzahl	%
Insgesamt	169 284	100	168 363	100
Bewußtlosigkeit	30	0,02	4	0,00

Ionische versus Nichtionische Kontrastmittel, Japan

Ergebnisse

Risikofaktoren (für schwere Reaktion)	Faktor
1. Vorhergehende Kontrastmittelreaktion	5
2. Herzerkrankung	3
3. Allergieanamnese	2

der schweren und sehr schweren Reaktionen nur die Zahl der Patienten, die das Bewußtsein verlor, so ist auch im Hinblick auf dieses einheitliche Kriterium ein sehr deutlicher Vorteil der nichtionischen Kontrastmittel erkennbar. In beiden Gruppen wurde ein Todesfall berichtet; eine Bewertung ist wegen der geringen Zahl nicht möglich.

Die Analyse im Hinblick auf Risikofaktoren ergab, daß Patienten mit einer früheren Kontrastmittelreaktion, Patienten mit kardiovaskulären Risiken und mit Allergie-Anamnese relativ am stärksten gefährdet sind. Auffällig, und bei uns bisher vielleicht zu wenig beachtet ist das Risiko bei Patienten mit Herz-Kreislauferkrankungen.

Die Schlußfolgerung aus der japanischen Studie lautet, daß nichtionische Kontrastmittel sechsmal sicherer sind als die konventionellen ionischen Produkte. Dieser Faktor stimmt gut mit Schätzungen aufgrund von Prüfungen mit geringerem Umfang überein: es war ein Faktor von 3–10 angenommen worden.

Auch in Australien ist eine entsprechende Studie durchgeführt worden [9]. Es bestand allerdings das Problem, daß zu dem Zeitpunkt, als die Studie begann, schon klare Richtlinien existierten, welche Patienten mit ionischen Kontrastmitteln nicht mehr untersucht werden dürfen. Die Ergebnisse der australischen Studie zeigen ebenfalls eine deutliche Abnahme gerade der schweren Nebenwirkungen bei Verwendung nichtionischer Kontrastmittel (Tab. 2a, b). Es wurden 2 Todesfälle bei Verwendung ionischer Kontrastmittel berichtet, die aber wiederum nicht bewertbar sind. Nach Aufteilung der Patienten in solche

Tabelle 2 Ergebnisse einer Dokumentation zur Verträglichkeit nichtionischer Kontrastmittel in Australien

Ionische versus Nichtionische Kontrastmittel, Australien

Ergebnisse

	Ionische KM Fallzahl	%	Nichtionische KM Fallzahl	%
Insgesamt	79 278	100	30 268	100
Nebenwirkungen	2 984	3,8	351	1,16
leicht	2 632	3,3	316	1,04
mittel	279	0,35	30	0,10
schwer	71	0,09	5	0,02
Todesfälle	2	0,003	0	–

Ionische versus Nichtionische Kontrastmittel, Australien

Ergebnis

Risikofaktoren	Gruppe	Nebenwirkungen (%)
Allergieanamnese	Ionisch/Risiko	10,3
Nierenfunktionsstörung		
Herzerkrankung	Ionisch/Normal	3,6
Dehydratation		
Diabetes	Nichtionisch/Risiko	1,3
Myelom		
Sichelzellenanämie	Nichtionisch/Normal	1,1
Kleinkinder		

mit und ohne Risikofaktoren für die Kontrastmittelgabe, wird festgestellt, daß es besser ist, als Risikopatient das nichtionische Kontrastmittel zu erhalten als zur Kategorie der Patienten ohne Risikofaktoren zu gehören und mit dem ionischen Kontrastmittel untersucht zu werden (Tab. 2b).

Im Gegensatz zu den eindeutigen Vorteilen nichtionischer Kontrastmittel im Hinblick auf die Allgemeinverträglichkeit gibt es bis heute keine gesicherte Aussage darüber, ob auch die Nierenverträglichkeit bei intravenöser Injektion verbessert ist. Das Risiko einer klinisch relevanten Nierenschädigung durch intravenöse Kontrastmittelgabe ist offensichtlich sehr gering, zumal kontrollierte klinische Prüfungen gezeigt haben, daß nicht jede Veränderung des Serum-Kreatinins nach der Untersuchung tatsächlich auf das Kontrastmittel zurückzuführen ist [1]. Trotzdem sollte man bei Patienten mit bereits eingeschränkter Nierenfunktion mit den nichtionischen Kontrastmitteln ebenso vorsichtig sein wie mit den älteren Produkten.

Kernspintomographie und Ultraschall

Neue Entwicklungen von Kontrastmitteln sind in den vergangenen 10 Jahren nicht auf die Röntgentechnik beschränkt geblieben. Für die Kernspintomographie wurde das Kontrastmittel Magnevist® mit dem wirksamen Bestandteil Gadolinium-DTPA entwickelt. Magnevist® hat viele Ähnlichkeiten mit den urographischen Röntgenkontrastmitteln. Es entspricht diesen in seiner Pharmakokinetik vollständig und ist daher ebenfalls geeignet, die Nieren und die Harnwege auf fast die gleiche Weise darzustellen wie Röntgenkontrastmittel in der Computertomographie [7].

Bei der breiten Anwendung der Ultraschalltechnik könnten auch Kontrastmittel für dieses Verfahren Interesse finden. Aus physikalischen Gründen sind stabilisierte, äußerst feine Gasbläschen am besten geeignet. Leider können solche partikelförmigen Kontrastmittel nicht über die Nieren ausgeschieden werden, so daß für die Harnwege nur der retrograde Zugang bleibt [11]. Weitere Ultraschall-Kontrastmittel, für die gerade erst klinische Prüfungen begonnen haben, können vor allem in Verbindung mit der Dopplertechnik die Blutgefäße der Nieren und die Nierenperfusion sichtbar machen.

Zusammenfassung

Die wesentlichste Entwicklung auf dem Gebiet „Kontrastmittel für die Urologie“ war die Einführung der heute gebräuchlichen nichtionischen Produkte und der Nachweis deren deutlich verbesserter Sicherheit. Das Blut-isotone, ebenfalls nichtionische hexajodierte Iotrolan könnte diese Entwicklungsrichtung abschließen. Kontrastmittel für die Kernspintomographie und vor allem den Ultraschall ergänzen die technische Entwicklung der bildgebenden Diagnostik.

Literatur

[1] Cramer, B. C., P. S. Parfrey, A. T. Hutchinson et al.: Renal function following infusion of radiologic contrast material. A prospective controlled study. Arch. Intern. Med. *145* (1985) 87–89.

[2] Dominik, R., R. Keysser, V. Taenzer: Iopromide dosage and urographic image quality: Is there an optimal dose? In: V. Taenzer, S.Wende (Hrsg.): Recent Developments in Nonionic Contrast Media, Fortschr. Röntgenstr. Suppl. *128* (1989) 111–115.

[3] Golman, K., T. Almen, T. Denneberg, B. Nosslin: Metrizamide in urography II. A comparison of ^{51}Cr-EDTA clearance and metrizamide clearance in man. Invest. Radiol. *12* (1977) 353–356.

[4] Katayama, H., K. Yamaguchi, T. Takashima et al.: Adverse reactions to contrast media: Ionic CM versus non-ionic CM/Poster, RSNA Chicago 27. Nov.–2. Dec. 1988.

[5] Kennedy, C., D. Rickards, S. Lee et al.: A double-blind study comparing the efficiency, tolerance and renal effects of iopromide and iopamidol. Br. J. Radiol. *61* (1988) 724: 288–293.

[6] Mützel, W., M. Langer, R. Keysser: Renal excretion of iopromide and iopamidol after intravenous administration in digital subtraction angiography. In: V. Taenzer, S. Wende (Hrsg.): Recent Developments in Nonionic Contrast Media. Fortschr. Röntgenstr. Suppl. *128* (1989) 101–104.

[7] Niendorf, H. P.: Gadolinium-DTPA: Ein neuartiges Kontrastmittel für die bildgebende Protonenkernspintomographie. Jahrbuch der Radiologie (1986) 255–264.

[8] Olsson, B., A. Aulie, K. Sveen, E. Andrew: Human pharmacokinetics of iohexol – a new nonionic contrast medium. Invest. Radiol. *18* (1983) 177–182.

[9] Palmer, F. J.: The RACR survey of intravenous contrast media reactions. Final report. Australas. Radiol. *32* (1988) 426–428.

[10] Sapeika, N.: Radiographic use of lead E. D. T. A. in man. Br. Med. J. *2* (1955) 167–169.

[11] Schlief, R.: Echovist: physikalisch-pharmakologische Eigenschaften, Ergebnisse klinischer Prüfungen und Anwendungspotential eines neuartigen Ultraschall-Kontrastmittels. Jahrbuch der Radiologie (1988) 163–170.

[12] Schrott, K. M., B. Behrends, W. Clauß et al.: Iohexol in der Ausscheidungsurographie. Fortschr. Med. (1986) 153–156.

[13] Swick, M.: Darstellung der Niere und Harnwege im Röntgenbild durch intravenöse Einbringung eines neuen Kontraststoffes, des Uroselectans. Klin. Wochenschr. *8* (1929) 2087–2089.

[14] Von Lichtenberg, A., M. Swick: Klinische Prüfung des Uroselectans. Klin. Wochenschr. *8* (1929) 2089–2091.

Diskussion

Czaja: Vielen Dank, Herr Speck, für die gute Übersicht, vor allem aber auch für die kritischen Anmerkungen zu den nichtionischen Kontrastmitteln (KM). Es hat ja immer wieder Probleme gegeben, weil sie möglicherweise überbewertet wurden, und deshalb war dies eine sehr gute Stellungnahme, die uns in der Praxis sicherlich weiterhilft.

Reinicke: Man hört immer noch das Argument mit der Jodallergie. Können wir das vergessen, Herr Speck, wenn ein Patient sagt, er habe eine Jodallergie, muß ich dann vorsichtiger sein?

Speck: Eine Jodallergie ist in unserem Sinne eine ganz normale Allergie. Ein Patient, der Ihnen sagt, er habe eine Jodallergie, ist nicht anders zu behandeln als ein Patient, der Ihnen sagt, er habe eine Erdbeerallergie oder eine Allergie gegen Primeln. Die Tatsache, daß wir auch Jod in den Röntgenkontrastmitteln (RKM) haben, hat damit nichts zu tun, weil das als freies Jod gar nicht erkennbar ist.

Reinicke: Dazu habe ich auch noch eine Frage. Was ist mit den Patienten mit einer Hyperthyreose?

Speck: Es gilt das gleiche, was ich für die Nierenverträglichkeit gesagt habe: kein Unterschied zu den ionischen KM. Sie müssen bei Patienten mit Hyperthyreose mit den nichtionischen KM genauso vorsichtig sein wie vorher.

Reinicke: Ist da in der Zukunft eine Verbesserung zu erwarten in dem Sinne, daß man für diese Patienten ein KM finden wird, das man dann gefahrlos anwenden kann?

Speck: In der Kürze der Zeit konnte ich dies hier nicht ausführen. Es ist nicht völlig abwegig anzunehmen, daß urographische KM auf Basis von Metallionen zu entwickeln und genauso sicher anzuwenden sind wie die heute gebräuchlichen nichtionischen KM oder wie das Magnevist für die Kernspintomographie. Solche jodfreien KM würden dann natürlich keinerlei Probleme verursachen.

Reinicke: Noch eine Frage zu niereninsuffizienten Diabetikern: Muß man diese Patienten heute generell von KM-Untersuchungen ausnehmen und ab welchem Kreatininwert?

Speck: Generell von KM-Untersuchungen ausnehmen würde ich diese Patienten nicht. Wir arbeiten ja in der Urographie normalerweise mit sehr bescheidenen Dosierungen. Ich hatte auf Untersuchungen zur Ausscheidungsgeschwindigkeit der KM hingewiesen, in denen z. B. bei der intravenösen DSA der einzelne Patient im Schnitt 170 ml einer 370er-Lösung injiziert bekommen hatte. Bei solchen hochdosierten Anwendungen, wie sie in der DSA, zum Teil in der Kardioangiographie oder auch einmal beim CT vorkommen, sind deutliche Warnhinweise notwendig. In der Urographie würde ich bei den verhältnismäßig mäßigen Dosierungen, die Sie verwenden, das nicht so kritisch sehen. Es ist ganz klar, daß es besser ist, wenn Sie auch auf andere Weise zu Ihrer Diagnose kommen könnten.

Reinicke: Es gibt doch jetzt neuere Literatur, die aussagt, daß bei niereninsuffizienten Diabetikern mit einer erheblichen Verschlechterung der Nierenfunktion zu rechnen sei.

Speck: Das ist alles ein statistisches Problem. Das Risiko für die niereninsuffizienten Diabetiker ist eindeutig höher als für den Normalpatienten. Es ist nun aber nicht so, daß jeder niereninsuffiziente Diabetiker bei den Dosierungen, die Sie verwenden, eine meßbare Verschlechterung der Nierenfunktion erleidet.

Czaja: Aber es ist ja so, daß die Nephrologen darauf hinweisen, daß jede Verabreichung von KM auch zu einer Nierenschädigung führen kann und es darum durchaus wertvoll sei, schon ein bis zwei Wochen nach einem Urogramm die Nierenwerte zu prüfen.

Speck: Ich bin bestimmt nicht derjenige, der hier zu leichtfertigem Handeln auffordert. Man muß aber auch sehr sorgfältig solche Aussagen prüfen. Es hat eine Studie gegeben, in der Patienten nach CT mit Kontrastmittel bezüglich der Nierenfunktion untersucht worden sind ebenso wie Patienten, die kein KM bekommen haben. Diejenigen, die kein KM bekommen haben, hatten genauso erhebliche Verschlechterung der Nierenfunktion wie die, die KM bekommen haben. Das, was in dieser Studie beobachtet worden ist, war einfach die normale Inzidenz von Nierenfunktionsschwankungen in einer bestimmten Bevölkerungsgruppe. Die meisten Studien enthalten ja keine solche Kontrollgruppe, so daß es auch immer wieder zu Überbewertungen von Risiken kommt.

Engelmann: Ich habe noch eine Frage zu der japanischen und der australischen Studie, die Sie angeführt haben. Ist da die arterielle Gabe des KM eingeschlossen gewesen?

Speck: Nein, in beiden Fällen nicht.

Engelmann: Es handelte sich also lediglich um i. v. Gaben?

Speck: Ja, allerdings handelte es sich nicht nur um Urographien, sondern auch um CT oder i. v. DSA.

Engelmann: So daß trotz der unterschiedlichen Indikationen diese Zahlen – da es sich um reine i. v. Gaben handelt – doch für uns Urologen relevant sind.

Speck: Sie sind relevant.

Köttgen (Köln): Ich möchte für die niedergelassenen Ärzte die Firma Schering folgendes fragen: Die Diskussion „Einsatz von ionischen und nichtionischen KM" ist wohl in weiten Bereichen geglättet. Aber, wann ist es soweit, daß die Indikation für den Einsatz der ionischen Kontrastmittel für die Urographie, nicht mehr auf dem Beipackzettel steht? Dann wäre es für uns einfacher. Denn solange die Firma das ionische KM noch für die Urographie anbietet, gibt es natürlich auch immer noch die Diskussion, was man nun nehmen sollte. Für uns wäre es viel einfacher, wenn es hieße, daß ionische KM nur noch für die retrograde Pyelographie, das MCU oder UCG Verwendung finden sollten, aber für das Ausscheidungsurogramm nur noch nichtionische KM. Damit wäre sicher ein für allemal jede Diskussion erledigt.

Speck: Die Frage ist berechtigt. Der Forscher hätte Ihnen diese Frage schon vor 10 Jahren mit einem klaren „Ja" in dem Sinne beantwortet, daß die nichtionischen KM zu bevorzugen sind. Hätten wir die Indikation damals für die ionischen KM gestrichen, dann hätten Sie gar kein KM mehr gehabt. Die Marktpenetration ist natürlich sukzessive in einzelnen Ländern unterschiedlich, und ich würde Herrn Barella gern bitten, dazu Stellung zu nehmen, weil er derjenige ist, der für das, was hier tatsächlich von der Firma getan wird, verantwortlich zeichnet.

Barella: Sie wissen vielleicht, daß seit Dezember 1986 ein Stufenplan-Verfahren seitens des BGA zur Frage des Einsatzes ionischer/nichtionischer KM läuft. Wir müssen und wollen dieses Stufenplan-Verfahren abwarten und nicht in die Bewertung vorzeitig eingreifen. Insofern sind uns ein wenig die Hände gebunden. Das Stufenplan-Verfahren läuft schon relativ lange, wie ich andeutete. Wir haben noch keine Hinweise dafür, daß es nun zu einem kurzfristigen Abschluß in der Bewertung kommt. Wir sind aber an das Verfahren gebunden und müssen uns erst einmal zurückhalten.

Czaja: Wir hören die gute Absicht. Da aber noch nichts entschieden ist, werden wir uns wohl weiter ärgern und gegen das BGA kämpfen müssen, aus dem es hin und wieder Informationen gibt, daß nur in Ausnahmefällen nichtionische KM gegeben werden sollten. Wir werden uns deshalb natürlich auch mit unseren Krankenversicherungen weiter herumärgern müssen. Da gibt es leider sehr unangenehme Verfahren.

Speck: Man muß allerdings sagen, daß Ihnen der Rücken erheblich gestärkt worden ist durch die Publikationen dieser beiden Studien, die ich angeführt habe und die erst vor wenigen Monaten abgeschlossen wurden. Die Studien, die wir hier in Deutschland 1983 durchführten, hatten kein Vergleichspräparat.

Sowohl in der japanischen als auch in der australischen Studie wurden nichtionische mit ionischen Kontrastmitteln verglichen. Wir haben jetzt drei unabhängige, sehr große Studien vorliegen, die alle exakt dasselbe zeigen. Damit möchte ich sagen, daß jemand schon böswillig sein muß, wenn er diese Fakten nicht akzeptieren will.

Czaja: Dennoch hat das BGA im Dezember 1988 eine entsprechende Notiz gebracht, die uns wiederum sehr viel Sorgen bereitet hat.

Speck: Das war gerade kurz bevor diese Studien bekannt wurden.

II Die endokrine Therapie des fortgeschrittenen Prostatakarzinoms

Androgenrezeptoren und prätherapeutische Testosteronwerte: ein prognostischer Parameter des Prostatakarzinoms?

K. H. Kurth

Einleitung

Steroid- und Peptidhormone, Wachstumsfaktoren und Transportproteine tragen entscheidend zum Tumorwachstum bei. Eine essentielle Voraussetzung für deren Wirkung in den Zielzellen sind funktionell intakte Rezeptoren. Membranständige Rezeptoren erkennen z. B. Peptidhormone, Wachstumsfaktoren und Transportproteine. Steroidhormone werden an zytosolisch-nukleäre Rezeptoren gebunden, sie sind von Bedeutung bei der Differenzierung und Entdifferenzierung normaler und tumoröser Zellen. Rezeptoren für Östrogene, Gestagene, Glukocorticoide, Androgene und Mineralocorticoide wurden mittels physikalischer und biochemischer Techniken charakterisiert [37]. Es sind Polypeptide, die aus multiplen Units bestehen. Nach Bindung an ihr spezifisches Steroidmolekül verändert sich ihr Reaktionsverhalten. Gewebe ohne Rezeptoren für spezifische Steroide reagieren nicht auf deren Zufuhr. Andererseits besagt die Anwesenheit von Rezeptoren nicht in jedem Fall, daß das Gewebe auf Steroide reagiert. Der Gehalt an Rezeptorprotein in einer Zelle wird beeinflußt vom hormonalen Milieu. So erscheint z. B. die Anwesenheit von Progesteronrezeptoren abhängig von der gleichzeitigen Anwesenheit von Östrogenrezeptoren [33]. Der Gehalt der Progesteronrezeptoren kann durch Zufuhr von Östrogenen gesteigert werden. Die Bestimmung des Rezeptorgehalts einer Zelle für spezifische Steroidhormone wurde klinisch relevant mit der Entdeckung, daß die Konzentration der Rezeptoren im Mammakarzinom eine Aussage über deren Remissionswahrscheinlichkeit unter hormonaler Therapie erlaubt [36, 12].

Die Bestimmung des Rezeptorstatus erfolgte bei Patienten mit einem Prostatakarzinom unter der Annahme, daß, ähnlich wie beim Mammakarzinom, rezeptorreiche Tumoren differenzierter sind und in Zusammensetzung, Biologie und Aufbau der normalen Prostata ähneln. Andererseits könnten rezeptorarme Tumorzellen zu jenen gehören, die die geringste Ähnlichkeit mit normalem Prostatagewebe zeigen [32].

Die hormonelle Therapie des Prostatakarzinoms führt bei etwa 80% der behandelten Patienten kurzfristig zur Wachstumsverzögerung oder gar zur kompletten Remission des Tumors [34]. Jedoch 10% der Patienten leben kürzer als 6 Monate, 10% länger als 10 Jahre und die Hälfte aller Patienten mit Metastasen bei Diagnosestellung unter 3 Jahren [9]. Bei nachgewiesener Progression unter hormoneller Therapie überlebt die Hälfte aller Patienten nicht die folgenden 8 Monate [43]. 20 bis 30% aller Patienten sind bereits initial refraktär gegenüber einer Hormontherapie. Es ist daher verständlich, daß nach Möglichkeiten gesucht wurde und wird, jene Patienten zu erkennen, die von einer hormonellen Therapie profitieren, bevor diese verabreicht wird. Angesichts derzeit noch fehlender Möglichkeiten zur alternativen Behandlung mag diese Überlegung von theoretischer Bedeutung sein. Spätestens jedoch mit der Identifizierung lebensverlängernder zytostatischer Behandlung wird die Unterscheidung einleuchtend.

Struktur und Wirkung des Androgenrezeptors

Die Strukturaufklärung des Androgenrezeptors erfolgte erst kürzlich. Nach Brinkmann [14] ist der Androgenrezeptor ein monomeres Protein mit einem Molekulargewicht von 100 – 110 kDa. Die Steroid-bindende Domäne ist begrenzt auf eine 30 kDa Region, die DNA-Bindungsdomäne besitzt eine Größe von ca. 10 kDa. Aufgrund der Sequenzhomologien mit anderen Steroidrezeptoren konnte auf molekularbiologischem Weg die cDNA isoliert werden, die für den größeren Teil des Androgenrezeptors kodiert. Die cDNA kodiert ein Protein mit einer berechneten Molmasse von 81,5 kDa. Unabhängig voneinander klärten zwei weitere Arbeitsgruppen die Rezeptorstruktur auf [17, 28].

Abbildung 1 (nach Voigt und Krieg [39]) gibt eine schematische Darstellung von Androgenstoffwechsel und Androgenbindung in der Targetzelle. Auf der einen Seite ist die enzymatisch gesteuerte Interkonversion der Androgene und auf der anderen Seite die Rezeptor-Steroid Interaktion aufgezeichnet. Dihydrotestosteron weist die höchste Affinität zum Rezeptormolekül auf, Testosteron besitzt eine um eine Zehnerpotenz geringere Affinität, die aus dem Dihydrotestosteron gebildeten 3-α und 3-β-Diole werden von dem Rezeptor praktisch nicht mehr erkannt [39].

Das Rezeptorprotein bindet das Dihydrotestosteron im Zytoplasma der Targetzelle. Durch die Bindung an seinen Liganden wird der Androgenrezeptor-Komplex aktiviert und in den Zellkern transloziert. Im Kern erfolgt seine Bindung an das Chromatin des Kerns. Die nukleäre Translokation des Androgenrezeptorkomplexes ist von entscheidender Bedeutung für die Andro-

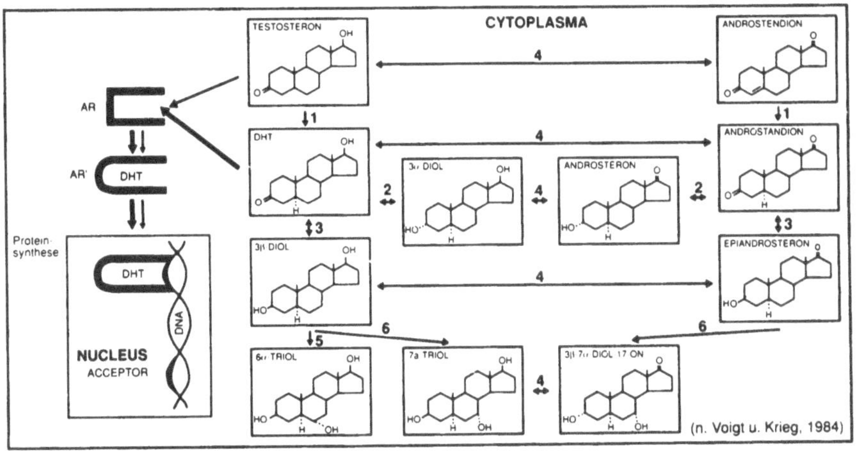

Abb. 1 Schematische Darstellung von Androgenstoffwechsel und -bindung in der Targetzelle
AR = Androgenrezeptor
AR′ = aktivierter Androgenrezeptor
weitere Erklärungen s. Text

genwirkung [15]. Interaktion mit Zell-DNS führt zur Transskription spezifischer Boten-RNS, die an dem im Zytosol gelegenen Syntheseort die Produktion spezifischer Proteine bewirkt. Antiandrogene, wie sie zur Therapie des Prostatakarzinoms eingesetzt werden, inhibieren die Translokation des Rezeptorkomplexes in den Zellkern [16].

Androgenrezeptor Assay

In den letzten zehn Jahren wurden die Methoden zum Nachweis des Androgenrezeptors im Prostatakarzinomgewebe stets weiter verbessert. Auf die Notwendigkeit zu dieser Weiterentwicklung soll hier kurz eingegangen werden (Tabelle 1).

Dihydrotestosteron, der intrazelluläre Metabolit des Testosteron, ist der bevorzugte natürliche Ligand des prostatischen Androgenrezeptors. Androgenrezeptoren lassen sich bestimmen auf Grund ihrer Fähigkeit, radioaktiv markierte Androgenliganden mit hoher Affinität zu binden (Abb. 2). Die Wahl des Androgenliganden ist von großer Wichtigkeit für die Bestimmung des

Tabelle 1 Prostatakarzinom – Androgenrezeptor

Methodische Probleme der AR-Bestimmung
• Fraktionierung zytoplasmatischer und nukleärer Komponenten
• Mikroassay (< 100 mg) vs. Standardassay (> 200 mg)
• Verlust der Rezeptoraktivität (Assay ohne Molybdän und Phenylmethylsulfonylfluoride)
• Unterscheidung der KCL-extrahierbaren und an Matrix assoziierten Kernrezeptoren
• Nachweis des Rezeptors in der einzelnen Tumorzelle – Audioradiographie
• Entwicklung von monoklonalen Antikörpern gegen AR

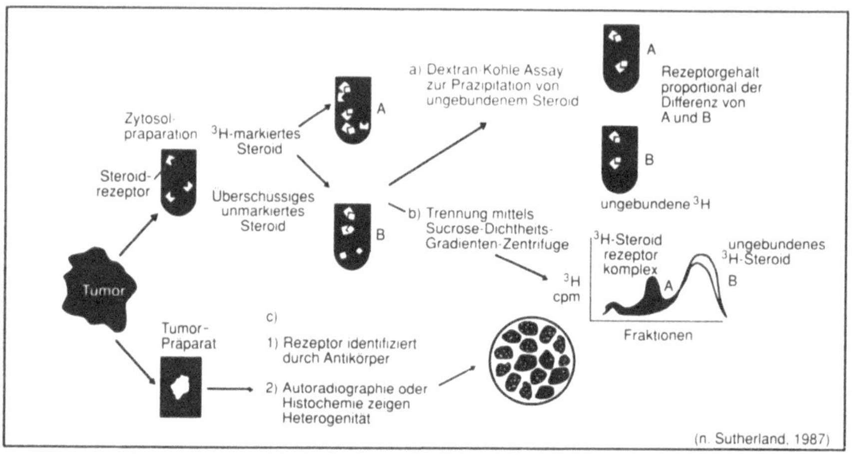

Abb. 2 Prinzip der Steroidrezeptorbestimmung: Zum Nachweis und zur quantitativen Bestimmung des Steroidrezeptorgehaltes in Tumoren werden verschiedene Methoden angewendet. Sie basieren auf der Zufügung einer bekannten Menge von ^{3}H-markierten Steroiden mit/ohne im Überschuß verabreichten, nicht markiertem Steroid.
a) Im Dextran-Kohle Assay werden nicht an Rezeptor gebundenen Steroide absorbiert. Der Rezeptorgehalt wird aus der Differenz der 3H-Werte in Probe A und B bestimmt.
b) Gebundenes und ungebundenes Steroid werden durch Sucrose-Dichtheitsgradient voneinander getrennt (oder durch Gel-Exklusion, Chromatographie oder Gel-Elektrophorese).
c) Histochemische oder autoradiographische Methoden bedienen sich spezifischer Antisera (meist monoklonale AK) die sich an den Rezeptor in der Gewebsprobe binden. Zufügung eines zweiten radio- oder fluoreszenzmarkierten AK gerichtet gegen den ersten (anti-AK) macht den Rezeptor sichtbar und zeigt seine heterogene Verteilung.

Androgen-Rezeptorgehaltes. Der synthetische Ligand R1881 (Methyltrienolon), eingeführt von Bonne und Raynaud [11], erfüllt die gewünschten Bedingungen. Dieses Steroid weist eine hohe Affinität zum Androgenrezeptor auf und ist resistent gegenüber dem Androgenstoffwechsel. Darüber hinaus besitzt es kaum Affinität zum SHBG (sexhormone-binding globulin). Die Bindung an Progesteronrezeptoren kann durch Zufügung von Triamcinolon-Acetonid im 500fachen Überschuß eliminiert werden.

Der hohe endogene Gehalt an Testosteron im Prostatagewebe führt zur Bindung des Steroids an eine große Zahl zytoplasmatischer und nukleärer Androgenrezeptoren [22]. Die quantitative Bestimmung der Androgenrezeptoren erfordert einen völligen Austausch des Rezeptors durch einen im Überschuß zugeführten markierten Liganden. Zum schnellen Austausch der Liganden wurde ein Kurzzeittest entwickelt. Die Gefahr der Degradation des Rezeptorproteins wurde damit vermindert. Bei dieser Methode bedient man sich der teilweisen Denaturation der Androgenrezeptoren, die zum Freiwerden der endogenen Steroide führt, und der anschließenden Renaturation des Rezeptors. Das gesamte Verfahren kann innerhalb einer Stunde bei 0° Celsius durchgeführt werden. Hiermit lassen sich sowohl zytosole und nukleäre Androgenrezeptoren quantitativ bestimmen. Neben den zytosolen und durch Salz (KCl) extrahierbaren Androgenrezeptoren im Kern kommt vermutlich den an die Matrix gebundenen (und nicht durch Salz extrahierbaren) Androgenrezeptoren eine besondere Bedeutung zu. Barrack und Coffey [3] unterstrichen, daß sich der Gehalt an Matrix-assoziierten Kernrezeptoren im Tierexperiment unter hormoneller Manipulation ändert. Beide Typen der Kernrezeptoren sind daher vermutlich von Bedeutung für die hormonelle Abhängigkeit normaler und neoplastischer Tumorzellen.

Im Gegensatz zum Mammakarzinom, bei dem ausreichende Gewebsmengen zur Rezeptorbestimmung zur Verfügung stehen, erfolgt diese Untersuchung beim Prostatakarzinom im allgemeinen an einem bioptischen Präparat. Blankenstein et al. [10] sowie Barrack et al. [4] zeigten jedoch, daß eine akkurate und reproduzierbare Bestimmung der Androgenrezeptorbindung mit Gewebsmengen unter 1 g möglich ist (25–500 mg).

Gehalt der Androgenrezeptoren im Prostatakarzinom als prognostischer Parameter bei hormonell behandelten Patienten

Auf die analoge Fragestellung zur Hormonempfindlichkeit des Mammakarzinoms wurde bereits eingegangen. Beim Prostatakarzinom ist die Beantwortung schwieriger, wenn überhaupt möglich mittels Rezeptorbestimmung. Dies dürfte u. a. daran liegen, daß im normalen Mammagewebe niedrige Konzentrationen von Rezeptorkomplexen gemessen werden, im normalen Prostatagewebe hingegen hohe Werte der Androgenrezeptorkomplexe [38]. Bis auf den heutigen Tag finden sich in der Literatur befürwortende und ablehnende

Tabelle 2 Bestimmung des Androgenrezeptor-Gehalts im Prostatakarzinom: Prognostischer Index

Ja	AR-Fraktion	Nein	AR-Fraktion
Ekman, 1979 [20]	C – AR	Wagner, 1978 [41]	C – AR
Mobbs, 1979 [30]	C – AR	De Voogt, 1980 [40]	C – AR
Concolino, 1980 [18]	C – AR	Bashirelahi, 1980 [7]	C – AR
Trachtenberg, 1982 [38]	N – AR	Pfitzenmaier, 1980 [31]	C – AR
Gonor, 1984 [23]	C, N, NM – AR	Gorelic, 1987 [24]	C, N – AR
Fentie, 1986 [21]	C, N, T – AR	Van Aubel, 1988 [1]	N – AR
Barrack, 1987 [5]	C, N, NM – AR		
Bedingt brauchbar			
Voigt und Krieg, 1984 [39]			
Bartsch, 1987 [6]			
Martin, 1987 [29]			

C – AR = Zytosolfraktion N – AR = Kernfraktion
T – AR = totale zelluläre AR NM – AR = matrixassoziierte N – AR

Meinungen zum Voraussagewert des Androgenrezeptorgehaltes im Prostatakarzinom. Es ist strittig, in Abhängigkeit vom Rezeptorgehalt im Karzinom, über die Empfindlichkeit eines individuellen Patienten gegenüber hormoneller Manipulation Schlüsse zu ziehen (Tabelle 2).

Bisher hat keine Arbeitsgruppe ihre Behandlung abhängig gemacht vom Rezeptorgehalt. Denn Patienten mit niedrigem Androgenrezeptorgehalt und Metastasen bei Diagnosestellung wurden nicht initial kombiniert hormonell und zytostatisch behandelt oder vice versa Patienten mit hohem Rezeptorgehalt lediglich hormonell. Der Wert des Androgenrezeptorgehaltes wurde retrospektiv analysiert, das heißt, nachdem alle Patienten hormonell behandelt wurden, erfolgte die Analyse der „time to progression" oder des Überlebens in Abhängigkeit vom Androgenrezeptorgehalt.

„Time to progression" ist vermutlich, soweit Patienten bis zu diesem Zeitpunkt uniform behandelt wurden, ein besserer Endpunkt zur Analyse eines möglichen prognostischen Wertes des Androgenrezeptorgehaltes als Überlebensdauer. Während allgemein akzeptiert ist, daß Patienten der Kategorie M_1 hormonell behandelt werden, besteht bisher kein einheitliches Konzept zur Therapie von Patienten mit Progression unter hormoneller Therapie [1].

Mit der Einführung von Antiandrogenen zur Behandlung des metastasierten Prostatakarzinoms, lag der Gedanke nahe, jene Patienten zu identifizieren, die auf eine solche Therapie ansprechen. Dieser Vorschlag wurde 1975 von Walsh gemacht [42]. Ekman [20] glaubte, einen Zusammenhang zwischen dem

Rezeptorgehalt und der Empfindlichkeit auf Hormonbehandlung herstellen zu können. Ähnliche Feststellungen anderer Autoren folgten [18, 13, 23, 21]. Trachtenberg und Mitarbeiter [38] unterstrichen, daß nur die quantitative Bestimmung der Kernrezeptoren (mit einem „cut-off-point“ von 110 fmol/mg DNA) eine Diskriminierung zwischen Patienten mit guter und schlechter Prognose erlaubte, während Zytosolrezeptoren bei Patienten mit kurzer oder langer Responsdauer überlappten. Ekman [20] im Gegensatz zu einer früheren Publikation [19] und Gonor [23] maßen ebenfalls dem Zytosolrezeptor keine prognostische Bedeutung bei.

Tabelle 2 gibt die verteilte Meinung über den Wert der Bestimmung des Androgenrezeptorgehaltes im Prostatakarzinom und seine Verwendung als prognostischen Index wieder. Gegner und Befürworter bestimmten jeweils die Fraktion der Androgenrezeptoren, der eine prognostische Bedeutung zukommen sollte:

Zytosolfraktion, Salz-extrahierbare Kernfraktion, an Matrix gebundene nicht durch KCL extrahierbare Kernfraktion und den totalen zellulären Androgenrezeptorgehalt. Schrittweise Verbesserungen im methodischen Bereich während des letzten Jahrzehntes und die Möglichkeit der Bestimmung einzelner Fraktionen stimmten optimistisch, jetzt den Zugang zum prognostischen Index gefunden zu haben. Dies gilt für die viel diskutierte erste Publikation von Trachtenberg und Walsh [38], in der der Gehalt der Rezeptoren in der Kernfraktion der Responsdauer korreliert wurde. Buttyan und Olsson [15] hielten eine Assay, der die funktionellen nukleären Rezeptoren eines Tumors mißt, für überlegen, falls die nukleäre Matrix die Domäne der androgenen Aktivierung der genetischen Expression darstellt. Hoher Gehalt des nukleären KCI-resistenten Androgenrezeptors sollte in diesem Fall eine bessere Voraussage der Hormonempfindlichkeit des Prostatakarzinoms erlauben. Erste Bestimmungen dieser Salz-resistenten Kernfraktion erfolgten 1983 durch die Arbeitsgruppe um Walsh [4].

Die Arbeitsgruppe um Blain [23] bestätigte den vermuteten Zusammenhang, schränkte jedoch in einer späteren Publikation [21] den prognostischen Wert des matrixgebundenen Rezeptors wieder ein. Bei Zugrundelegen von Grenzwerten für Rezeptoren im Zytoplasma (</> 500 fmol/g Gewebe), für KCl-extrahierbare Androgenkernrezeptoren (</> 75), für matrixgebundene Androgenrezeptoren (</> 150), für die gesamte Kernfraktion (</> 200) und für den gesamten zellulären Androgenrezeptor (</> 1000) hatten lediglich die Zytosolfraktion, die nukleäre KCl-extrahierbare Funktion und der totale zelluläre Rezeptorgehalt eine diskriminierende Bedeutung für Kurz- oder Langzeitüberleben nach Therapie.

Allen bisher publizierten Arbeiten und Aussagen ist gemeinsam, daß sie auf der Analyse relativ kleiner Patientenpopulationen basieren (16 – 37 Patienten).

Dieser Umstand und seine Bedeutung für die – eingeschränkte – Relevanz der gezogenen Schlußfolgerung wird gewürdigt. Es wird auf die Notwendigkeit hingewiesen, die in kleinen Kollektiven erarbeitenden Daten an größeren Patientenzahlen zu evaluieren, um den Wert der Bestimmung des Gehalts der Anrogenrezeptoren als prognostischen Index zu ermitteln. Die Arbeitsgruppe um Schröder [1], die derzeit keinen Platz zur Verwendung eines biochemischen Assays zur Rezeptorbestimmung für die Ermittlung des vermutlichen Wertes der nukleären Androgenrezeptor sieht, bestreitet nicht die Möglichkeit, daß Androgenrezeptoren sehr wohl einen Voraussagewert hinsichtlich der Responsdauer besitzen, wenn sie auf andere als die bisher übliche Weise bestimmt werden. Sie verweisen auf die Möglichkeit der Autoradiographie [8] und der immunzytochemischen Bestimmung der Androgenrezeptoren in Analogie zur immun-histochemischen Östrogenrezeptorbestimmung [35]. Solange jedoch keine monoklonalen Antikörper gegen die humanen Androgenrezeptoren zur Verfügung stehen, ersetzt das Prinzip Hoffnung neue Einsichten. Vorsichtiger Optimismus ist gerechtfertigt. Nach der Strukturaufklärung der Androgenrezeptoren wird intensiv an der Entwicklung monoklonaler Antikörper gegen den Rezeptor gearbeitet [14, persönliche Mitteilung].

Einige der Probleme, die sich bisher bei Bestimmung des Androgenrezeptorgehaltes ergaben und die ihre Relevanz für die Prognose einschränkten, sind in Tabelle 3 zusammengestellt.

Tabelle 3 Prostatakarzinom – Androgenrezeptor (AR)

Einschränkung der Relevanz durch
• AR in Adenom und Karzinom
• Heterogene Verteilung der AR im Karzinom
• Verhältnis AR in Biopsie- und Ektomiepräparat
• Verhältnis AR im Primärtumor und Metastase
• Bestimmung der AR als „single-“ (50 mg) oder „full six-point Scatchard analysis“ (500–1000 mg)
• Basieren der Analyse des prognostischen Wertes des AR auf Überlebensdauer statt auf „time to progression“
• Fehlen eines Zusammenhanges zwischen AR-Gehalt und Wachstumsrate bei Tumorlinien des Prostatakarzinoms
• Messung lediglich der Steroidbindungsaktivität der AR und nicht deren biologischen Aktivität

Prätherapeutischer Testosterongehalt im Serum als diskriminierender prognostischer Faktor

Harper und Mitarbeiter [27] untersuchten beim Prostatakarzinom in Zusammenarbeit mit der „British Prostate Study Group“ die Beziehung zwischen

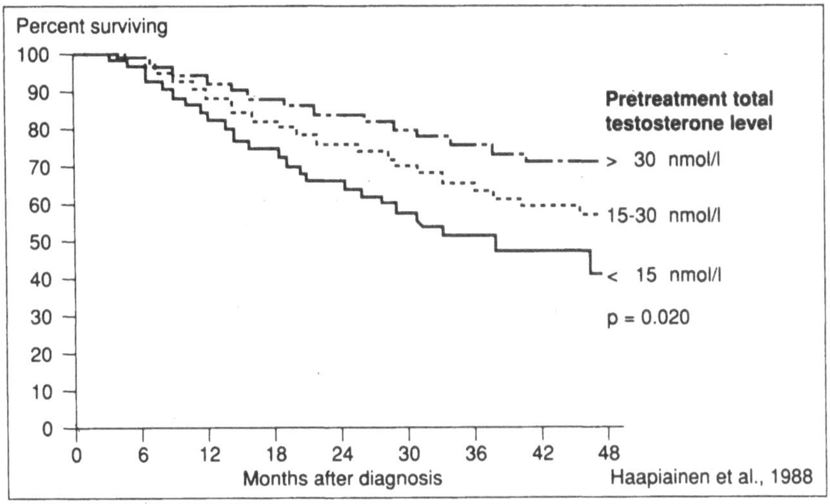

Abb. 3 Überlebensraten von Patienten mit Prostatakarzinom in Beziehung zum Gesamttestosteron-Plasmaspiegel (T)

prätherapeutischen Testosteronwerten und dem Überleben. Alle Patienten waren orchidektomiert oder östrogenbehandelt. Patienten, die innerhalb des ersten Jahres nach Diagnose verstarben, hatten einen signifikant geringeren freien Testosteronwert als alle anderen Patientengruppen. Patienten, die innerhalb von 2 oder 3 Jahren nach Diagnose starben, hatten einen signifikant geringeren Testosteronwert als Patienten, die länger als 3 Jahre lebten. Als „cut-off-point" wurde ein Wert von $>/<$ 4 ng/ml angenommen (in nmol/l: $3{,}467 \times 4 = 13{,}86$ nmol/l) (Abb. 3).

Eine finnische Arbeitsgruppe [25, 26] untersuchte bei 123 Patienten (73 Patienten Kategorie M_0, 48 Patienten Kategorie M_1) den Einfluß von prätherapeutischen Testosteron und Östradiolwerten auf das Überleben. Die mittleren prätherapeutischen Testosteronwerte unterschieden sich in der M_0-Kategorie (20 nmol/l) nicht von denen der Patienten in der M_1-Kategorie (18,7 nmol/l). Hingegen unterschieden sich die prätherapeutischen Östradiolwerte für beide Kategorien signifikant (M_0: 100,2 pmol/l, M_1: 81,3 pmol/l). Wenn Patienten unabhängig von der T- und M-Kategorie entsprechend ihrer prätherapeutischen Testosteronwerte gruppiert wurden (<15 nmol/l, $15-30$ nmol/l und >30 nmol/l), so ergaben sich bei einer mittleren Beobachtungszeit von 48 Monaten signifikante Unterschiede in der Überlebensdauer: Patienten mit dem jeweils höheren Testosteronwert lebten länger (Abb. 4). Dieser signifikante Unterschied zeigte sich sowohl beim Vergleich der prätherapeutischen

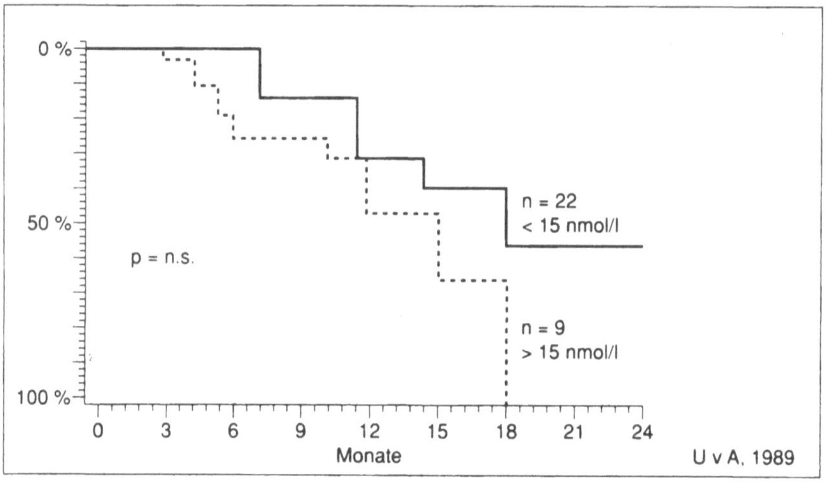

Abb. 4 Prostatakarzinom M_1/N_{1-3}: Kaplan-Meier Kurve für Progession in Abhängigkeit von Testosteron (< vs. > 15 nmol/l)

totalen Testosteronwerte und der freien Testosteronwerte („cut-off-point" > 300 pmol/l, 150–300 pmol/l und < 150 pmol/l) als auch beim Vergleich des Verhältnisses totales Testosteron und Kapazität des „Sexhormone-binding globulin" (T/SHBG > 0,30, 0,15–0,30, < 0,15). Van Aubel et al. [2] korrelierten den nukleären Androgenrezeptorgehalt, Plasma-SHBG und den totalen Testosterongehalt der „time to progression" bei 26 Patienten im Stadium D_2. Während sich für den Plasma-Testosterongehalt (und das Patientenalter) eine Korrelation zur „time to progression" fand, ergab sich diese nicht in Abhängigkeit vom nukleären Androgenrezeptorgehalt und der SHBG-Bindungskapazität.

Bei 31 Patienten unserer Klinik der Kategorie M_1 und N_{1-2} konnten wir keinen signifikanten Unterschied für die „time to progression" in Abhängigkeit vom prätherapeutischen Testosteronwert finden (Abb. 4).

Schlußfolgerung

1. Die extensive Mikroheterogenität des Androgenrezeptorgehaltes in verschiedenen Gewebsproben der gleichen Patienten limitiert die Verwendung des Androgenrezeptorgehaltes als diskriminierenden Faktor zur Bestimmung des prognostischen Index.

2. Die Aussagen in der Literatur über den Wert des prätherapeutischen Androgenrezeptorgehaltes als prognostischer Parameter sind widersprüchlich. Schlußfolgerungen basieren bei Befürwortern und Gegnern auf der Analyse kleiner Patientenkollektive.

3. Unterschiede im Androgenrezeptorgehalt sind ausgeprägter in mehreren Biopsieproben der gleichen Patienten als in einer größeren Operationsprobe.

4. Die Mikroheterogenität wird in „großen" Gewebsproben maskiert.

5. Mit dem zu erwartenden Einsatz von monoklonalen Antikörper zur Bestimmung der Androgenrezeptoren, muß deren Wert als prätherapeutisch-prognostischer Parameter neu bestimmt werden.

6. Prätherapeutische Testosteronwerte (totales Testosteron, freies Testosteron, Verhältnis Testosteron – SHBG) sind verglichen mit dem Androgenrezeptorgehalt einfacher zu bestimmen. Sie stellen einen prognostischen Faktor mit diskriminierender Wirkung dar, dessen relativer Wert (zusätzlich zu anderen prognostischen Parametern wie Alter, Performance Status, Tumorgrad und Stadium) weiter untersucht werden sollte.

Literatur

[1] Van Aubel, O. G. J. M., J. Bolt-de Vries, M. A. Blankenstein et al.: Prediction of Time to Progression after Orchiectomy by the Nuclear Androgen Receptor Content from Multiple Biopsy Specimens in Patients With Advanced Prostate Cancer. Prostate *12* (1988) 191–198.

[2] Van Aubel, O. G. J. M., J. Bolt-de Vries, F. H. de Jong et al.: Circulating testosterone, prostatic nuclear androgen receptor and time to progression in patients with metastatic disease of the prostate treated by orchiectomy. Urol. Res. *17* (1989) 99–102.

[3] Barrack, E. R., D. S. Coffey: Biological properties of the nuclear matrix: Steroid hormone binding. Recent Prog. Horm. Res. *38* (1982) 133–195.

[4] Barrack, E. R., P. Bujnovsky, P. C. Walsh: Subcellular distribution of androgen receptors in human normal, benign hyperplastic, and malignant prostatic tissues: Characterization of nuclear salt-resistant receptors. Cancer Res. *43* (1983) 1107–1116.

[5] Barrack, E. R., C. B. Brendler, P. C. Walsh: Steroid receptor and biochemical profiles in prostatic cancer: correlation with response to hormonal treatment. Prostate Cancer, Part A. Research, Endocrine Treatment, and Histopathology. Prog. Clin. Biol. Res. *243* (1987) 79–97.

[6] Bartsch, G., G. Janetschek, G. Daxenbichler et al.: Enzyme and receptor analyses as criteria for hormone responsiveness in the treatment of prostatic cancer-limitations. Prostate Cancer, Part A. Research, Endocrine Treatment, and Histopathology. Prog. Clin. Biol. Res. *243* (1987) 101–110.

[7] Bashirelahi, N., J. D. Young, S. M. Sidh et al.: Androgen, oestrogen and progestagen and their distribution in epithelial and stromal cells of human prostate. In: F. H. Schröder, H. J. de Voogt (Hrsg.): Steroid Receptors, Metabolism and Prostatic Cancer, 240–256. Excerpta Medica, Amsterdam – Oxford – Princeton 1980.

[8] Beckman, W. C., D. D. Mickey, F. A. Fried: Autoradiographic localisation of estrogen and androgen target cells in human and rat prostatic carcinoma. J. Urol. *133* (1985) 724–728.
[9] Blackard, C. E., D. P. Byar, W. P. Jordan Jr: Veterans Administration Cooperative Urological Research Group. Orchiectomy for advanced prostatic carcinoma: A reevaluation. Urology *1* (1973) 553–560.
[10] Blankenstein, M. A., J. Bolt-de Vries, J. A. Foekens: Nuclear Androgen Receptor Assay in Biopsy-Size Specimens of Human Prostatic Tissue. Prostate *3* (1982) 351–359.
[11] Bonne, C., J. P. Raynaud: Methyltrienolone, a specific ligand for cellular androgen receptors. Steroids *26* (1975) 227.
[12] Bonomi, P., P. Johnson, K. Anderson et al.: Primary Hormonal Therapy of Advanced Breast Cancer With Megestrol Acetate: Predictive Value of Estrogen Receptor and Progesterone Receptor Levels. Semin. Oncol., Vol. XII, 1, Suppl. 1 (1985) 48–54.
[13] Brendler, C. B., J. T. Isaacs, A. L. Follansbee et al.: The use of multiple variables to predict response to endocrine therapy in carcinoma of the prostate: A preliminary report. J. Urol. *131* (1984) 694–700.
[14] Brinkmann, A. O., P. Klaasen, G. G. J. M. Kuiper et al.: Structure and function of the androgen receptor. Urol. Res. *17* (1989) (in press).
[15] Buttyan, R., C. A. Olsson: Androgen Receptor Assays in Advanced Prostatic Cancer. Urol. Clin. North Am. *11*, 2 (1984) 311–317.
[16] Canellos, G. P.: Hormonal agents and treatment of cancer. Urology (Suppl. Vol. XXVII) *1* (1986) 4–7.
[17] Chang, C., J. Kokontis, S. Liao: Molecular cloning of human and rat complementary DNA encoding androgen receptors. Science *240* (1988) 324–326.
[18] Concolino, G., A. Marocchi, G. Margiotto et al.: Steroid receptors and hormone responsiveness of human prostate carcinoma. Prostate *3* (1982) 475.
[19] Ekman, P., M. Snochowski, A. Zetterberg et al.: Steroid receptor content in human prostatic carcinoma and response to endocrine therapy. Cancer *44* (1979) 1173–1181.
[20] Ekman, P., K. Svennerus, A. Zetterberg et al.: Cytophotometric DNA analyses and steroid receptors in human prostate: A microassay. J. Clin. Endocrinol. Metab. *55* (1981) 1089–1099.
[21] Fentie, D. D., W. H. Lakey, W. A. McBlain: Applicability of Nuclear Androgen Receptor Quantification to human Prostatic Adenocarcinoma. J. Urol. *135* (1986) 167–173.
[22] Ghanadian, R., G. Auf: Receptor proteins for androgens in benign prostatic hypertrophy and carcinoma of the prostate. In: F. H. Schröder, H. J. de Voogt (Hrsg.): Steroid receptors, metabolism and prostatic cancer, 111–125. Excerpta Medica, Amsterdam–Oxford–Princeton 1980.
[23] Gonor, S. E., W. H. Lakey, W. A. McBlain: Relationship between concentrations of extractable and matrix-bound nuclear androgen receptor and clinical response to endocrine therapy for prostatic carcinoma. J. Urol. *131* (1984) 1196–1201.
[24] Gorelic, L. S., D. L. Lamm, I. Ramzy et al.: Androgen Receptors in Biopsy Specimens of Prostate Adenocarcinoma – Heterogeneity of Distribution and Relation to Prognostic Significance of Receptor Measurements for Survival of Advanced Cancer Patients. Cancer *60* (1987) 211–219.
[25] Haapiainen, R., S. Ranniko, O. Alfthan et al.: Pretreatment Hormone Levels in Prostatic Cancer. Scand. J. Urol. Nephrol. Suppl. *110* (1988) 137–143.
[26] Haapiainen, R., S. Ranniko, O. Alfthan et al.: Pretreatment Plasma Levels of Testosterone and Sex Hormone Binding Globulin Binding Capacity in Relation to Clinical Staging and Survival in Prostatic Cancer Patients. Prostate *12* (1988) 325–332.
[27] Harper, M. E., C. G. Pierrepoint, K. Griffiths: Carcinoma of the Prostate: Relationship of Pre-treatment Hormone Levels to Survival. Eur. J. Cancer Clin. Oncol. *20* (1984) 477–482.

[28] Lubahn, D. B., D. R. Joseph, P. M. Sullivna et al.: Cloning of human androgen receptor complementary DNA and localization to the X chromosome. Science *240* (1988) 327–330.

[29] Martin, P. M., J. M. Le Goff, J. M. Brisset et al.: Uses and limitations of hormone, receptor and enzyme assays in prostate cancer. Prostate Cancer, Part A: Research, Endocrine Treatment, and Histopathology. Prog. Clin. Biol. Res. *243* (1987) 111–140.

[30] Mobbs, B. G., I. E. Johnson, J. G. Connolly et al.: Androgen receptor assay in human benign and malignant prostate tumor cytosol using protamine sulfate precipitation. J. Steroid. Biochem. *9* (1978) 289.

[31] Pfitzenmaier, N., W. Schmid, L. Röhl: Is there a correlation between androgen receptor content and response to endocrine therapy in prostatic cancer? In: F. H. Schröder, H. J. de Voogt (Hrsg.): Steroid, Receptors, Metabolism and Prostatic Cancer, 199–201. Excerpta Medica, Amsterdam–Oxford–Princeton 1980.

[32] Sandberg, A. A., J. P. Karr: Hormone and receptor assays in the management of prostatic cancer. Rev. Endocr. Related Cancer *26* (1987) 17–21.

[33] Sarrif, A. M., J. R. Durant: Evidence that estrogen-receptor-negative, progesteron-receptor-positive breast and ovarian carcinomas contain estrogen receptor. Cancer *48* (1981) 1215–1220.

[34] Scott, W. W., W. Menon, P. C. Walsh et al.: Hormonal therapy of prostate cancer. Cancer *45* (1980) 1929.

[35] Seitz, G., N. Wernert: Immunohistochemical Estrogen Receptor Demonstration in the Prostate and Prostate Cancer. Pathol. Res. Pract. *182* (1987) 792–796.

[36] Shek, L. L., W. Godolphin: Survival with Breast Cancer: the Importance of Estrogen Receptor Quantity. Eur. J. Cancer Clin. Oncol. *25* (1989) 243–250.

[37] Sutherland, D. J.: Hormones and Cancer. In: I. F. Tannock, R. P. Hill (Hrsg.): The Basic Science of Oncology, 204–222. Pergamon Press, New York–Oxford–Beijing–Frankfurt–Sao Paulo–Sydney–Tokyo–Toronto 1987.

[38] Trachtenberg, J., P. Bujnovsky, P. C. Walsh: Androgen receptor content of normal and hyperplastic human prostate. J. Clin. Endocrinol. Metab. *54* (1982) 17.

[39] Voigt, K. D., M. Krieg: Biochemische Endokrinologie beim Prostatakarzinom. In: B. Helpap, Th. Senge, W. Vahlensieck (Hrsg.): Prostatakarzinom, 2–11. PMI Verlag, Frankfurt 1984.

[40] de Voogt, H. J., R. R. Rao: Present concept of the relevance of steroid receptors for prostatic cancer. J. Steroid Biochem. *19* (1983) 845–849.

[41] Wagner, R. K., K. K. Schulze: Clinical relevance of androgen receptor content in human prostatic carcinoma. Acta Endocrinol. (Suppl.) *215* (1978) 139.

[42] Walsh, P. C.: Physiologic basis for hormonal therapy in carcinoma of the prostate. Urol. Clin. North Am. *2* (1975) 125–140.

[43] Yagoda, A.: Non-hormonal cytotoxic agents in the treatment of prostatic adenocarcinoma. Cancer *32* (1973) 1131.

Diskussion

Frohmüller: Vielen Dank, Herr Kurth, für diese interessanten Ausführungen und Erklärungen zum Androgen-Rezeptorproblem. Ich bin sicher, daß das Auditorium sehr erleichtert war, zu erfahren, daß wir von jetzt ab nicht selbst Rezeptoren bestimmen müssen, aber es bleibt dabei, daß es ein zukunftträchtiges Problem ist. Soweit man nach Ihren Ausführungen urteilen kann, besteht das Fragezeichen am Ende Ihres Vortrages zu Recht. Es ist offensichtlich ein schwieriges Thema, und zwar schon seit vielen Jahren, seitdem das Mammakarzinom immer verglichen wird mit dem Prostatakarzinom.

Ackermann: Neben dem Problem der Probengewinnung gibt es ja offensichtlich noch eine ganze Serie von methodischen Problemen. Es gibt unterschiedliche Bestimmungsverfahren, unterschiedliche Extraktionsverfahren. Inwieweit sind eigentlich die Biochemiker, die sich mit diesen Problemen beschäftigen, übereingekommen, welches Verfahren die besten Ergebnisse liefert? Ist schon ein Konsens erreicht?

Kurth: Ich glaube, alle Gruppen bestimmen die verschiedenen Fraktionen im Kern, im Zytoplasma oder an Chromatin gebunden mehr oder weniger auf die gleiche Art und Weise. Die methodischen Diskussionen, die vor 10 und 5 Jahren geführt wurden, gehören der Vergangenheit an. Ich glaube, es besteht Konsensus darüber, daß methodische Fehler vermieden werden können.

Ich glaube auch, daß die Androgen-Rezeptoren für die Prognose von Bedeutung sind. Ich glaube nur nicht, daß wir bei dem einzelnen Patienten definieren können, ob er in die eine oder andere Gruppe gehört, denn die Ergebnisse sind sehr heterogen. Selbst diejenigen, die sagen, man müsse die Rezeptoren bestimmen, sind der Meinung, daß die Ergebnisse noch problematisch sind.

Einen Punkt sollte man vielleicht auch noch erwähnen. Keiner von denen, die Rezeptoren bestimmt und Patienten mit niedrigem Rezeptorgehalt gefunden haben, tut etwas zusätzlich, z. B. Zytostatika geben – das wäre ja die Konsequenz wegen des schlechten Ansprechens auf eine hormonelle Therapie. Alle Autoren haben zunächst einmal den Rezeptorgehalt bestimmt, haben die Patienten verfolgt und retrospektiv analysiert, ob man sie verschiedentlich gruppieren kann. Niemand hat daraus bisher Konsequenzen gezogen.

Hallwachs: Sie sprachen am Schluß von dem präoperativen Testosteronwert als eventuellen Prognoseparameter für das Prostatakarzinom. Wir alle wissen, daß die Wirkung des Dihydrotestosterons im Zellkern, also am Wirkungsort selbst, entscheidend ist nicht der Testosteronspiegel im Serum.

Die zweite Frage ist, Sie haben sich am Anfang Ihres schönen Vortrages die Frage gestellt, ob rezeptorreiche Prostatakarzinome auf Hormontherapien gut und rezeptorarme schlechter reagieren. Sie haben dann selbst als Antwort festgestellt, daß Androgen-Rezeptoren keine diskriminierende Wirkung für die Prognose zu haben scheinen. Nun weiß ich nicht, ob ich der ganzen Diskussion vorausgehe, wenn ich frage: Wie ist es nun mit den Antiandrogenen, die die Rezeptoren besetzen? Wenn ich jetzt weiß, ich habe mehr Rezeptoren oder aber weniger Rezeptoren bei einem Prostatakarzinom, kann ich da nicht mit einer entsprechenden rezeptorbesetzenden Therapie, sprich Antiandrogenen in einer abgestuften Quantität, mehr erreichen?

Kurth: Zu Ihrer ersten Frage: Ich meinte nicht präoperative sondern prätherapeutische Testosteronwerte. Zu Ihrer zweiten Frage der hormonellen Therapie ist zu sagen: Es spielt keine Rolle, ob Sie jetzt hormonell mit Antiandrogenen behandeln, ob Sie kastrieren oder ob Sie LHRH-Agonisten geben. Es ist immer die hormonelle Achse, auf der Sie versuchen, das Zielorgan Prostatakarzinom zu beeinflussen. Immer spielen dabei Androgen-Rezeptoren eine Rolle.

Somit ist es also gleichgültig, ob man eine andere Form der hormonellen Therapie wählen würde. Das Problem ist, wie man die 20% oder 30% der Patienten, die primär nicht auf eine hormonelle Therapie reagieren, identifizieren kann. Könnten wir das beispielsweise mit der Bestimmung der Androgen-Rezeptoren? Die Antwort darauf ist „Nein"! Sie ist deshalb „Nein", weil wir eine sehr unterschiedliche Verteilung der Rezeptoren im Karzinom haben. Sie haben eben Kompartimente, die gut ansprechen und andere, die schlecht ansprechen. Wie die Verteilung im Organ ist, d. h. ob der Tumor insgesamt gut anspricht oder nicht, das wissen wir eben vorher nicht. Eine Änderung der hormonellen Therapie ist eben nicht das Problem. Sie erreichen letztlich immer dasselbe. Die Frage ist, welche Patienten nicht auf die hormonelle Manipulation ansprechen und ob sie irgendwie anders behandelt werden sollten.

Schröder: Ich möchte gern eine ganz kurze Bemerkung machen. Ich glaube, daß die Rezeptor-Bestimmung im Primär-Tumor, jedenfalls beim Prostatakarzinom, keine große Zukunft haben wird, und zwar aus verschiedenen Gründen. Ich meine, daß wir einen prognostischen Faktor dringend brauchen und daß die Charakteristika eines zukünftigen prognostischen Faktors die sein müssen, daß er wiederholt evaluierbar ist und daß keine invasive Handlung notwendig ist, um diese Information zu bekommen sowie eine Reihe anderer methodischer Faktoren, die gegen den routinemäßigen Gebrauch des Androgen-Rezeptors als prognostischem Faktor sprechen.

Ich glaube, daß sich im Augenblick einige Möglichkeiten abzeichnen. Da ist z. B. die Volumenbestimmung der Prostata, vielleicht in Zukunft die Volumenbestimmung des Prostatakarzinoms mit Ultraschall transrektal und eine Reihe von Serum-Parametern, die wahrscheinlich doch so gut korreliert werden, daß sie von größerem Wert sind. Selbst wenn es gelingt, den Androgen-Rezeptor mit monoklonalen Antikörpern anzufärben, wird es auch weiterhin zwei Beschränkungen geben. Die erste Beschränkung ist, daß jedes Mal ein invasiver Eingriff, d. h. eine Biopsie, erforderlich ist, und das zweite Problem ist, daß wir inzwischen wissen, daß der Primärtumor gar nicht unbedingt die Prognose des Krankheitsgeschehens beim Prostatakarzinom reflektiert. Das kann ich so sicher sagen, da inzwischen aus einigen Studien bekannt ist, daß unter endokriner Behandlung anfangs der Primärtumor sehr viel häufiger günstiger reagiert als die Metastasen. Die Information, die wir durch die Rezeptor-Bestimmung bekommen, ist schon aus diesem Grunde unzuverlässig.

Kurth: Ich stimme zu, daß die Heterogenität der Rezeptoren sich nicht nur im Primärtumor, sondern natürlich auch in der Metastase findet. Das sind klonale Prozesse, die zur Metastasierung führen, und der Tumor in der Metastase kann in der Tat ganz anders aussehen als der Primärtumor. Trotzdem wird auch bei hormoneller Therapie in bis zu 8% – es gibt Autoren, die sogar noch höhere Prozentzahlen angeben – von kompletten Remissionen berichtet. Das heißt, daß im Einzelfall auch die Metastase auf die hormonelle Manipulation ansprechen kann. Nur haben wir bisher keine Möglichkeit zu diskriminieren, welcher Tumor anspricht und welcher nicht.

Frohmüller: Vielen Dank, Herr Kurth. Es bleibt jedenfalls ein interessantes Problem. Gelegentlich führen ja auch Seitenwege – ich will nicht sagen Seitensprünge – zum Ziel, und wir sollten dran bleiben.

Allgemeiner Überblick über endokrine Therapieansätze

J. E. Altwein

Androgene stimulieren die Synthese der DNS in den normalen und maligne entarteten Zellen der Prostata [55, 60, 93]. Da Hormone mit androgener Wirkung über diesen Mechanismus auch die Zellproliferation stimulieren, war die Androgen-Deprivation ein möglicher Weg zur Behandlung des Prostatakarzinoms, der seit nahezu 50 Jahren praktiziert wird [39]. Die Entwicklung und der klinische Einsatz von nebenwirkungsarmen LHRH-Analoghormonen und Antiandrogenen wie Cyproteronacetat (Androcur®), Flutamid (Fugerel®), Nilutamid (Anandron®) und Casodex bedingten einen Wandel der hormonalen Androgen-Deprivation [31]. Dies hatte zur Folge, daß die mit erheblichen Nebenwirkungen belastete Gabe von Östrogenen von einzelnen Autoren bereits als obsolet gesehen wurde [97].

In der Praxis wird die Wirksamkeit der androgenopriven Hormontherapie als unstrittig angesehen, aber Beginn, Dauer, Art bzw. optimale Anwendung werden kontrovers diskutiert [21]. Eine der Altlasten der Hormontherapie besteht darin, daß heute noch nicht zweifelsfrei, in reproduzierten Daten bewiesen zu sein scheint, daß die Kastration ohne zusätzliche endokrine Manipulation quoad vitam einer kombinierten Hormontherapie unterlegen scheint [21]. Im Tierexperiment unter Verwendung des Dunning-Prostatakarzinoms war keine noch so „totale“ Androgenblockade wirksamer als die bilaterale Orchiektomie [25]. In der nachstehenden Übersicht werden die wichtigsten Aspekte der endokrinen Therapieansätze diskutiert.

Indikation

Palliative primäre Hormontherapie

Da die Hormontherapie in etwa 90% palliativ eingesetzt wird, ist sie beim Nachweis von Lymphknoten- und/oder Knochenmetastasen angezeigt. Eine absolute Indikation zum sofortigen Therapiebeginn ist bei den ersten Zeichen einer Rückenmarkskompression gegeben. Ein Hinweis auf einen unblutig, d. h. ohne Staging-Lymphadenektomie schwierig nachzuweisenden Befall der

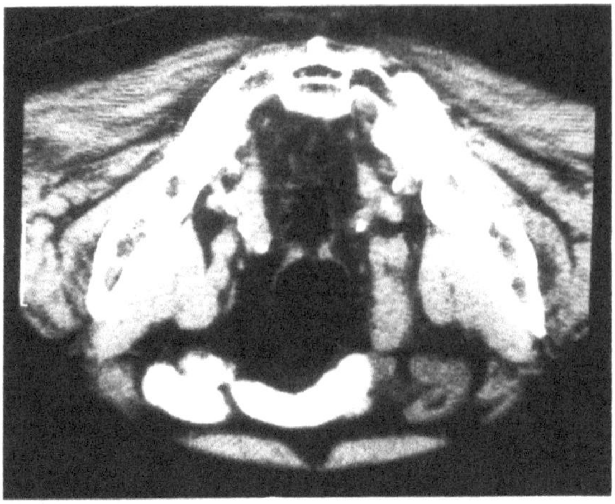

Abb. 1 Computertomographie bei ausgedehnten pelvinen Lymphknotenmetastasen; Knochenszintigraphie negativ.

pelvinen Lymphknoten ist aus dem Korrelationsdiagramm abzuleiten, wenn Stadium und Grad sorgfältig bestimmt wurden [27]. Danach haben im Stadium C 50–75% Lymphknotenmetastasen, die mit bildgebenden Verfahren nur mit 66%iger Sensitivität nachzuweisen sind [4] (Abb. 1).

Adjuvante primäre Hormontherapie

Eine adjuvante primäre Hormontherapie hat immer dann ihren Stellenwert, wenn durch eine operative Behandlung das Karzinom nicht radikal zu entfernen ist oder bereits zum Zeitpunkt der Diagnose einzelne regionäre Lymphknoten befallen sind (D1). Sie wurde bereits in der Vergangenheit nach transurethraler Resektion im Stadium A2 (T1b) und B (T2) oder bei Karzinomresiduen (unterschätztes Stadium T3) nach vermeintlich radikaler Prostatektomie vorgenommen (Übersicht bei [3] und [65]) im Stadium der D1 wieder aufgegriffen: von 70 radikalprostatektomierten Patienten mit lokalen, niedervolumigen Lymphknotenmetastasen hatten nach fünf Jahren nur 14% der hormonbehandelten versus 88% ohne adjuvante Therapie eine Tumorprogression. Allerdings war der Unterschied in der Überlebenszeit nicht statistisch zu sichern. Es gilt auch hier die Byar'sche Feststellung aus der zweiten VACURG-Studie, daß Progression nicht mit Tumortod gleichzusetzen ist [17].

„Salvage"-Hormontherapie

Das bioptisch gesicherte Prostatakarzinom, welches unter perkutaner Hochvolttherapie trotz kurativer Zielsetzung persistiert, wird in der Regel durch androgenoprive Maßnahmen bekämpft [42]. Das gleiche gilt für das lokale Rezidiv oder den systemischen Progress nach radikaler Prostatektomie.

„Diagnostische" Hormontherapie

Die womöglich reversible chemische Kastration mit einem LHRH-Analogon zur frühzeitigen Demaskierung eines hormontauben Prostatakarzinoms mit der Möglichkeit eines chemotherapeutischen Behandlungsversuchs ist zwar vom theoretischen Ansatz her interessant [5, 37], klinisch relevante Erfahrungsberichte wurden bisher jedoch nicht mitgeteilt.

Sekundäre Hormontherapie

Eine Umstellung der primären Hormontherapie ist bei Unverträglichkeit, meist aber bei Krankheitsprogression indiziert. Wird Progression eines hormonexponierten Tumors gleich Hormonresistenz gesetzt, dann wäre die Vorstellung einer sekundären (also geänderten) Hormontherapie eine Contradictio in adjecto. In der Praxis halten sich Gegner und Befürworter einer sekundären Hormontherapie nur scheinbar die Waage. Folgende „sekundäre" androgenoprive Maßnahmen waren nach Meinung der Autoren nicht geeignet, um einen posthormonalen Relaps zu remittieren: Orchiektomie [91], LHRH-Analoga [46], Cyproteronacetat [2], Flutamid [19], Bromocriptin (Pravidel® [22]) oder Steroidsynthese-Hemmer [75]. Tatsächlich handelt es sich bei den aufgeführten Berichten um retrospektive Studien mit unscharfen Aufnahmekriterien und Studienendpunkten. Stellvertretend für zahllose, gegenteilige Mitteilungen sei die Untersuchung von Fossa et al. [29] zur Orchiektomie von Rohlf et al. [76] mit Fosfestrol („Honvan-Stoß") und Andersson et al. [6] mit Estramustinphosphat (Tab. 1) genannt. Gleichsinnig sind die Erfahrungen mit dem Androgen-Priming zu deuten: In einer kontrollier-

Tabelle 1 Estramustinphosphat als Primär- und Sekundärtherapie bei G3-Prostatakarzinom (76 der 90 Patienten hatten Metastasen)

Ergebnis	Östrogen mit/ohne Bestrahlung (n = 73)	keine Vorbehandlung (n= 17)
Regression des Primärtumors	8/16	11/14
Zytologische Regression	12/22	5/ 8
Verkleinerung von Weichteilmetastasen	5/ 8	5/ 7
Rückbildung von Knochenmetastasen	3/28	2/14
Abfall der sauren Phosphatase	10/29	8/14

(nach Andersson et al., 1983)

ten, prospektiven Studie von Patienten mit einem Prostatakarzinom im posthormonalen Relaps gelang es, mit einem synthetischen Testosteron das Tumorwachstum zu stimulieren [58]. Dies wird als Beweis gegen eine endokrine Autonomie gewertet und stützt das Konzept einer sekundären Hormontherapie (Medikamente vgl. [5]). Remissionsraten von 35% wurden beobachtet [53].

Kontraindikation

Obwohl die Wirkung der meisten androgenopriven Maßnahmen beim symptomatischen Patienten am deutlichsten sind, besteht ein Konsens, alle Patienten mit Metastasen zu behandeln, mit Ausnahme derjenigen, die zu alt oder zu krank sind [21]. Spezifische Risiken sind besonders beim Einsatz von Substanzen mit entsprechenden Nebenwirkungen zu beachten; beispielsweise kardiovaskuläre Erkrankungen mit Ödembildung bei Antiandrogenen und Östrogen oder gastrointestinale Erkrankungen bei Estramustinphosphat. Weiterhin sollte *während* einer Radiotherapie keine Hormonbehandlung und *danach* keine Chemotherapie durchgeführt werden.

Sofortige oder verzögerte Hormontherapie

Sollte die palliative endokrine Behandlung aller Patienten mit einem metastasierenden Prostatakarzinom, obwohl nur 50% Tumorsymptome haben [21], bereits zum Zeitpunkt der Diagnose eingeleitet werden? Das aktuelle Konzept der exspektativen Beobachtung bei asymptomatischen Metastasen wird kontrovers diskutiert: Zweifelsohne sind kleinere Tumoren besser zu behandeln als große. Demgegenüber wird im Hinblick auf den palliativen Charakter des Hormoneinsatzes die Auffassung vertreten, die sich aus der Regel „one can not make the asymptomatic better“ ergibt.

Es ist eine allgemeine Erfahrung, daß eine chirurgische oder medikamentöse Androgendeprivation häufig zu einer dramatischen symptomatischen Besserung führt, welche von einer Besserung oder Normalisierung serologischer Marker (PSA, PAP, AP, Abb. 2) oder röntgenologischer Befunde begleitet werden kann (Abb. 3). Demgegenüber steht die in der VACURG I gemachte Beobachtung, daß eine sofortige Hormontherapie im Vergleich zur verzögerten Hormontherapie die Überlebenszeit nicht verlängert [13]. Dadurch wurde das Konzept der exspektativen Beobachtung bis zu dem Zeitpunkt, an dem der Patient subjektive Beschwerden von seiten der Metastasen und des Primärtumors entwickelt, begründet [62, 64, 70].

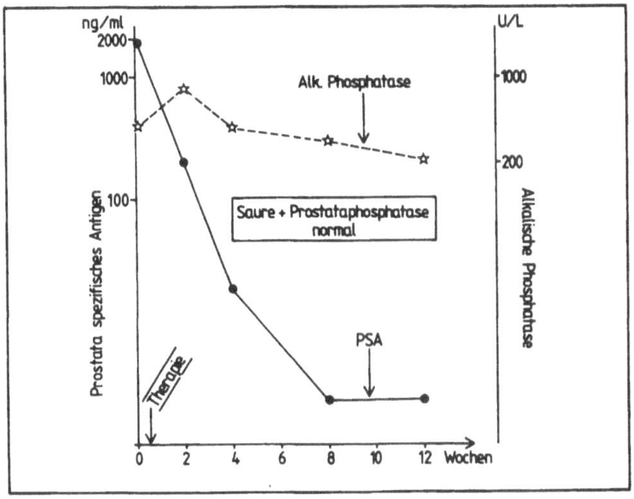

Abb. 2 PSA-Abfall nach „kompletter" Androgendeprivation (Zoladex + 3 × 250 mg Flutamid): 73jähriger Mann mit großvolumigen Lymphknotenmetastasen

Die Berechtigung einer verzögerten Hormontherapie wurde aus den Ergebnissen der I. VACURG-Studie abgeleitet [17], (Tab. 2). Während die eine Gruppe von Patienten von Beginn an einer Hormontherapie unterzogen wurde, erhielt die zweite Gruppe – der Plazebo-Arm – erst beim Auftreten von Schmerzen Östrogene ohne Änderung der Randomisierung. Am Ende waren alle Plazebo-Patienten androgenopriv behandelt. Dennoch ergab sich keine signifikante Verschlechterung der Überlebensrate im Vergleich zwischen der primären Plazebo-Gruppe zu den ab initio Hormonbehandelten. Demnach schien die verzögerte Hormontherapie vertretbar zu sein [62]. Allerdings wurde in der II. VACURG-Studie beobachtet, daß die Progressionsrate vom Stadium C zum Stadium D bei den Plazebo- („verzögert") therapierten um 42% höher war als bei den primär Hormonbehandelten [17]. Der gleiche Autor betont aber, daß diese Beobachtung der Empfehlung einer verzögerten Therapie nicht entgegenstehe; denn Progression der Erkrankung sei nicht gleichzusetzen mit Tod an der Erkrankung. Den Einfluß des Metastasenvolumens auf die Überlebenszeit untersuchten Hovsepian et al. [38] bei 103 M1-Tumor-Patienten, welche alle androgenopriv behandelt und usque ad finem beobachtet wurden.

Das Volumen der Metastasen korrelierte so eng mit der Todesrate, daß sie deren Vorherberechnung genau gestattete (Abb. 4). Diese Beobachtung deckt sich mit experimentellen Daten, wonach eine frühe Behandlung die Tumor-

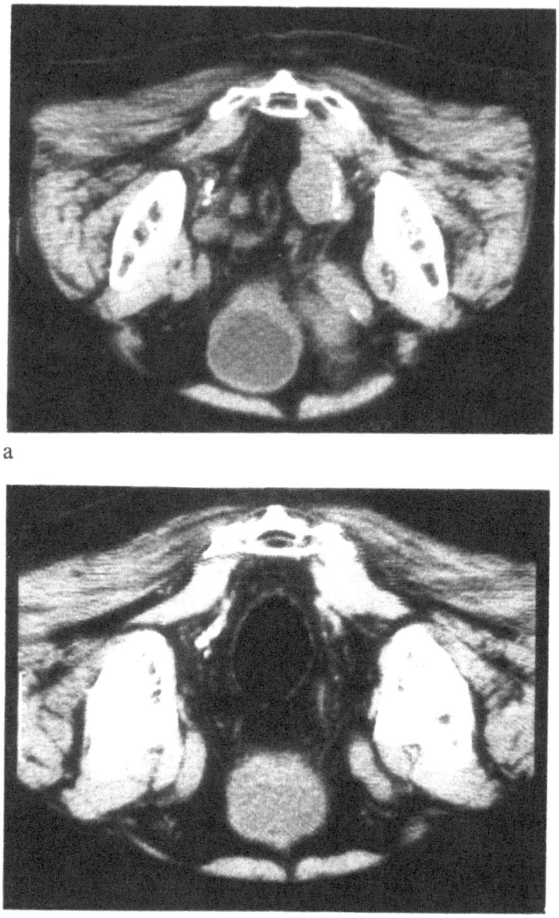

a

b

Abb. 3 Ausgedehnte Lymphknotenmetastasen eines 73jährigen Mannes (der gleiche Patient wie in Abb. 2) (a); nach einer 6monatigen Behandlung mit Zoladex und 3 × 250 mg Flutamid praktisch vollständige Rückbildung der großen Lymphome (b).

todesrate senkt [86]. Aus der Erfahrung der meisten Autoren ist eine sofortige Hormontherapie des metastasierenden Prostatakarzinoms geeignet, die Komplikationen eines unkontrollierten Tumorwachstums:

– obstruktive Blasenentleerungsstörungen,
– extrinsische Ureterverlegung,
– Rektumobstruktion oder
– Blutung,
– Paraplegie durch extramedulläre Metastasen

zu vermeiden [5, 21, 34].

Tabelle 2 Phase III-Studien: VACURG I–II beim metastasierenden PCA

Schlußfolgerungen
I. Studie: Quoad vitam ist eine verzögerte Therapie, gleich wirksam wie eine sofortige Therapie
II. Studie: DES verlängert die Überlebenszeit
Fehlinterpretation
– Hormone zeigten keine lebensverlängernde Wirkung
– Östrogene seien wirksamer als die Orchiektomie in der Verhinderung des Tumortodes

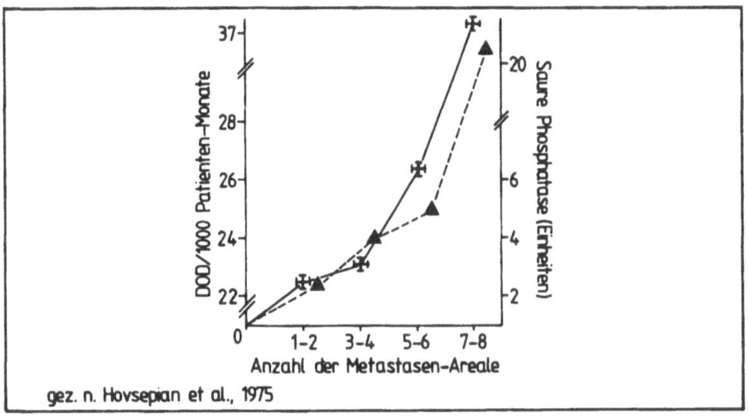

Abb. 4 Einfluß der Menge der Knochen- und Lungenmetastasen auf die Todesrate bei 103 Patienten (8 Körperareale wurden ausgewertet)

Mehrere Autoren suchten eine Antwort auf die Frage nach der Berechtigung einer verzögerten Hormontherapie unter Überprüfung des Karzinomwachstums [35, 72, 88]. Wachsen die hormonsensitiven und -insensitiven Zellen mit gleicher Verdopplungszeit, dann ist bei sofortigem Therapiebeginn die Remissionszeit länger (Tumorvolumen < 100 ml $\triangleq 10^{11}$ Zellen), aber infolge der Gompertz'schen Wachstumskinetik nach Überschreiten des kritischen Tumorvolumens von 1 ml $\triangleq 10^{9}$ Zellen ist die Überlebenszeit kürzer (willkürlich mit dem Erreichen von 1000 ml Tumor $\triangleq 10^{12}$ gleichgesetzt). Grossman [35] zeigt auf, daß eine verzögerte Hormontherapie nur dann für den Tumorkranken vorteilhaft ist, wenn die hormonsensitiven Zellen mit einer höheren Verdopplungszeit als die hormoninsensitiven Zellen wachsen (Abb. 5). Da aber deren Verhältnis initial unbekannt ist und sich unter der Therapie ändern

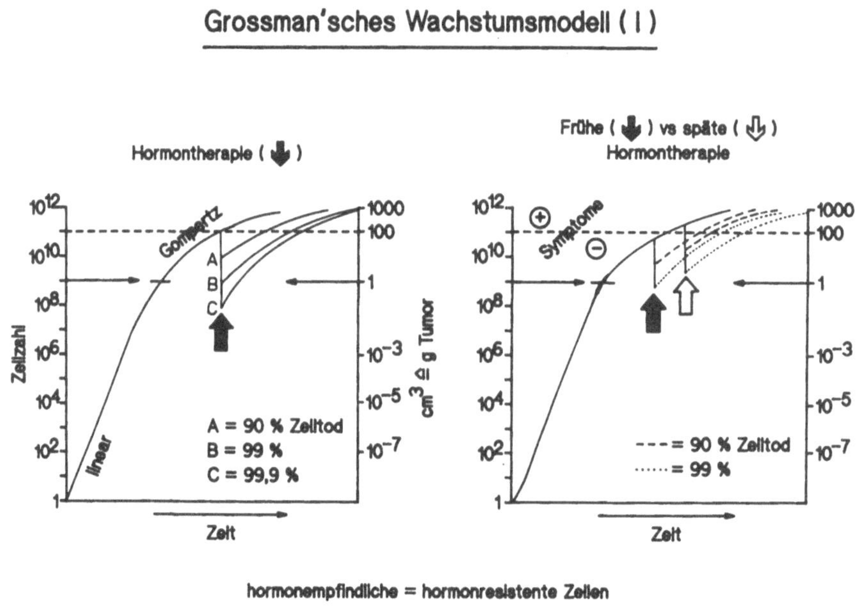
Grossman'sches Wachstumsmodell (I)
Hormontherapie
Frühe ( ) vs späte ( ) Hormontherapie
Gompertz
linear
Symptome
Zellzahl
cm³ ≙ g Tumor
A = 90 % Zelltod
B = 99 %
C = 99,9 %
- - - = 90 % Zelltod
...... = 99 %
Zeit
hormonempfindliche = hormonresistente Zellen

a

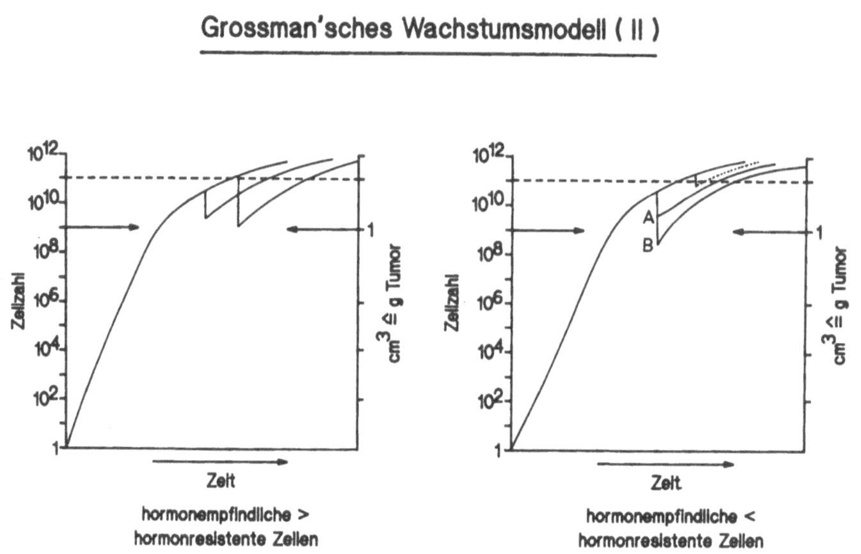
Grossman'sches Wachstumsmodell (II)
Zellzahl
cm³ ≙ g Tumor
Zeit
hormonempfindliche > hormonresistente Zellen
hormonempfindliche < hormonresistente Zellen

b

Abb. 5

kann, ist die Kontroverse nicht zu lösen. Interessant ist in diesem Zusammenhang eine Beobachtung, daß die Überlebenszeit in Jahren mit dem Alter des Prostatakarzinom-Patienten zum Zeitpunkt der Orchidektomie steigt [28].

Ziel und Wirkungsweise

Ziel einer endokrinen Tumortherapie ist es, den Kontakt des wachstumstimulierenden Hormons mit der Target-Zelle zu unterbinden bzw. zu drosseln. Eine derartige Androgendeprivation ist auf unterschiedliche Weise und in jeder Höhe des Regelkreises möglich.

Androgen-(Testosteron-)Entzug

Die chirurgische Kastration (plastische Orchiektomie nach Riba) ist das einfachste, zuverlässigste und kostengünstigste Verfahren zum Testosteron-Entzug und senkt binnen 24 Stunden das Plasma-Testosteron auf 20–50 ng/dl, wodurch 90% des zirkulierenden Testosterons eliminiert werden [92]. Ein Relaps des Prostatakarzinoms nach der Orchiektomie wurde auf die fortdauernde Sekretion adrenaler Androgene zurückgeführt. Eine erhöhte 17-Ketosteroid-Ausscheidung im Harn und ein Anstieg der adrenalen Androgene im Serum bis zum 10fachen [10] fanden zahlreiche Untersucher [78], nachdem Gandy et al. [33] erstmals einen Androstendion-Anstieg post castrationem gemessen hatten.

Labrie et al. [50, 51] meinen, daß 40% der prostatotropen Androgene adrenalen Ursprungs seien und fordern deswegen die komplette Androgenblokkade, um die Voraussetzungen zur Adaptation der noch androgen-sensiblen Prostatakarzinomzellen an das nach Kastration (entsprechend einer „partiellen“ Androgenblockade) erniedrigte Androgenmilieu zu beseitigen. Tatsächlich zeigten Bertagna et al. [12], daß die Nebennierenandrogene Dehydroepiandrosteron, Dehydroepiandrosteron-Sulfat und Androstendion bei Nilutamid- (Anandron)-Gabe nach der Orchiektomie um 20–50% im Vergleich zur alleinigen Orchiektomie abfielen.

Die aufgeführten Studien enthalten allerdings keine Cortisol-Werte zum Streß-Ausschluß und keine präoperativen Kontrollen. Parker et al. [69] haben bei 10 Orchiektomierten zwar einen Testosteronabfall auf 40 ng/dl, aber unveränderte Dehydroepiandrosteron-, Dehydroepiandrosteron-Sulfat- und Cortisol-Spiegel nach 3–6 Monaten gemessen. Die gleichen Autoren räumen aber ein, daß die normalen adrenalen Androgenwerte post castrationem durchaus prostatotrop wirksam sein könnten. Prostatakarzinome bei Kastraten [24, 83] einerseits und eine Nebennierenvergrößerung unter einer Östrogentherapie [9, 57] andererseits sollten in diesem Kontext erwähnt werden.

Suppression der LH-Produktion

Östrogene in vivo sind zwar typische LH-Suppressoren, die in vivo nur indirekt lediglich über den nachfolgenden Abfall des Plasma-Testosteron auf die Prostata wirken, aber eine unmittelbare „kanzerozide" Wirkung auf die Prostata ist mit pharmakologischen Dosen nicht zu erzielen [15, 96]. Eine direkte zytotoxische Wirkung wurde nach Gabe von 1 – 5 mg DES anhand der morphologisch nachweisbaren Zerstörung der Prostatakarzinomzellen allerdings zur Diskussion gestellt [85].

Selbst wenn man eine gleichartige Wirkung aller Östrogene unterstellt [20] ist zu beachten, daß Polyöstradiolphosphat (Estradurin®) in einer monatlichen Dosis von 160 mg i. m. keine vollständige LH-Hemmung bewirkt [45]. Stege et al. [89] nahmen sich dieses Östrogens erneut an und überprüften das Absinken des Testosteron-Spiegels nach 160, 240 und 320 mg Polyöstradiolphosphat: nach 4 Wochen war lediglich nach einer Dosis von 320 mg der Testosteron-Plasmaspiegel in den Kastrationsbereich abgesunken. Estramustinphosphat (Estracyt®) senkt in einer Dosis von 600 mg/Tag per os LH maximal. Hinzu kommt auch der zytotoxische Effekt des Estramustinphosphats, welcher zum einen bei der Primärbehandlung von Bedeutung ist, zum anderen kann bei der sogenannten „second line"-Therapie im Progress nach Androgenentzug noch in etwa 30% eine Regression erzielt werden.

Aufgrund seiner antigonadotropen Eigenschaften – Gestagene (Medroxyprogesteronacetat, Megestrolacetat) spielen für die primäre Behandlung wegen ungenügender, Phase III-gestützter Wirkung keine Rolle mehr [71] – ist Cyproteronacetat (Androcur®) ein wirksamer LH-Suppressor (Abb. 6) mit konsekutivem Testosteron-Abfall [66].

Wegen ihrer Nebenwirkungsarmut haben die agonistischen Analoga des natürlichen LH-Releasinghormons Bedeutung für die Behandlung des Prostatakarzinoms gewonnen [81]. Da die exogene Zufuhr von LHRH die Hypophyse nur dann zu einer lang anhaltenden LH- und FSH-Sekretion anregen kann, wenn das Peptid intermittierend wirkt, nämlich alle 90 bis 120 Minuten [79], supprimiert seine ununterbrochene Gabe LH und FSH. Klinische Bedeutung erlangten 5 der über 1400 synthetischen LHRH-Analoga (Tab. 3). Diese superaktiven SHRH-Agonisten („Superagonisten") führen zu Beginn der Behandlung zu einem maximalen LH-Anstieg; nach 7 Tagen werden bei fortdauernder Gabe die Ausgangswerte unterschritten und LH bleibt supprimiert [14]. Das Plasma-Testosteron verhält sich gleichsinnig; zwischen dem 3. und 6. Tag nach Applikation des LHRH-Analogon wird der Ausgangswert

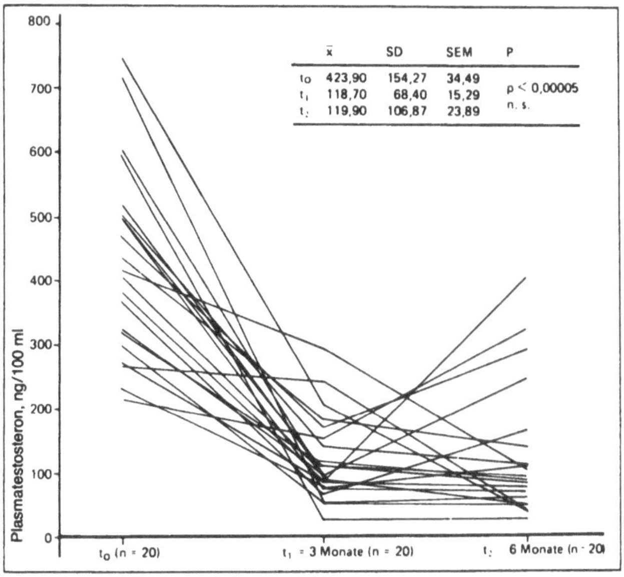

Abb. 6 Effekt einer 6monatigen Behandlung von 300 mg Androcur-Depot/Woche auf den Plasmatestosteronspiegel bei 20 Patienten (aus: Jacobi/Altwein 1978).

Tabelle 3 Übersicht gebräuchlicher LHRH-Analoga zur Behandlung des Prostatakarzinoms

neue Aminosäuren in Position	Freiname	Handelsname (Prüfbezeichnung)	Hersteller
Serin^{6}	Buserelin	Suprefact (Hoe 766)	Behringwerke
D-Leucin^{6}	Leuprorelin, Leuprolid	Carcinil	Abbott
D-Tryptophan^{6}	D-Trp^{6}-LHRH	Decapeptyl	Ferring
D-Serin^{6} und Azaglycin^{10}	Goserelin	Zoladex (ICI 118530)	ICI
D-Naphthylalanin^{6}	Nafarelin	(RS 94991)	Syntex

um 20% überschritten [98] (Abb. 7). Dieser therapeutisch ungünstige Testosterongipfel kann die Symptome des Prostatakarzinom-Patienten verschlimmern („Flare-up“):

a) Intensivierung der Knochenschmerzen,
b) Phosphatasenanstieg,
c) Zunahme der obstruktiven Miktionsbeschwerden,
d) Paraplegie,

so daß eine Vorbehandlung mit Antiandrogenen [8, 52] (Abb. 8) oder DES [90] notwendig ist.

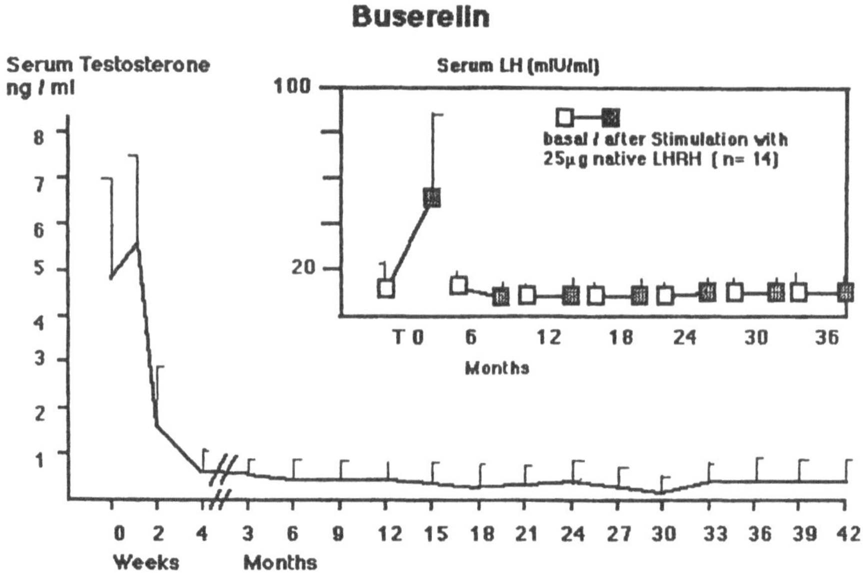

Abb. 7 Serumtestosteron für 85 Patienten, die mit Buserelin behandelt wurden; im Inset sind die Werte für den LHRH-Stimulationstest dargestellt (aus: Jacobi/Altwein: ZFA *65* (1989) 159–165).

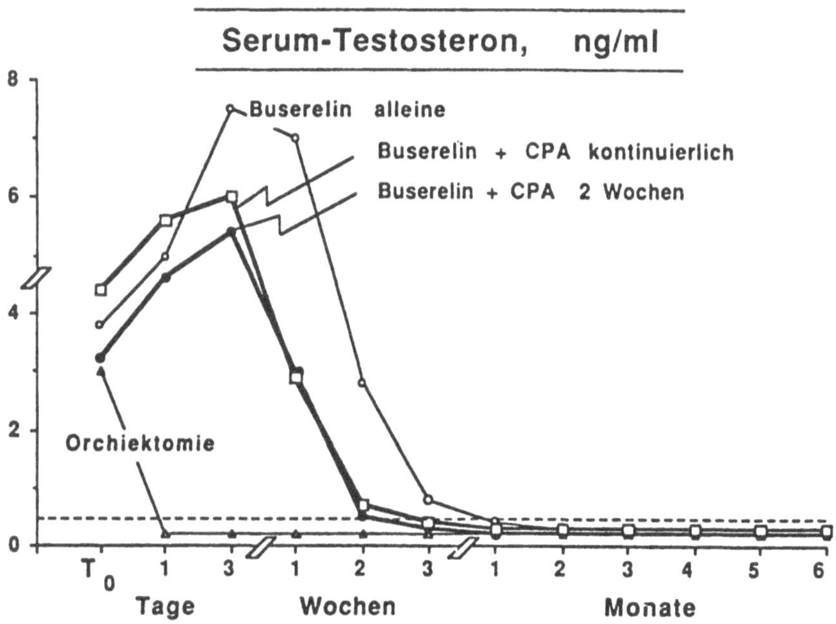

Abb. 8 Serumtestosteron unter Buserelin, Buserelin plus Androcur (kontinuierlich), Buserelin plus Androcur für 2 Wochen bzw. nach Orchiektomie (aus: Jacobi/Altwein: ZFA *65* (1989) 159–165).

Die tägliche s. c. oder intranasale Zufuhr des LHRH-Analogons belastete den Kranken bisher sehr. Nach Polymerisation mit d,1-Lactid-Glycolid entstehen Depot-Präparate, die monatlich unter die Bauchhaut injiziert werden können (Goserelin, Zoladex® [1, 30]), ohne Änderung des endokrinen Effektes. Dies gilt auch für Buserelin, Nafarelin und Decapeptyl [59]. Ob eine adjunktive Anwendung eines Somatostatin-Analogs wie RC 160 ein Schritt in die Zukunft ist, bleibt abzuwarten [82].

Letztlich senken LH-Suppressoren das Plasma-Testosteron (vgl. Abb. 7). Vom Referenz-Östrogen DES müssen 3 mg verabreicht werden, um Testosteron konstant und reproduzierbar zu senken [84]. Unter der Östrogen- und Estramustinphosphat-Therapie steigt aber auch die Trägereiweiß(SHBG)-Konzentration auf das 8fache, so daß die für die Tumorzelle entscheidende Menge des freien (physikalisch gelösten) Testosteron auf ¼ fällt [56]. Dieser Östrogeneffekt erklärt möglicherweise die klinische Wirkung von DES-Dosen unter 3 mg [87].

Hemmung der Androgen-Synthese

Eine Vielzahl von therapeutisch nutzbaren Hormonen vermag die Androgenbiosynthese zu hemmen. Teilweise wirken sie nur beim Tier, aber nicht beim Menschen, beispielsweise LHRH-Analoga [80]. Teilweise wird diese Synthesehemmung von der Hauptwirkung überdeckt: Cyproteronacetat (Androcur®), Östrogene und Medrogeston (Prothil®). Spironolacton (Aldactone®), Aminoglutethimid (Elipten®) und Ketoconazol (Nizoral® [94]) sind wegen ihres hemmenden Effektes auf die Bildung testikulärer *und* adrenaler Androge interessant.

Spironolacton senkt die Testosteronwerte nach Kastration (45 ± 6 ng/dl) bis zur Meßbarkeitsgrenze; auch Androstendion und Dehydroepiandrosteron fallen weiter. Wegen der begleitenden Hyperkaliämie hat Spironolacton keine praktische Bedeutung in der Therapie des Prostatakarzinoms. Auch Aminoglutethimid wurde wegen seiner Nebenwirkungen (adrenale und thyreoidale Insuffizienz) nur in der Sekundärtherapie eingesetzt: der Testosteronspiegel sinkt von 28 (vor Aminoglutethimid) auf 13 und der Spiegel von Dihydrotestosteron von 12 auf 5 ng/dl; es wurden aber nur einzelne klinische Remissionen beobachtet [101].

Ketoconazol ist ein synthetisches Imidazol, das als Antimykotikum eingesetzt wird. In einer Dosis von 600 mg pro Tag wird Testosteron nicht auf Kastrationswerte gesenkt [68], hingegen wurde die hohe Dosierung (1200 mg pro Tag) wegen seiner Hepatotoxizität und tödlicher Septikämien vom Hersteller nicht mehr zugelassen [99].

Hemmung der Androgen-Wirkung auf die Target-Zelle

Antiandrogene sind Endorgan-Antagonisten; die „reinen" Antiandrogene haben, verkürzt formuliert, keine weiteren endokrinen Effekte [23]. Sie wirken kompetitiv auf den Androgenrezeptor aller Target-Organe [16, 95] (Abb. 9), also einschließlich des Hypothalamus und der Hypophyse [66]. Im Sinne dieser Definition sind *reine* Antiandrogene (Flutamid, Nilutamid und Casodex), *antigonadotrope* Antiandrogene (Cyproteronacetat, Megestrolacetat) und Pharmaka mit antiandrogener Nebenwirkung zu unterscheiden (Cimetidin, Spironolacton).

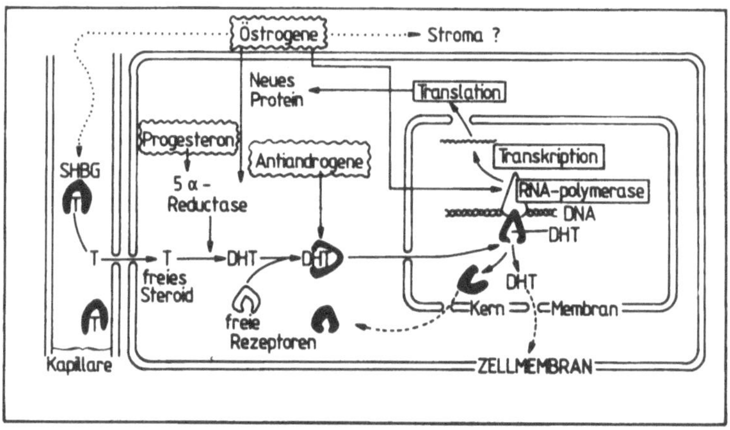

Abb. 9 Auswirkungen des Hormoneinsatzes auf den Tumorzellstoffwechsel

Mit Ausnahme von Casodex (ICI 176.334) hemmen die reinen Antiandrogene nicht nur (erwünscht) die Androgenrezeptoren in der Prostata, sondern auch (unerwünscht) die zentralen Androgenrezeptoren des Hypothalamus und der Hypophyse, so daß LHRH und LH ohne Rückkopplung ausgeschüttet werden [74]: Der steigende LH-Spiegel zieht einen steigenden Testosteron-Spiegel nach sich, der die Blockierung der prostatischen Androgenrezeptoren möglicherweise neutralisiert (Escape-Phänomen). Daraus resultiert, daß der Patient zwar seine Potenz nicht verliert, im Gegensatz zu den übrigen Formen der Hormontherapie aber möglicherweise infolge des Escape-Phänomens das Wachstum des Prostatakarzinoms nicht supprimiert bleibt. Die Aromatisierung des Testosterons erklärt die Gynäkomastie und Mastodynie der Patienten, die mit Flutamid und Nilutamid behandelt werden. Demgegenüber steigen LH und Testosteron bei dem peripheren Antiandrogen nicht an [32], das im Gegensatz zum Cyproteronacetat weder antigonadotrop noch synandrogen wirkt [63, 73].

Beim Mann (300 mg Nilutamid pro Tag über 8 Wochen; Mann-zu-Frau-Transsexualismus) wurde unter Anandron ein 2facher Anstieg des Testosteronspiegels und der Nebennieren-Androgene gemessen; das sonographische Prostatavolumen blieb unverändert [7]. Werden die Patienten jedoch vor der Anandron-Gabe orchiektomiert, dann wird Testosteron unter den Kastrationsspiegel abgesenkt. Bereits nach einer 14tägigen Gabe des 2. reinen Antiandrogens Flutamid ist ein hypergonadotroper Hypogonadismus nachweisbar [48].

Störung des Androgen-Synergismus

Die Prostata ist ein Prolaktin-Zielorgan [40]. Prolaktin potenziert die Androgen-Wirkung auf die Prostata [26]; seine intraprostatische Bindung ist Androgen-abhängig [100]. Beim Prostatakarzinom wurde daher konsequenterweise der Einsatz von Prolaktin-Inhibitoren erprobt, konnte sich aber wegen der schlechten Verträglichkeit der Antiprolaktine bei ungenügender Wirksamkeit im posthormonalen Relaps nicht durchsetzen [18]. Die Bedeutung der Hyperprolaktinämie als ungünstiges prognostisches Zeichen [11, 61, 97] wird verwässert, wenn ein Streß- oder Therapie-bedingter Anstieg des Prolaktins (Östrogen, Cyproteronacetat) nicht berücksichtigt wurde [43, 47].

Therapeutische Konsequenzen und Schlußfolgerung

Orchiektomie und Östrogene sind gleichermaßen als wirksame Behandlungsmodalitäten beim Prostatakarzinom bekannt [54]. Vor nahezu 50 Jahren fanden sie Eintritt in die Primärtherapie des metastasierenden Prostatakarzinoms. Beide Maßnahmen senken schnell und anhaltend das Plasma-Testosteron [41]. Die Einführung neuer, antiandrogen wirksamer Substanzen bei der Behandlung des Prostatakarzinoms hat zum Ziel, eine Progression des Tumorleidens zu verzögern oder einen Relaps günstig zu beeinflussen. Bei äquieffektiver Androgen-Deprivation sind wegen ihrer Nebenwirkungen Östrogene allen anderen antiandrogen-wirksamen Therapieformen unterlegen, so daß sie heute bei der Behandlung des fortgeschrittenen Prostatakarzinoms kaum mehr Bedeutung besitzen. Entsprechend hat die bis vor kurzer Zeit noch praktizierte Kombinationsbehandlung von Orchiektomie und Östrogenen [36] keine Berechtigung mehr. Dies gilt bedingt auch für die sogenannte „Second line"-Therapie von Patienten, welche nach der Orchiektomie progredient wurden.

Die Wirkung der Antiandrogene wurde in vielfältigen, zahlenmäßig jedoch meist kleinen klinischen Studien untersucht. Die Ansprechrate entspricht derjenigen nach Orchiektomie. Flutamid (Fugerel®) als reines, nicht steroidales Antiandrogen scheint vor allem bei den Patienten Vorteile zu bieten, die großen Wert auf ihre Libido und sexuelle Potenz legen. Bedingt durch eine vermehrte Sekretion hypothalamischer Neurotransmitter, wie vor allem Noradrenalin, treten jedoch Hitzewallungen mit/ohne Schweißneigung auf – vergleichbar den klimakterischen Beschwerden der Frau. Diese Hitzewallungen beobachtet man auch nach Orchiektomie, nach der Verabreichung von LHRH-Analoga auch in Kombination mit Flutamid. Sie treten jedoch nicht auf bei Behandlung mit einem Antiandrogen, welches neben der rein antiandrogenen auch eine antigonadotrope Wirkung besitzt, wie Cyproteronacetat (Androcur®). Die klinischen Erfahrungen mit dem peripher selektiven Antiandrogen Casodex verdienen Beachtung.

Das größte Interesse unter den neuen hormonellen Behandlungsmethoden haben in der letzten Zeit die LHRH-Analoga erfahren [44]. Nachdem zunächst unterschiedliche Applikationsformen, wie tägliche subkutane Injektionen (Leuprorelin; Carcinil®) und tägliches Schnupfen (Buserelin; Suprefact®) an die Compliance des Patienten hohe Anforderungen stellten, vermeiden Depot-Präparate wie Goserelin (Zoladex®) diesen Nachteil.

Mit den LHRH-Analoga gelingt es permanent, den Testosteron-Plasmaspiegel auf Kastrationsniveau zu senken, so daß diese Therapie einer chirurgischen Kastration gleichzusetzen ist. Die höheren Kosten gilt es jedoch zu bedenken. Bei der Anwendung ist zu beachten, daß während der Initialphase (über 2 bis 3 Wochen) die LHRH-Antagonisten die hypophysäre LH-Sekretion stimulieren und der Testosteron-Spiegel in dieser Zeit ansteigt. Erst nach der Down-regulation der hypophysären Rezeptoren kommt es zu einer chemischen Kastration. Um eine mögliche Tumoraktivierung (Flare-up) mit Schmerzen zu vermeiden, ist vor allem während der Initialphase ein Antiandrogen oder Östrogen empfehlenswert [8, 90] (vgl. Abb. 8). Dadurch werden auch Hitzewallungen vermieden. Demzufolge sollten Patienten mit einer metastasen-bedingten drohenden Querschnitts-Symptomatik oder schmerzhaften Metastasierung von einer Behandlung mit LHRH-Analoga ausgeschlossen werden.

Im allgemeinen besteht keine Notwendigkeit, Patienten, die einer Orchiektomie zustimmen, mit anderen Hormonen zu behandeln; denn auch heute noch fehlen klinische Daten [49, 67], welche den Schluß zulassen, daß die Orchiektomie jeder anderen androgen-suppressiven Manipulation unterlegen ist. Eine äquieffektive Androgen-Deprivation vorausgesetzt, wird die Wahl der Therapie-Modalität von Nebenwirkungen, Akzeptanz durch den Patienten sowie den entstehenden Kosten beeinflußt.

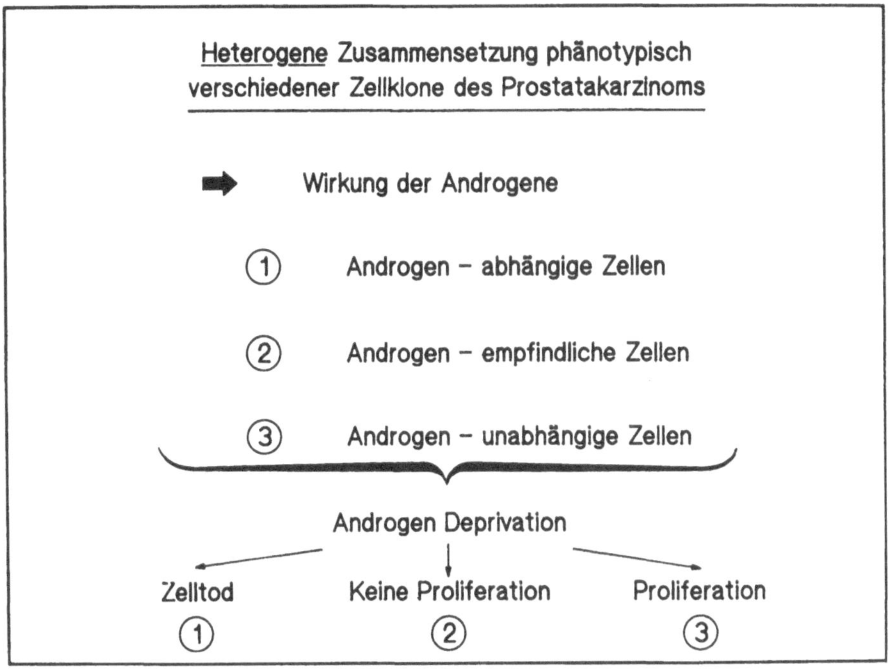

Abb. 10

Trotz der Begeisterung für das Konzept der kompletten Androgenblockade steht fest, daß eine gewisse Subpopulation beim Prostatakarzinom existiert, die Androgen-unabhängig wächst und wahrscheinlich für die Progression der Karzinomerkrankung verantwortlich ist (Abb. 10).

Literatur

[1] Ahmed, S. R., J. P. F. Grant, S. M. Shalet et al.: Preliminary report on use of depot formulation of LHRH analogue ICI 118630 (Zoladex) in patients with prostatic cancer. Clin. Res. *290* (1985) 185–187.
[2] Altwein, J. E.: Hormontherapie des Prostatakarzinoms. Beitr. Onkol. *1* (1979) 78–90.
[3] Altwein, J. E.: Estrogens in the treatment of prostatic cancer. In: M. Pavone-Macaluso, P. H. Smith (Hrsg.): Cancer of the Prostate and Kidney, 317–328. Plenum Press, New York 1983.
[4] Altwein, J. E., A. Leitenberger, R. Ay: Wert der Computertomographie und Lymphographie zum Nachweis von pelvinen Lymphknotenmetastasen beim Prostatakarzinom. Urol. int. *39* (1984) 178–183.
[5] Altwein, J. E.: Wertung der Hormontherapie des metastasierenden Prostatakarzinoms. Onkol. Forum Chemother. *2* (1986) 1–9.

[6] Andersson, L., F. Edsmyr, I. Könyves: Estramustine and prednimustine. In: M. Pavone-Macaluso, P. H. Smith (Hrsg.): Cancer of the Prostate and Kidney, 359–363. Plenum Press, New York 1983.

[7] Asscheman, H., L. J. G. Gooren, H. J. de Voogt et al.: Clinical and endocrinological results of short term Anandron treatment. Eur. J. Cancer Clin. Oncol. *23* (1987) 1231–1231.

[8] Aulitzky, W., J. Frick: Unterschiedliche Effekte von LHRH-Analoga auf die Testosteron-Sekretion während der Initialphase der kombinierten antiandrogenen Therapie beim Prostatakarzinom. In: Die Prostata, Band 4, 218–224. PMI Frankfurt 1988.

[9] Bartsch, W., H. J. Becker et al.: Sex hormone binding globulin binding capacity, testosterone, 5-alpha-dihydrotestosterone, estradiol and prolactin in plasma of patients with prostatic carcinoma under various types of hormonal treatment. Acta Endocrinol. *85* (1977) 650–664.

[10] Beach, P. D.: Hormonal therapy for prostatic carcinoma. In: D. E. Johnson, M. L. Samuels (Hrsg.): Cancer of the Genitourinary Tract, 273–278. Raben Press, New York 1979.

[11] Berry, W. R., J. Laszlo, E. Cox et al.: Prognostic factors in metastatic and hormonally unresponsive carcinoma of the prostate. Cancer *44* (1979) 763–775.

[12] Bertagna, C., J. Fiet, A. de Gery, M. Hucher et al.: Endocrine effects of the pure antiandrogen Anandron in castrated patients with metastatic prostatic cancer. Eur. J. Cancer Clin. Oncol. *23* (1987) 1233–1233.

[13] Blackard, C. E., D. P. Byar, W. P. Jordan: Orchiectomy for advanced prostatic carcinoma. Urology *1* (1973) 553–560.

[14] Borgmann, V., R. Nagel, M. Schmidt-Gollwitzer et al.: Langzeitsuppression der gonadalen Testosteronproduktion durch den LHRH-Agonisten (Buserelinacetat; Hoe 766) beim fortgeschrittenen Prostatakarzinom – eine neue Therapieform? Akt. Urol. *13* (1982) 200–203.

[15] Bouffioux, C.: Le cancer de la prostate. Acta Urol. Belg. *47* (1979) 189–470.

[16] Bruchovsky, N.: Molecular action of androgens and antiandrogens. In: J. Hammerstein, U. Lachnit Fixon, F. Neumann et al. (Hrsg.): Androgenization in Women, 7–20. Excerpta Medica, Amsterdam 1980.

[17] Byar, D. P.: The VACURG's studies of cancer of the prostate. Cancer *32* (1973) 1126–1130.

[18] Catalona, W. J.: Prostate Cancer, 151–152. Grune & Stratton, Orlando 1984.

[19] Catalona, W. J., W. S. Scott: Carcinoma of the prostate. In: P. C. Walsh, R. F. Gittes, A. D. Perlmutter, T. A. Stamey (Hrsg.): Campbell's Urology, 1461–1534. 5. Aufl. Saunders, Philadelphia 1986.

[20] Chisholm, G. D.: Conservative treatment of cancer of the prostate. In: J. E. Castro (Hrsg.): The Treatment of Prostatic Hypertrophy and Neoplasia, 121–146. MTP Medical and Technical Publishing, Lancaster 1974.

[21] Chisholm, G. D.: Treatment of advanced cancer of the prostate. Sem. Surg. Oncol. *1* (1985) 38–55.

[22] Coune, A., P. Smith: Clinical trial of 2-bromo-alpha-ergocryptine (NSC-169 774). In: Human prostatic cancer. Cancer Chemother. Rep. *59* (1979) 209–212.

[22] Dorfman, R. I.: Biological activity of antiandrogens. Br. J. Dermatol. *82* (1979) Suppl. 6, 3–8.

[24] Egle, N., J. E. Altwein: Postpuberal castration and prostatic carcinoma. Urology *6* (1979) 471–473.

[25] Ellis, W. J., I. T. Isaacs: Effectiveness of complete versus partial androgen with drawal therapy for the treatment of prostatic cancer as studied in the Dunning R-3327 systems of rat prostatic adenocarcinoma. Cancer Res. *45* (1985) 6041–6050.

[26] Farnsworth, W. E.: The normal prostate and its endocrine control. In: K. Griffithsk, W. Pierrpoint (Hrsg.): Some Aspects of the Aetiology and Biochemistry of Prostatic Cancer, 3–15. Alpha, Omega, Alpha, Cardiff 1970.

[27] Faul, P., F. Eisenberger, E. Elsässer: Metastatischer Befall pelviner Lymphknoten in Abhängigkeit vom morphologischen Differenzierungsgrad und klinischen Stadium des Prostatakarzinoms. Urologe A, *24* (1985) 326–329.

[29] Forrest, J. B., S. S. Howards: Survival following orchiectomy for stage D adenocarcinoma of the prostate. J. Surg. Oncol. *15* (1984) 71–74.

[29] Fossa, S. D., H. Høst, A. Aakvaag: Serum-Testosteronspiegel bei der Behandlung des fortgeschrittenen Prostatakarzinoms. Akt. Urol. *13* (1982) 273–276.

[30] Furr, B. J. A., F. G. Hutchinson: Biodegradable sustained release formulation of the LHRH analogue „Zoladex" for the treatment of hormone responsive tumours. In: EORTC Genitourinary Group Monograph 2, Part A: Therapeutic Principles. Metastatic Prostatic Cancer (1985) 143–147.

[31] Furr, B. J. A., B. Valcaccia, B. Curry et al.: ICI 176334: A novel non-steroidal, peripherally selectice antiandrogen. J. Endocrinol. *113* (1987) R7–R9.

[32] Furr, B. J. A.: ICI 176334: A novel non-steroidal, peripherally-selective antiandrogen. In: P. M. Smith, M. Pavone-Macaluso (Hrsg.): Management of advanced cancer of prostate and bladder, 13–26. Alan R. Liss, New York 1988.

[33] Gandy, H., R. Peterson: Measurement of testosterone and 17-KS in plasma by the double isotope dilution derivative technique. J. Clin. Endocrinol. Metab. *28* (1968) 349–353.

[34] Grayhack, J. T., J. M. Kozlowski: Endocrine therapy in the management of advanced prostatic cancer: The case for early initiation of treatment. Urol. Clin. North Am. *7* (1980) 639–643.

[35] Grossman, H. B.: Hormonal therapy of prostatic carcinoma: Is there a rationale for deloyed treatment? Urology *27* (1986) 199–204.

[36] Haapiainen, R., S. Rannikko, O. Alfthan: Comparison of primary orchiectomy with oestrogen therapy in advanced prostatic cancer. Br. J. Urol. *58* (1986) 528–533.

[37] Hofstetter, A. G.: Therapiepläne urologischer Tumoren. Urologe B *26* (1986) 207–209.

[38] Hovsepian, J. A., D. P. Byar, VACURG: Carcinoma of prostate Correlation between radiologic quantitation of metastases and patient survival. Urology *6* (1975) 11–16.

[39] Huggins, C., C. V. Hodges: Studies on prostatic cancer. I. The effect of castration, of estrogen and of androgen injection on the normal and on the hyperplastic prostate glands of dogs. Cancer Res. *1* (1941) 293–298.

[40] Jacobi, G. H., J. E. Altwein: Bromocriptin, ein neues therapeutisches Prinzip beim Prostatakarzinom. Dtsch. Med. Wochenschr. *103* (1978) 827–833.

[41] Jacobi, G. H.: Palliativtherapie des Prostatakarzinoms – Endokrinologische Grundlage, klinische Situation. Prolaktin – Ein neues Prinzip, 29–33. Zuckschwerdt Verlag, München 1980.

[42] Jacobi, G. H., H. Riedmiller, R. Hohenfellner: Lokale Hochvoltbestrahlung des Prostatakarzinoms: Analyse von 214 Fällen. Verh. Dtsch. Urol. *32* (1981) 185–187.

[43] Jacobi, G. H., J. E. Altwein: Prolaktin-Inhibitoren, ein weiteres Therapieprinzip für das Karzinom der Prostata. In: H. Klosterhalfen (Hrsg.): Therapie des fortgeschrittenen Prostatakarzinoms, 41–54. Schering, Berlin 1983.

[44] Jacobi, G. H., U. K. Wenderoth, H. von Wallenberg et al.: LH-RH-Analogues for palliation of advanced prostatic carcinoma. A critical review after five years of experience. In: K. Höffken (Hrsg.): LH-RH-Agonists in Oncology, 72–82. Springer, Berlin 1988.

[45] Jönsson, G., A. M. Olsson, W. Luttrop: Treatment of prostatic carcinoma with various types of estrogen derivatives. Vit. Horm. *33* (1975) 351–373.

[46] Kerle, D., G. Williams, H. Weire et al.: Experience with an LHRH-Analogue in the management of relapsed progressive prostatic cancer. Br. J. Urol. *56* (1986) 495–498.

[47] Klosterhalfen, H., H. Becker: 10-Jahres-Ergebnisse einer randomisierten Prospektivstudie beim metastasierenden Prostatakarzinom. Akt. Urol. *18* (1987) 234–236.

[48] Knuth, U. A., R. Hano, E. Nieschlag: Effect of lutamide or cyproterone acetate on pituitary and testicular hormones in normal men. J. Clin. Endocrinol. Metab. *59* (1984) 963–969.
[49] Kuhn, J. M., C. Bertagna, T. Billeband et al.: Combining the antiandrogen anandron with LHRH agonist: Sequential essays of hormones and prostate markers during a double blind study. Eur. J. Cancer Clin. Oncol. *23* (1987) 1243–1243.
[50] Labrie, F., A. Dupont, A. Bélanger et al.: New approach in the treatment of prostate cancer: Complete instead of only partial withdrawal of androgens. Prostate *4* (1983) 579–594.
[51] Labrie, F., A. Dupont, A. Bélanger et al.: Long-term treatment with luteinizing hormone agonists and maintenance of serum testosterone to castration cencentrations. Br. Med. J. *291* (1985) 369–370.
[52] Labrie, F., A. Dupont, A. Bélanger et al.: Flutamide eliminates the risk of desease flare in prostatic cancer patients treated with a LH-RH-agonist. J. Urol. *138* (1987) 804–806.
[53] Labrie, F., A. Dupont, M. Gighere et al.: Benefits of combination therapy with flutamide in patients relapsing after castration. Br. J. Urol. *61* (1988) 341–346.
[54] Lepor, H., A. Ross, P. C. Walsh: The influence of hormonal therapy on survival of men with advanced prostatic cancer. J. Urol. *128* (1982) 335–340.
[55] Lesser, B., N. Bruchovky: The effects of testosteron, 5-dihydrotestosterone and adenosine 3′5′monophosphate on cell proliferation and differentiation. Biochem. Biophys. Acta *308* (1973) 426–437.
[56] Levell, M. J., J. K. Siddall, E. Rowe et al.: Relationship of testosterone, sex hormone binding globulin, and calculated free testosterone to subsequent clinical progress in patients with carcinoma of the prostate treated with bilateral orchiectomy or estrogens. Prostate *11* (1987) 17–21.
[57] Lynch, K. M.: Significance of adrenal enlagement caused by estrogen treatment. J. Urol. *73* (1955) 619–626.
[58] Manni, A., R. J. Santen, A. Boucher et al.: Hormon stimulation and chemotherapy in advanced prostate cancer: Preliminary results of prospective controlled clinical trial. Anticancer Res. *5* (1985) 161–166.
[56] Mathe, G., A. V. Schally, A. M. Comaru-Schally et al.: Phase II Trial with D-Trp-6-LH-RH in prostatic carcinoma: Comparison with other hormonal agents. Prostate *9* (1986) 327–342.
[60] NcMahon, M. J., A. B. J. Butler, G. H. Thomas: Morphological responses of prostatic cancer to testosterone in organ culture. Br. J. Cancer *26* (1972) 388–394.
[61] Mee, A. D., O. Khan, K. Mashiter: High serum prolactinassociated with poor prognosis in carcinoma of the prostate. Br. J. Urol. *56* (1984) 698–701.
[62] Menon, M., P. C. Walsh: Hormonal therapy for prostatic cancer. In: G. P. Murphy (Hrsg.): Prostatic Cancer, 175–200. PSG Publishing, Littleton 1979.
[63] Mowszowicz, I., D. E. Bieber, K. W. Chung et al.: Synandrogenic and antiandrogenic effect of progestins: Comparison with non-progestational antiandrogens. Endocrinology *95* (1974) 1589–1599.
[64] Murphy, G. P.: Current status of therapy in prostatic cancer. In: H. Tannenbaum (Hrsg.): Urologic Pathology: The Prostate, 225–239. Lea & Febiger, Philadelphia 1977.
[65] Myers, R. P., R. Zincke, T. R. Fleming et al.: Hormonal treatment et time of radical retropubic prostatectomy for stage D 1 prostate cancer. J. Urol. *130* (1983) 99–101.
[66] Neumann, F.: Antiandrogens: Pharmacology. In: Antihormone Bedeutung in der Urologie. Klin. Exp. Urol. *3* (1981) 89–115.
[67] Navratil, H.: Double blind Study of anandron vs placebo in stage D_2 prostate cancer patients receiving buserelin. Prog. Clin. Biol. Res. *243* A (1987) 401–410.
[68] Nicolle, P., A. Pontin, L. Saembock: High-dose ketoconazole therapy in prostatic cancer. S. Afr. Med. J. *67* (1985) 888–889.

[69] Parker, L., M. Lai, F. Wolk et al.: Orchiectomy does not selectively inarease adrenal androgen concentrations. J. Clin. Endocrinol. Metab. *59* (1984) 547–550.

[70] Paulson, D. F.: Management of metastatic prostatic cancer. Urology *25* Suppl. (1985) 49–52.

[71] Pavone-Macaluso, M., H. J. de Voogt, G. Viggiano et al.: Comparison of diethylstilbestrol, cyproterone acetate and medroxyprogesterone acetate in the treatment of advanced prostatic cancer: Final analepis of a randomized phase III trial of the EORTC Urological group. J. Urol. *136* (1986) 624–631.

[72] Pollen, J. J.: Endocrine treatment of prostatic cancer. Urology *21* (1983) 555–558.

[73] Poyet, P., F. Labrie: Comparison of the antiandrogenic/androgenic activities of flutamide, cyproterone acetate and megestrol acetate. Mol. Cell. Endocrinol. *42* (1985) 282–288.

[74] Raynaud, J. P., C. Bonne, M. Moguilewsky et al.: The pure antiandrogen RU 23908 (anandron), a candidate of choice for the combined antihormonal treatment of prostatic cancer: A review. Prostate *5* (1984) 299–311.

[75] Robinson, M. R. G.: Carcinoma of the prostate: Adrenal inhibitors. In: M. Pavone-Macaluso, P. H. Smith (Hrsg.): Cancer of the Prostate and Kidney, 349–354. Plenum Press, New York 1983.

[76] Rohlf, P. L., R. H. Flocks: Stilphostrol therapy in 100 cases of prostatic carcinoma. J. Iowa Med. Soc. *59* (1969) 1096–1101.

[77] Sandberg, A. A.: Metabolic aspects and actions unique to estracyt. Semin. Oncol. *10*, Suppl. (1983) 3–15.

[78] Sanford, E. J., D. F. Paulson, T. J. Robner et al.: The effects of castration on adrenal testosterone secretion in men with prostatic carcinoma. J. Urol. *118* (1977) 1019–1921.

[79] Santen, R. J., C. W. Bardin: Episodic luteinizing hormone secretion in man. Pulse analepis, clinical interpretation, physiological mechanisms. J. Clin. Invest. *52* (1973) 2617–2633.

[80] Schaison, G., S. Brailly, P. Vuagnat et al.: Absence of a direct inhibitory effect of the GuRH agonist D-Ser $(TBU)^6$, des-Gly-NH_2^{10} GnRH ethylamide (buserelin) on testicular steroid-genesis in man. J. Clin. Endocrinol. *58* (1984) 885–888.

[81] Schally, A. V., T. W. Redding, A. M. Comaru-Schally: Inhibition of prostate tumors by agonistic and antagonistic analogs of LH-RG. Prostate *4* (1983) 545–552.

[82] Schally, A. V., T. W. Peeling: Somatostation analogs as adjuncts to agonists of LHRH in the treatment of experimental prostate cancer. Proc. natl. Acad. Sci. USA *84* (1987) 7275–7279.

[83] Scott, W. W.: What makes the prostate grow? J. Urol. *80* (1953) 477–488.

[84] Shearer, R. J., W. F. Hendry, I. F. Sommerville et al.: Plasma testosterone: An accurate monitor of hormone treatment in prostatic cancer. Br. J. Urol. *45* (1973) 668–677.

[85] Sinha, A. A., C. E. Blackard, U. S. Seal: A critical analysis of tumor morphology and hormone treatments in the untreated and estrogen-treated responsive and refactory human prostatic carcinoma. Cancer *40* (1977) 2836–2850.

[86] Skipper, H. E.: Kinetics of mammary tumor all growth and implications for therapy. Cancer *28* (1971) 1479–1499.

[87] Smith, J. A.: New methods of endocrine management of prostatic cancer. J. Urol. *137* (1987) 1–10.

[88] Stamey, T. A.: Cancer of the prostate. An analysis of some important contributions an dilemmas. Monogr. Urol. *31* (1982) 67–80.

[89] Stege, R., K. Carström, C. Collste et al.: Single drug polyestradiol phosphate (REP) therapy in prostatic cancer (CAP). Eur. J. Cancer Clin. Oncol. *23* (1987) 1249.

[90] Stein, B. S., J. A. Smith jr.: DES lead-in to use of luteinizing hormone releasing hormone analogs in treatment of metastatic carcinoma of prostate. Urology *25* (1985) 350–353.

[91] Stone, A. R., T. B. Hargreave, G. D. Chisholm: The diagnosis of estrogen escape and the role of secondary ochiectomy in prostatic cancer. Br. J. Urol. *52* (1980) 535–538.
[92] Straube, W., J. S. Braun: Zur Orchiektomie und Östrogentherapie des Prostatakarzinoms. Urologe A *13* (1974) 198–201.
[93] Sufrin, G., D. S. Coffey: New model for studying the effect of drugs on prostatic growth. I. Antiandrogens and DNA synthesis invest. Urol. II (1973) 45–54.
[94] Trachtenberg, J.: Ketoconazole therapy in advanced prostatic cancer. J. Urol. *132* (1984) 61–63.
[95] Walsh, P. C., S. G. Korenman: Mechanism of androgenic action: Effect of specific intracellular inhibitors. J. Urol. *105* (1971) 850–857.
[96] Walsh, P. C.: Physiologic basis for hormonal therapy in carcinoma of the prostate. Urol. Clin. North Am. *2* (1975) 125–140.
[97] Wander, H. E.: Zur Hormontherapie maligner Erkrankungen. Die gelben Hefte *27* (1987) 115–122.
[98] Wenderoth, U. K., G. H. Jacobi: Langzeitergebnisse mit dem GnRH-Analogon Buserelin (Suprefact) bei der Behandlung des fortgeschrittenen Prostatakarzinoms seit 1981. Akt. Urol. *16* (1985) 58–63.
[99] Williams, G., D. J. Kerle, H. Ware et al.: Objective responses to ketoconazole therapy in patients with relapsed progressive prostatic cancer. Br. J. Urol. *58* (1986) 45–51.
[100] Witorsch, R. J., J. P. Smith: Evidena for androgen dependent intracellular binding of prolactin in rat ventral prostate gland. Endocrinology *101* (1977) 929–938.
[101] Worgul, T. J., R. J. Santen, E. Samojlik et al.: Clinical and biochemical effect of aminoglutethimid in the treatment of advanced prostatic carcinoma. J. Urol. *129* (1983) 51–55.

Diskussion

Kurth: Die Bemerkung, daß der Primärtumor nicht wichtig ist, sondern nur die Metastase, ist, so wie es formuliert wurde, etwas verwirrend. Ich glaube, die Metastasen, und da stimmen wir sicher überein, entstehen ja nicht jungfräulich, es ist ja keine Parthenogenese, sondern sie entstehen aus dem Primärtumor, d. h. also, daß der Primärtumor wichtig ist. Wenn wir also Möglichkeiten hätten, in dem Primärtumor die Kompartimente, die metastasieren und die verantwortlich sind für die Metastasierung, zu identifizieren, dann wäre mit dem Primärtumor wunderbar zu arbeiten. Ich möchte nochmals sagen, daß der Primärtumor natürlich wichtig ist. Es ist das einzige, wonach wir schauen können. Wir wissen ja nicht, wo die Metastasen sitzen.

Noch eine Frage: Du kennst die Arbeit von Lund u. Rasmussen, die zeigt, daß sich nach einem Jahr offensichtlich die primär erhöhten Testosteronwerte, die ja in der Vergangenheit dazu führten, daß so kompetente Leute wie Herr Neumann sagten: „Wahrscheinlich muß man immer mehr geben, um das Testosteron noch zu binden", daß sich diese erhöhten Testosteronwerte wieder auf ihren früheren Wert einpendeln. Was interessiert mich dann, was nach 10 oder 20 Tagen passiert, mich interessiert genau, ob das zweifelsfrei bewiesen wurde, ob sich andere Gruppen damit befassen und ob, wenn das so wäre, diese Form der Therapie plötzlich unter anderem Aspekt gesehen werden müßte?

Altwein: Das ist eine klare Frage. Das war der Hauptvorwurf, die den reinen Antiandrogenen gemacht wurde. Der älteste Vertreter ist nun einmal das Flutamid. Es gibt zum Flutamid eine bislang nicht „ordentlich" veröffentlichte, d. h. also in einer guten, wissenschaftlichen Zeitung wiedergegebene Studie, die Herr Neri gemacht hat. Er behandelte randomisiert etwa 40 Patienten in jedem Arm, und zwar: 1500 mg Flutamid/Tag versus 750 mg Flutamid/Tag versus 1 mg DES/Tag. Am Studienende nach drei Jahren ergab sich kein Unterschied der Überlebenszeit. Die Studie hat viele Fehler. Erst einmal waren nicht nur Patienten mit metastasierendem Prostatakarzinom zugelassen, sondern es waren in jedem Arm zum Zeitpunkt des Therapiebeginns nur 80% metastasierend usw., so daß man sich über die Monotherapie noch kein abschließendes Bild machen kann. Leider war die Arbeit von Sogani und Whitmore, die immerhin in *Cancer* veröffentlicht wurde, auch nur retrospectiv angelegt, so daß man auch hieraus nur auf eine allgemeine Wirkung schließen kann, aber nicht das Problem, das Du angesprochen hast, beantworten kann.

In der Praxis ist es tatsächlich so, daß sich der Testosteronspiegel nach langer Anwendung wieder im Normbereich oder sogar im Subnormalbereich einpendelt. Es ist also nicht so, daß ein dauernd „hyperandrogener Zustand" erhalten bleibt.

Bressel (Hamburg): Ich finde die Arbeit von Cleman von 1978, nicht ganz dem derzeitigen Wissensstand entsprechend. Daß man die Metastase einfach so herunterdrückt und sagt, die ist gar nicht so inert. Das stimmt sicher nicht. Es gibt wirklich Untersuchungen – wir selbst haben auch eigene gemacht – die zeigen einen völlig intakten Testosteron-Stoffwechsel in den Metastasen und so ist es eben auch im Primärtumor. Die Metastase unterscheidet sich nachher vielleicht etwas mehr vom Primärtumor, aber prinzipiell ist sie zunächst natürlich Tumor.

Altwein: Das ist korrekt, Herr Bressel. Mein Ziel war auch nur, ein Beispiel zu geben, das vielleicht nicht sehr glücklich war, aber es gibt im Schrifttum wenig direkt nachvollziehbare Belege für die Heterogenität des Tumors. Das heißt, daß es eben unterschiedliche Klone gibt und daß in dem gezeigten Beispiel möglicherweise die hormonunempfindlichen metastasiert haben. Das kann beim nächsten Patienten, wie Sie gerade ausgeführt haben, durchaus anders sein.

Es ging mir eigentlich darum zu sagen, daß es die Heteroklonalität des Tumors ist, die ihn so problematisch für eine Hormontherapie macht.

Reinicke: Ich habe eine Frage an Herrn Altwein. LHRH-Analoga machen ja eine Hodenatrophie, kann man deshalb das Präparat irgendwann absetzen?

Altwein: Ich würde auch hier sehr vorsichtig sein. Es gibt Untersuchungen, daß nach 9 Monaten durchaus noch aktives Gewebe vorhanden ist. Bisher hat noch niemand geprüft, wenn man einen Patienten für 6 oder 9 Monate behandelt, dann ein oder zwei Jahre wartet, ob er dann wieder einen normalen Hormonspiegel hat. Dieses Experiment, das wäre es ja, traut sich keiner durchzuführen, denn von den Östrogenen weiß man, das könnte man analog übertragen, daß es eine Erholungsfähigkeit gibt. Man muß also auch nach einer mittellangen Hormontherapie von etwa 1 Jahr und nachfolgender Unterbrechung der Therapie durchaus mit einem leichten Anstieg des Testosteron-Spiegels rechnen. Die Frage kann ich zumindest gegenwärtig nicht schlüssig beantworten.

Therapie mit Antiandrogenen

G. Ludwig

Bei den zahlreichen Eunuchen der Harems orientalischer Herrscher wurde niemals eine gutartige oder bösartige Prostatavergrößerung beobachtet. Bereits vor 2300 Jahren erkannte der griechische Philosoph und Naturforscher Aristoteles an Bullen und jungen Hähnen den Einfluß einer Kastration auf Libido und Potenz. Aber erst ca. 2250 Jahre später gelang Charles Huggins der Nachweis der Androgensensibilität der Prostata [1]. Seither ist die Androgenablation ein fester Bestandteil in der Therapie des fortgeschrittenen Prostatakarzinoms.

Eine der Möglichkeiten der Androgensuppression besteht in der Verabreichung von Antiandrogenen, über deren allgemeinen Wirkungsmechanismus im Hinblick auf das Prostatakarzinom in diesem Beitrag berichtet werden soll.

Nach der 1970 von Dorfman gegebenen Definition sind Antiandrogene „Substanzen, die Androgene daran hindern, auf ihr Zielorgan einzuwirken. Sie müssen von den Stoffen unterschieden werden, die Synthese und Sekretion von hypothalamischen oder hypophysären Hormonen reduzieren oder die Biosynthese und Sekretion von Androgenen in den Gonaden selbst hemmen" [2]. Aufgrund dieser nun fast 20 Jahre alten Definition unterscheidet man auch heute noch sogenannte „reine" Antiandrogene (Typ Flutamid), die der strengen Dorfman-Definition entsprechen, von Antiandrogenen, die zusätzlich noch gestagen und damit auch antigonadotrop (Typ Cyproteronacetat) wirken.

Zur Erinnerung sei hier der hormonelle Regelkreis, in dessen Zentrum die Androgenbildung steht, nochmals vor Augen geführt (Abb. 1): Das im Hypothalamus gebildete Releasing-Hormon LHRH induziert im Hypophysenvorderlappen die Ausschüttung der beiden Gonadotropine FSH und LH. LH stimuliert die Leydig'schen Zwischenzellen des Hodens zur Synthese des wichtigsten Androgens Testosteron. Dieses wirkt auf die Prostata und andere androgensensible Zielorgane. Der Blutserumtestosteronspiegel steuert durch ein Feed-back-Signal an Hypothalamus und Hypophyse die weitere Ausschüttung der Releasing-Hormone und Gonadotropine über einen negativen Rückkopplungsmechanismus, so daß ein ständiger Regelkreis vorliegt.

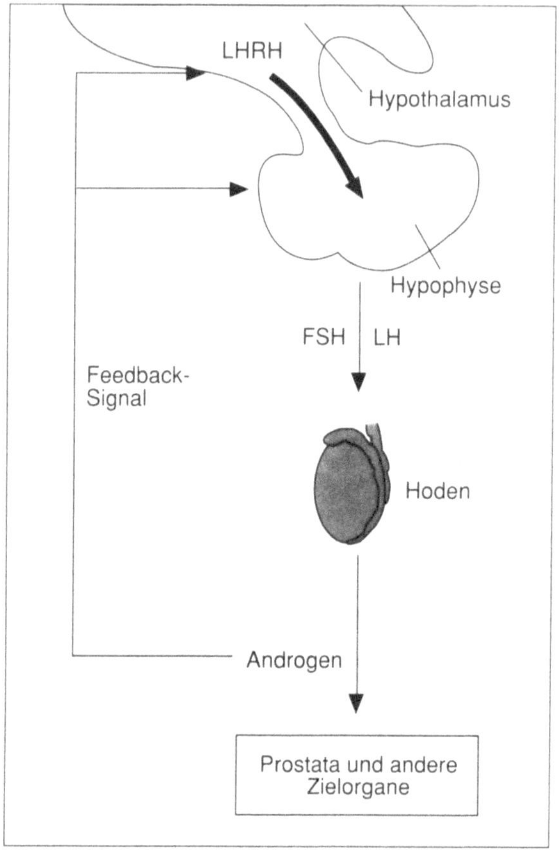

Abb. 1 Schematische Darstellung des hormonellen Regelkreises der testikulären Androgensynthese (modifiziert nach de Voogt u. Soloway, 1985)

Antiandrogene blockieren die Wirkung von Androgenen auf ihre Zielorgane unabhängig davon, ob es sich um testikuläres Testosteron oder in den Nebennieren gebildete Androgene handelt, die etwa 10% der Gesamtandrogene ausmachen (Abb. 2).

Um die Antiandrogenblockade der Zielorganzelle für das Androgen zu verstehen, muß man sich zunächst den Wirkungsmechanismus des wichtigsten Androgens Testosteron bzw. seines Reduktats Dihydrotestosteron (DHT) auf die androgensensible Prostatazelle vor Augen führen (Abb. 3): Das allein wirksame freie Testosteron – nur 2% des gesamten Serumtestosterons liegen nicht an sexualhormonbindendes Globulin (SHBG) gebunden und damit inaktiv vor – wird in die Prostatazelle aufgenommen und dort durch das Ferment 5α-Reduktase zu dem eigentlichen Wirkstoff DHT reduziert (Stufe 1,

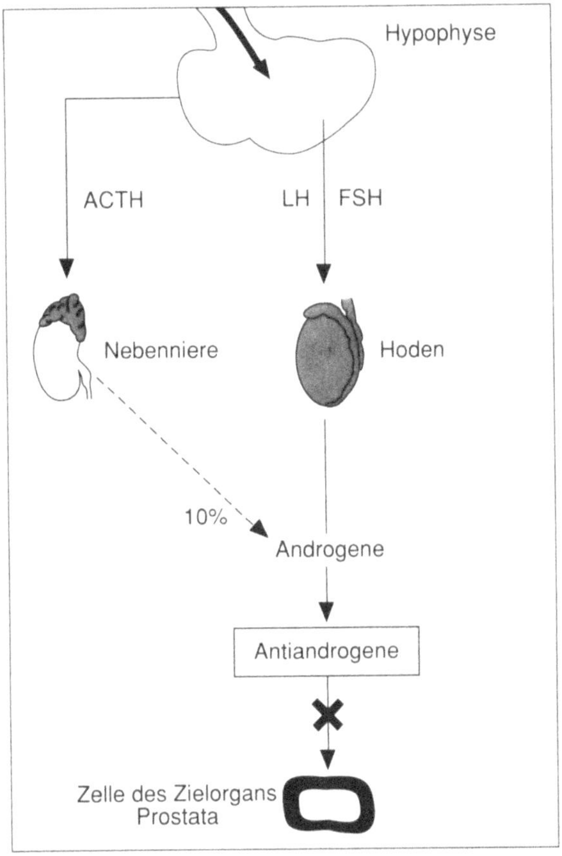

Abb. 2 Schematische Darstellung der Blockade der Androgene an der Prostata durch Antiandrogene (modifiziert nach de Voogt u. Soloway, 1985)

Abb. 3). Das DHT wird an einen zytoplasmatischen Rezeptor (CR) gebunden (Stufe 2, Abb. 3) und anschließend in einen nukleären Rezeptor (NR) inkorporiert (Stufe 3, Abb. 3). Diesen Vorgang nennt man Transformation, weil der CR-DHT-Komplex in den NR-DHT-Komplex umgeformt (= transformiert) wurde. Erst dieser NR-DHT-Komplex (nukleärer Androgen-Rezeptor-Komplex) kann in den Zellkern überführt (= transloziert) werden. Diese Überführung wird daher Translokation des Androgen-Rezeptor-Komplexes genannt. Im Zellkern kommt es zu einer Interaktion des Androgen-Rezeptor-Komplexes mit der Desoxyribonukleinsäure (DNS) als Akzeptor (Stufe 4, Abb. 3). Hierdurch kommt es zu einer Aktivierung der Ribonukleinsäure (RNS)-Polymerase und zur Synthese von Messenger-RNS (m-RNS). Dieser Vorgang wird als Transskription bezeichnet (Stufe 5, Abb. 3), wodurch die eigentliche Hormonwirkung durch die Synthese spezifischer Proteine oder

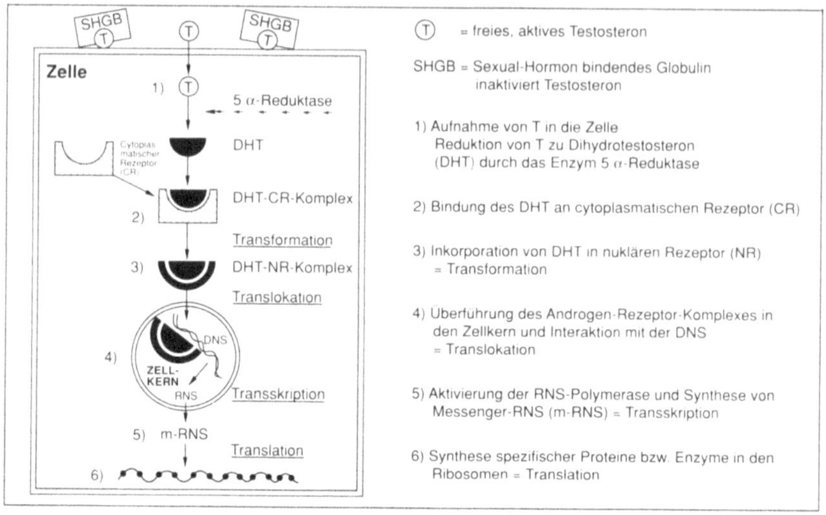

Abb. 3 Wirkungsmechanismus des freien Testosterons in der Zelle (modifiziert nach de Voogt und Soloway, 1985)

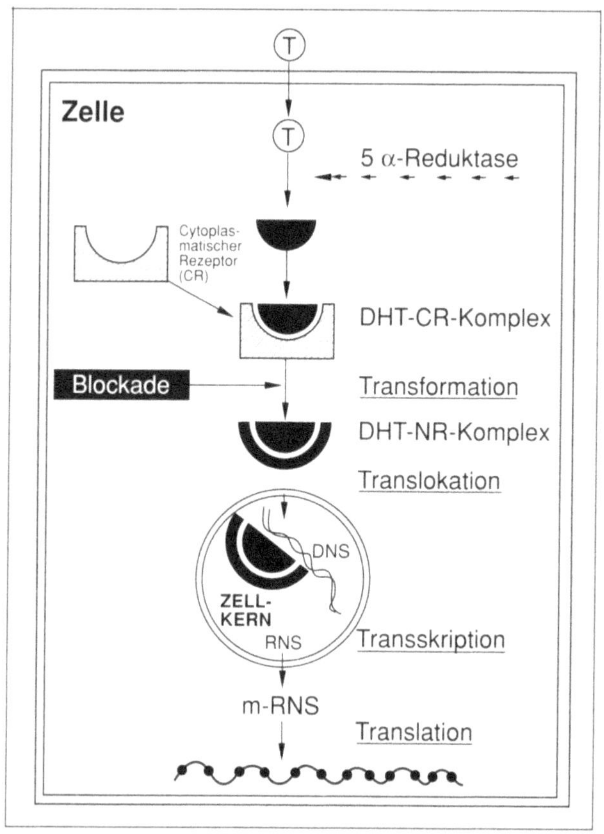

Abb. 4 Blockade der Androgen-Rezeptor-Interaktion (modifiziert nach de Voogt und Soloway, 1985)

Enzyme in den Ribosomen ausgelöst wird. Letzteres bezeichnet man auch als Translation (Stufe 6, Abb. 3).

Zwischen Stufe 2 und 3 kann die Transformation durch kompetitive Rezeptorenbesetzung mit Antiandrogenen blockiert werden. Dies bedeutet, daß der Androgen-Rezeptor-Komplex den Zellkern nicht erreicht (Abb. 4).

Wie bereits erwähnt, gibt es zwei völlig verschiedene Antiandrogensysteme, die auch eine unterschiedliche klinische Wirkung aufweisen (Abb. 5): Zum einen handelt es sich um das Cyproteronacetat (CPA), das neben seiner antiandrogenen Wirkung noch zusätzlich gestagen und damit antigonadotrop wirkt, und zum anderen sind es die sogenannten „reinen" Antiandrogene, wie Flutamid und Anandron. Schon aus der in Abb. 5 aufgeführten chemischen Strukturformel geht ihre Verschiedenheit hervor. Cyproteronacetat hat als Grundgerüst den klassischen Steran-Ring, während Flutamid und Anandron Nichtsteroide sind.

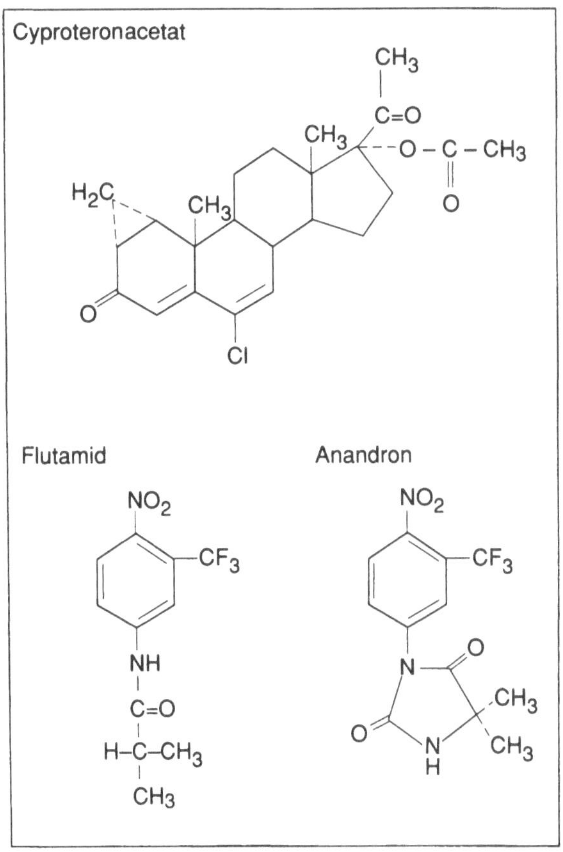

Abb. 5 Strukturformeln verschiedener Antiandrogene

Die Entdeckung von Cyproteronacetat 1962 durch Hamada, Neumann und Junkmann war eher zufällig [3]. Die stark gestagene Wirkung des neuen Steroids war von primärem Interesse. Seine zusätzliche antiandrogene Wirkung zeigte sich erst im Tierexperiment: Verabreichte man Ratten im letzten Viertel der Schwangerschaft 10 mg Cyproteronacetat/Tag, so wurde die normale Entwicklung des äußeren Genitale männlicher Feten gestört.

Das Toluid-Derivat Flutamid war das erste und wichtigste nicht-steroidale Antiandrogen [4]. Möglicherweise stellt sein Metabolit Hydroxyflutamid die eigentlich wirksame Substanz dar [5].

In Abb. 6 ist die unterschiedliche Wirkungsweise der beiden Gruppen einander gegenübergestellt. Cyproteronacetat hat neben der oben dargestellten Rezeptorblockade (Abb. 4) noch eine gestagene und damit antigonadotrope Wirkung, was dazu führt, daß sämtliche Androgene und zusätzlich die Gonadogropine, vor allem LH, gehemmt werden. Dies führt zu Impotenz und zum Sistieren der Spermatogenese. Hitzewallungen werden durch zentrale Hemmung im Zwischenhirn und durch die Gonadotropinsekretionshemmung vermieden.

Dagegen blockieren die reinen Antiandrogene den Androgen-Rezeptor selektiv. Da eine antigonadotrope Wirkung entfällt, kommt es über eine verstärkte LH-Sekretion zur Leydigzellhyperplasie mit erhöhtem Testosteronspiegel und erhaltener Libido und Potenz. Auch im Hypothalamus werden die Androgene von ihren Rezeptoren verdrängt, so daß die negative Rückkopplung entfällt

Steroidale Antiandrogene (Cyproteronacetat)	„Reine“ Antiandrogene (Flutamid, Anandron)
Rezeptorblockade + zusätzliche gestagene (d.h. auch antigonadotrope) Wirkung	selektive Rezeptorblockade, keine zusätzliche gestagene (antigonadotrope) Wirkung
↓	↓
sämtliche Androgene werden blockiert, zusätzlich die Gonadotropine	DHT wird selektiert blockiert, außerdem die negativ rückkoppelnden Hypothalamuszellen
↓	↓
Testosteronspiegel auf Kastrationsniveau, Impotenz, keine Hitzewallungen, mäßige Gynäkomastie	erhöhter Testosteronspiegel, Potenz bleibt erhalten, Hitzewallungen durch Hypergonadotropismus, z.T. schmerzhafte Gynäkomastie

Abb. 6 Unterschiedliche Wirkung der steroidalen (CPA) und nicht steroidalen („reinen“) Antiandrogene

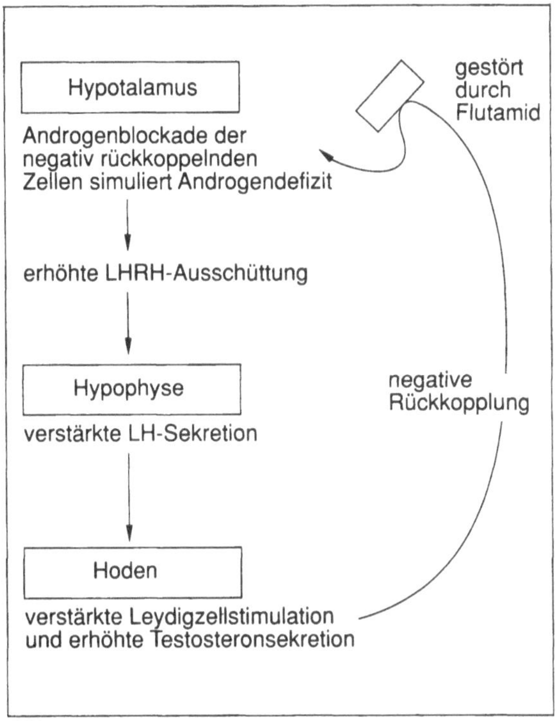

Abb. 7 Gestörte negative Rückkoppelung des hormonellen Regelkreises durch Flutamid und seine Folgen

(Abb. 7); die Androgenblockade der negativ rückkoppelnden Hypothalamuszellen simuliert ein Androgendefizit. Dieses induziert in der Hypophyse eine verstärkte LH-Sekretion mit konsekutiver verstärkter Leydigzellstimulation im Hoden. Die daraus resultierende erhöhte Testosteronsekretion würde normalerweise über eine negative Rückkopplung regulierend eingreifen, aber die entsprechenden Hypothalamuszellen sind durch das Flutamid für Testosteron blockiert. So wird trotz erhöhtem Testosteronspiegel ein Androgendefizit simuliert, womit der Kreis geschlossen ist.

Am Androgenrezeptor kommt es aufgrund des kompetitiven Antagonismus sozusagen zu einem Konkurrenzkampf von Androgen mit reinem Antiandrogen, so daß nach einiger Zeit der Effekt des reinen Antiandrogens in der Prostata allmählich neutralisiert werden könnte [7] und die Antiandrogendosis laufend erhöht werden müßte, um eine ausreichende antiandrogene Wirkung aufrecht zu erhalten [8]. Durch das simulierte Androgendefizit kommt es wie bei einer Kastration durch die genannten gegenregulatorischen Mechanismen mit Hypergonadotropismus auch häufig zu Hitzewallungen.

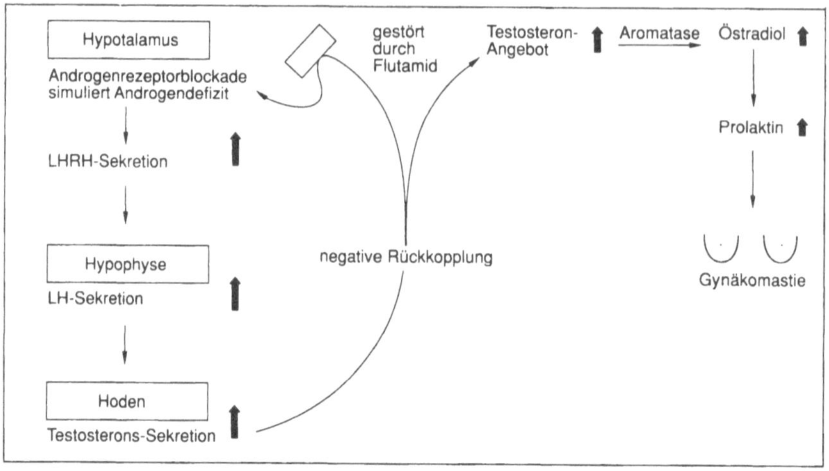

Abb. 8 Entstehungsmechanismus der Gynäkomastie durch Flutamid über eine verstärkte Aromatisierung des erhöhten Testosteronangebots

Außerdem sind schmerzhafte Gynäkomastien unter einer Monotherapie mit Flutamid beschrieben. Diese erklären sich folgendermaßen (Abb. 8): Unter der erhöhten LH-Sekretion kommt es zu einer vermehrten Testosteronsekretion. Durch das erhöhte Testosteronangebot entstehen unter dem Einfluß des Enzyms Aromatase aus Androgenen Östrogene [9], in diesem Fall aus Testosteron Östradiol. Man spricht von verstärkter Aromatisierung. Durch den erhöhten Östradiolspiegel kommt es über eine positive Rückkopplung auch zu einer vermehrten Prolaktinsekretion mit entsprechender Stimulation der Brustdrüse. Es kann allerdings auch unter Cyproteronacetat eine Gynäkomastie entstehen, doch ist diese seltener und nicht so ausgeprägt wie bei reinen Antiandrogenen.

Um den Beiträgen von Schröder und Senge nicht vorzugreifen, soll hier auf die Wertung einer kompletten Androgenblockade beim fortgeschrittenen Prostatakarzinom verzichtet werden. Grundsätzlich sei hierzu jedoch folgende Anmerkung erlaubt: Wenn man sich zu einer kompletten Androgenblockade entscheidet, deren Sinn vom hypothetischen Modell her einleuchten mag, deren klinischer Wert bislang jedoch unbewiesen bleibt, so ist aufgrund seiner gestagenen und damit antigonadotropen Wirkung aus den o. g. Gründen dem Cyproteronacetat der Vorzug zu geben. Auch bei der Prävention eines eventuellen Flare up vor einer Therapie mit LHRH-Agonisten ist Cyproteronacetat wegen seiner Testosteron-senkenden Wirkung das Mittel der Wahl. Eine weitere Indikation für Cyproteronacetat könnte die präoperative Gabe vor einer geplanten Prostatovesikulektomie mit dem Ziel der Prostataverkleinerung und damit verbundenen Operationserleichterung sein, wie sie von Tunn empfohlen wird [10].

Mit einer hochdosierten Cyproteronacetat-Monotherapie kann ebenfalls eine komplette Androgenblockade erreicht werden, man muß jedoch hierbei auf mögliche kardiovaskuläre Nebenwirkungen achten, wenn diese auch geringer sind als bei der heute als obsolet anzusehenden Östrogen-Monotherapie.

Sollte die Androgenblockade der reinen Antiandrogene so anhaltend sicher und so selektiv die Prostatazelle betreffend sein, wie von den Herstellern und in vereinzelten Publikationen behauptet wird [11, 12], müßten diese den Mut haben, Flutamid oder Anandron auch als Monotherapie beim inkurablen Prostatakarzinom zu empfehlen. So lange keine Ergebnisse größerer Patientenkollektive in prospektiven Studien mit einer derartigen Therapie vorliegen, sind die oben aufgeführten pathophysiologischen Bedenken gegen reine Antiandrogene unseres Erachtens nicht entkräftet. Nur wenn derartige Daten vorgelegt werden, könnte eine primäre reine Antiandrogentherapie beim fortgeschrittenen Prostatakarzinom empfohlen werden. Dann allerdings wäre sie wegen der erhaltenen Potenz und der damit verbundenen erhöhten Lebensqualität für die dem Patienten verbleibende Lebenszeit die Therapie der Wahl. Bislang können wir dies noch nicht empfehlen.

Literatur

[1] Huggins, C., C. V. Hodges: Studies on prostatic cancer — I, the effects of castration of estrogen and androgen injection on serum phosphatases in metastatic carcinoma of prostate. Cancer Res. *1* (1941) 293.

[2] Dorfman, R. I.: Biological activity of antiandrogens. Br. J. Dermatol. *82* (Suppl. 6) (1970) 3.

[3] Hamada, H., F. Neumann, K. Junkmann: Intrauterine antimaskuline Beeinflussung von Rattenfeten durch ein stark gestagen wirkendes Steroid. Acta Endocrinol. *44* (1963) 380.

[4] Neri, R. O., K. Florance, P. Koziol et al.: A biological profile of a nonsteroidal antiandrogen. Sch 13521 (1'-nitro 3'-trifluoromethylisobutryranilide). Endocrinology *91* (1972) 427.

[5] Neumann, F., M. Hümpel, Th. Senge et al.: Cyproterone acetate — biochemical and biological basis for treatment of prostate cancer. In: G. H. Jacobi, R. Hohenfellner (eds.): Prostate Cancer, S. 262. Williams and Wilkins Co., Baltimore 1982.

[6] Neumann, F., M. F. El Etreby, U. F. Habenicht et al.: Möglichkeiten des Androgenentzugs und der totalen Androgenblockade. In: R. Nagel (Hg.): Konservative Therapie des Prostatacarcinoms, S. 61. Springer, Berlin, Heidelberg, New York, London, Paris, Tokyo 1987.

[7] Raynaud, J. P., C. Bonne, M. Moguilewski et al.: The pure antiandrogen RU 23908 (Anandron®), a candidate of choice for the combined antihormonal treatment of prostatic cancer: A review. The Prostate *5* (1984) 299.

[8] Neumann, F., B. Schenck: Pharmakologische Grundlagen und rationale Basis der verschiedenen endokrinen Therapieverfahren. In: H. Klosterhalfen (Hg.): Therapie des fortgeschrittenen Prostatacarcinoms. Medizinisch wissenschaftliche Buchreihe. Schering, Berlin 1983.

[9] Knuth, U. A., R. Hano, E. Nieschlag: Effect of flutamide or cyproterone acetate on pituitary and testicular hormons in normal men. J. Clin. Endocrinol. Metab. *59* (1984) 983.

[10] Tunn, U. W.: Antiandrogene in der Therapie des fortgeschrittenen Prostatakarzinoms. In: R. Nagel (Hg.): Konservative Therapie des Prostatacarcinoms, S. 113. Springer, Berlin, Heidelberg, New York, London, Paris, Tokyo 1987.

[11] Sogani, P. C., M. R. Vagaiwala, W. F. Whitemore: Experience with flutamide in patients with advanced prostatic cancer without prior endocrine therapy. Cancer *54* (1984) 744.

[12] Lund, F., F. Rasmussen: Flutamide versus Stilboestrol in the Management of Advanced Prostatic Cancer. Brit. J. Urol. *61* (1980) 140.

Diskussion

Kurth: Ich finde, es ist kein gutes Konzept, Cyproteronacetat präoperativ vor einer radikalen Prostatektomie zu geben. Wenn man antihormonell beim Prostatakarzinom behandelt und mittels transrektaler Echographie die Volumenabnahme kontrollieren möchte, dann kann man etwa nach 3 manchmal auch erst nach 6 Monaten eine Wirkung meßbar feststellen. Was wir erreichen wollen, ist natürlich nicht etwas, was sich mikroskopisch ändert, sondern meßbar ändert. So lange Zeit mit der radikalen Prostatektomie zu warten, scheint mir ohnehin ein schlechtes Konzept zu sein. Darüber hinaus meine ich, daß eine Prostata, die zu groß ist, um sie sofort operieren zu können, einfach drinbleiben sollte. Ich glaube nicht, daß man durch Vorbehandlung mit Cyproteronacetat an der Prognose etwas Entscheidendes verändern kann.

Ludwig: Ich habe dieses Konzept deswegen erwähnt, weil es Herr Tunn in einer Publikation gefordert hat und ich es nun zur Diskussion stellen wollte.

Tunn: Primär war die Idee, Cyproteronacetat vor der radikalen Prostatektomie zu geben bzw. eine andere Form der Androgen-Deprivation, die Neugierde des Endokrinologen. Wir haben verschiedene androgenoprive Therapieregime vor radikaler Prostatektomie angewendet und haben gesehen, was am Tumor geschieht und haben, wie ich auch glaube, sehr aussagekräftige Ergebnisse erhalten, insbesondere endokrinologischer Art. Was wir aber noch zusätzlich gesehen haben, und das ist eigentlich das, weshalb ich an diesem Konzept festhalte und es für sinnvoll erachte, daß man ganz bestimmt eine Devitalisierung des Tumors durch eine androgenoprive Vorbehandlung erreicht. Das sieht man u. a. am Verlauf der PSA-Werte. Ich beziehe mich auf Werte von 30 Patienten, bei denen wir die PSA-Werte prätherapeutisch gemessen haben. Sie beliefen sich durchschnittlich auf 30 ng/ml. Unmittelbar präoperativ waren sie in den Normbereich abgefallen. Postoperativ waren sie dann bei den radikal prostatektomierten Patienten und bei lokal begrenzten Prostatakarzinomen nicht mehr nachweisbar.

Ich glaube, daß sich in diesem Verhalten der PSA-Serumkonzentration eine biologische Aktivität des Tumors widerspiegelt, d. h. daß sich hierin die biologische Aktivität reflektiert, man also einen biologisch nicht mehr so aktiven Tumor radikal prostatektomiert. Wir machen ja eines bei der radikalen Prostatektomie nicht: Wir mißachten hier das sonst onkochirurgisch geforderte Non-touch-Prinzip. Ich glaube, daß damit – und das wird sich natürlich erst nach längeren Beobachtungszeiten zeigen – die Gefahr der Dissemination reduziert wird. Daß das Prinzip nicht nur von mir als sinnvoll bzw. als aktuell und interessant angesehen wird, das zeigt auch, daß sich andere damit beschäftigen. Heute morgen hat mir Herr Bressel noch einmal gesagt, daß er seit einiger Zeit auch eine Vorbehandlung bei der radikalen Prostatektomie macht.

Ackermann: Eine kleine Anmerkung zu Herrn Tunn: Die Tatsache, daß der PSA-Spiegel bei der Therapie abfällt, bedeutet nicht Devitalisierung. Das bedeutet nur, daß die Zelle kein PSA mehr produziert. Wenn die Zelle wieder günstigere Bedingungen bekommt, dann wird sie wieder damit anfangen. Das als Argument zu verwenden, scheint mir zumindest zum gegenwärtigen Zeitpunkt auf der Grundlage unserer biologischen Erkenntnisse eigentlich nicht gerechtfertigt.

Schröder: Ich möchte noch etwas zum gleichen Thema sagen: Ich glaube wir müssen zwei Probleme bei der Vorbehandlung unterscheiden. Wenn wir einen hormonabhängigen Tumor „Prostatakarzinom" auf die Nacktmaus transplantieren und wir kastrieren die Nacktmaus vorher, dann können wir tun was wir wollen, wir bekommen den Tumor niemals zum wachsen. Nachdem wir nicht genau wissen, welches der Mechanismus des lokalen Rezidivs beim Prostatakarzinom ist – vor allem dann, wenn wir fortgeschrittenere Tumoren behandeln, was die meisten ja doch tun –, ist es vielleicht nicht ganz sinnlos, davon auszugehen, daß man den Boden für eine Implantationsmetastase einfach schlechter macht, wenn man zu diesem Zeitpunkt in einer androgenopriven Situation arbeitet.

Zur Frage „Kann man ein nichtoperables Karzinom operabel machen?" gibt es eigentlich nur eine Studie bisher, und zwar die von W. W. Scott (New Orleans) 1973 publizierte, der Patienten im Stadium C behandelt hat und eine 5-Jahres-Überlebensrate mit simultaner Östrogenbehandlung oder Kastration von 73% berichtet hat. Das ist eine nicht kontrollierte, retrospektive Untersuchung, so daß man mit diesen Zahlen allerdings nichts anfangen kann. Ich glaube, daß es nach allem was wir vom Prostatakarzinom wissen sehr unwahrscheinlich ist, daß wir einen nichtoperablen Tumor operabel machen können. Auf der anderen Seite ist es aber sehr wahrscheinlich, daß die Kurzzeitresultate erheblich besser sein werden und daß es sehr lange dauern wird, bis dieses Problem gelöst ist.

Hallwachs: Ich möchte noch einmal eine prinzipielle Frage zu der Monotherapie mit Flutamid stellen. Wir haben ja von Herrn Ludwig und vorher von Herrn Altwein gehört, daß es durch den Feed-back-Mechanismus zu einem Anstieg des Plasmatestosterons kommt, weil, wie Herr Altwein so schön gesagt hat, die Hypophyse und der Hypothalamus betriebsblind werden, so daß mehr LH und damit mehr Testosteron produziert wird. Nun hat es Herr Ludwig zum Schluß, soweit ich ihn verstanden habe, abgelehnt, Flutamid als

Monotherapie trotz vieler schon vorliegender Berichte zu empfehlen. Herr Altwein jedoch hat gesagt, daß eben Flutamid, trotz des Anstiegs des Plasmatestosterons, eine sinnvolle Monotherapie für die Patienten sei, die noch potent bleiben wollen. Wir wissen also, daß das Plasmatestosteron ansteigt, wir wissen, daß Flutamid ein guter Rezeptorblocker ist, aber wir wissen noch nicht, ob nun bei einem Anstieg des Plasmatestosterons alle Rezeptoren wirklich ausreichend blockiert werden und nicht doch Dihydrotestosteron in den Zellkern gelangt. Ich glaube, für die meisten niedergelassenen Urologen, wäre es wichtig zu erfahren, ob sie nun, wie das im Prospekt, glaube ich, auch steht, Flutamid als Monotherapie bei noch erhaltenen Hoden einsetzen sollten oder das eine Kontraindikation ist, solange nicht orchiektomiert wurde. Wenn natürlich eine Orchiektomie erfolgt ist, ist auch die Potenz kein Diskussionspunkt mehr.

Ludwig: Bislang wird das auch von der Firma noch nicht empfohlen. Ich hatte ja gesagt, wenn die Firma so überzeugt ist, daß das reine Antiandrogen Flutamid die Prostatakarzinomzelle selektiv blockiert, dann wäre doch die logische Konsequenz zu sagen, man braucht nur diese eine Substanz zu geben. Bislang ist immer eine Kombination mit Orchiektomie oder LHRH-Analoga empfohlen worden. Es wird Zeit, daß prospektive Studien belegen, was nun eine Monotherapie mit Flutamid tatsächlich bewirkt. Solch eine Studie ist geplant, und ich bin sehr gespannt, was dabei herauskommt. Sollte sich herausstellen, daß dieser hohe Testosteronspiegel gar nichts macht, dann wäre das natürlich ein Vorteil. Allerdings ist mir bisher noch unverständlich, warum das Flutamid oder Anandron nur selektiv die Prostatakarzinomzelle als androgenes Targetorgan blockiert und nicht auch die anderen androgensensiblen Organe.

Kabani (Bad Kramberg): Noch eine Frage an Herrn Tunn. Wie lange geben Sie Androcur präoperativ?

Tunn: Zwei Monate lang 300 mg in 14tägigem Abstand.

Klinische Erfahrungen mit Cyproteronacetat als Monotherapie in der EORTC-Studie 30761

F. H. Schröder und die Urologische Arbeitsgruppe der EORTC

Einleitung

Die Studie 30761 der urologischen Arbeitsgruppe der „European Organization for Research and Treatment on Cancer" (EORTC) war die erste große multizentrische, randomisierte Untersuchung, die diese Arbeitsgruppe jemals unternommen hat. Die Patienten wurden während der Jahre 1977 bis 1981 in die Studie aufgenommen. Beinahe alle europäischen Länder haben an dieser Studie teilgenommen. In ihrer Organisation und Ausführung reflektiert diese Studie den Stand der Erfahrung der urologischen Arbeitsgruppe der EORTC in der Anfangsphase ihrer Arbeit. Die Gruppe hat in späteren Studien eine andere Patientenselektion vorgenommen, so daß vor allem die Vermischung von metastasierten und nicht-metastasierten Tumoren vermieden wurde. Die Kriterien, nach denen das Ansprechen der Patienten unter der Behandlung beurteilt wurde, haben sich im Laufe der Jahre sehr stark verändert. Die striktere Qualitätskontrolle in späteren Studien hätte, auf diese Studie angewandt, die relativ große Zahl nicht auswertbarer Patienten (15%) sicherlich vermindert. Trotz kritischer Einwände hat die EORTC mit dieser Studie einen wichtigen, in einigen Punkten richtungsweisenden Beitrag geliefert. Eine Übersicht über die Ergebnisse der abschließenden Analyse wurde im Jahr 1986 durch Pavone-Macaluso et al. publiziert [1]. Die kardiovaskulären Nebenwirkungen waren Gegenstand einer Publikation von De Voogt et al. [2].

In dieser Arbeit werden die Nebenwirkungen zweier Protokolle, des Protokolles 30761 und des Schwesterprotokolles 30762, in denen Diethylstilbestrol (DES) mit Estracyt verglichen wird, gemeinsam dargestellt. Eine weitere Publikation über eine vollständige Analyse der prognostischen Faktoren des Protokolles 30761 ist im Druck [3]. Eine Zusammenfassung der Ergebnisse des Protokolls 30761 in deutscher Sprache gibt es bisher nicht. Der vorliegende Beitrag soll dieses Defizit ausgleichen.

Patientenauswahl und Behandlung

Von den 236 Patienten, die in den Jahren 1977 bis 1981 in diese Studie aufgenommen wurden, waren 210 auswertbar, 35 Patienten schieden aus dem Protokoll aus, die meisten, weil sie entgegen den Regeln endokrin vorbehandelt waren. Zu der Studie waren Patienten mit lokal ausgedehnten, nicht metastasierten und auch mit metastasierten Tumoren zugelassen. Alle Tumoren mußten durch Biopsie bewiesen sein. Von den auswertbaren Patienten gehörten 89 der M0- und 118 der M1-Kategorie an.

Die prospektive randomisierte Studie verglich 3 Behandlungsarme: 250 mg Cyproteronacetat (CPA)/Tag mit 3 mg DES/Tag und Medroxyprogesteronacetat (MPA), das in einer initialen Dosierung von 500 mg/Tag während der ersten 8 Wochen intramuskulär und danach in Tablettenform mit 200 mg/Tag dosiert wurde.

In dieser Studie waren sowohl die Ansprechrate als auch die Zeit bis zur Progression und zum Tode der Patienten die Endpunkte. Eine Analyse der Todesursachen erwies sich als nicht erfolgreich. Darum wurde von einer Analyse der Krebssterblichkeit innerhalb der Behandlungsarme abgesehen. Zur Beurteilung von Response und Progression dienten die eigens für diese Studie neu entworfenen Responskriterien der EORTC. Diese waren in Anlehnung an die Vorschriften der „World Health Organization" spezifisch der Situation des Prostatakarzinoms angepaßt. Ein vollständiger Response wurde diagnostiziert, wenn alle bekannten Manifestationen des Tumors verschwanden. Von einem partiellen Response wurde gesprochen, wenn das Produkt der Durchschnitte der zweidimensional meßbaren Metastasen um mindestens 50% vermindert war. Dasselbe galt auch für den Primärtumor; bei Knochenmetastasen wurde eine Verminderung der Intensität auf dem Knochenszintigramm als partieller Response anerkannt. Vollständiges und partielles Ansprechen werden als CR (complete response) und PR (partial response) bezeichnet. Patienten, die weder als Responder eingeschätzt wurden noch progressiv waren, wurden als stabil bezeichnet (NC = no change). Progression wurde diagnostiziert, wenn das Produkt der Diameter meßbarer Läsionen um mehr als 25% zunahm oder wenn neue Metastasen auftraten. Auch der Primärtumor wurde hierbei einbezogen. Progression durfte nicht ausschließlich an Hand der sauren oder alkalischen Phosphatasen diagnostiziert werden.

In der Studie wurden alle Parameter, die zum Zeitpunkt des Beginns als prognostische Parameter eingeschätzt wurden, registriert. Diese prognostischen Faktoren wurden später zur Korrektur der Behandlungsergebnisse benutzt. Es handelt sich hierbei um den Aktivitätsindex (performance status), die M-Kategorie, die T-Kategorie, die G-Kategorie, das Vorhandensein von schmerzhaften Metastasen, kardiovaskulären Symptomen oder anderen chronischen Erkrankungen. Die Verteilung dieser prognostischen Faktoren innerhalb der Behandlungsgruppen wurde analysiert. Es zeigte sich eine etwa gleichmäßige Verteilung, außer daß in der MPA-Gruppe mehr Patienten mit schmerzhaften Metastasen, G3- und T3-Tumoren angetroffen wurden. In der DES-Gruppe hatten mehr Patienten einen normalen Aktivitätsindex, und es gehörten mehr Patienten der M0-Kategorie an.

Resultate

Eine kurze Zusammenfassung der Ansprech- und Progressionsraten wird in Tabelle 1 gegeben. Insgesamt wurde ein günstiges Ansprechen des Primärtumors bei 40% aller Patienten und der Knochenmetastasen bei 11% aller Patienten gesehen. Bezüglich des Ansprechens des primären Tumors ergab sich nur bei Vergleich der DES- und der MPA-Gruppe ein signifikanter Unterschied zugunsten des DES ($p = 0.003$). Im übrigen wurden, was den Response betrifft, keine signifikanten Unterschiede festgestellt. Ein Ansprechen des primären Tumors wurde öfter bei den metastatischen als bei den nicht metastasierten Karzinomen gesehen.

Tabelle 1 EORTC 30761 – Resultate: Ansprechraten und Progression (n. Pavone et al., 1986)

Ansprechraten (CR + PR):
Primärtumor 40%
Knochenmetastasen 11%
Unterschiede zwischen Behandlungsgruppen: n. s. Progressionsraten:
Primärtumor 22%
Knochenmetastasen 48%
gesamt 117/210 = 56%
Die Progressionsraten waren insgesamt schlechter ($p = 0.001$) in der MPA-Gruppe (mit und ohne Korrektur für die Verteilung der prognostischen Faktoren M-Kat., Performance, Malignitätsgrad)

Zum Zeitpunkt der Analyse waren 56% aller Patienten (117/210) progressiv. Patienten mit Fernmetastasen zeigten häufiger Progressionen als M0-Patienten. Progression des primären Tumors wurde in 22% (46/210) und Progression von Metastasen oder zur M1-Kategorie wurde in 41% der Fälle (88/210) diagnostiziert. Die Progressionsraten sowohl des primären Tumors als auch zur M1-Kategorie unterschieden sich signifikant ($p = 0.001$, $p = 0.004$). Die Unterschiede waren deutlicher bei M1- als bei M0-Patienten. Signifikante

Unterschiede zwischen DES und CPA wurden nicht gefunden. MPA unterschied sich von beiden Gruppen signifikant. In der M1-Kategorie bestand ein Trend zu einem besseren Abschneiden des DES-Armes mit einem p-Wert von 0.006.

Dieselben Ergebnisse wurden bezüglich der Überlebensraten gefunden. 58% (121/210) aller Patienten waren nach einer medianen Beobachtungszeit von 3 Jahren verstorben. Die Überlebensdauer war mit MPA statistisch signifikant kürzer als mit CPA oder DES.

Durch das Einbeziehen von M0- und M1-Patienten und als Folge der nicht ganz gleichmäßigen Verteilung von prognostischen Faktoren innerhalb der Behandlungsgruppen war eine getrennte Analyse des Einflusses der prognostischen Faktoren und eine Korrektur der Behandlungsergebnisse entsprechend der prognostischen Unterschiede notwendig. Auch nach dieser Korrektur änderte sich nichts an den Resultaten der Studie. Es ergaben sich keine Unterschiede zwischen DES- und CPA-Behandlung. Sowohl die Zeit bis zur Progression als auch die Überlebenszeit blieb signifikant schlechter in der MPA-Gruppe.

Nebenwirkungen

Wegen ernster Nebenwirkungen mußte die Behandlung bei 7 Patienten abgebrochen werden. Einer dieser Patienten wurde mit CPA behandelt und litt unter Behandlung an dem Syndrom von Meniére. 4 Patienten aus der MPA-Gruppe schieden aus wegen exzessessiver kardiovaskulärer Nebenwirkungen, und von den beiden Patienten aus der DES-Gruppe litt einer an besonders schmerzhafter Gynäkomastie, während der andere ebenfalls wegen kardiovaskulärer Nebenwirkungen ausschied.

Die kardiovaskuläre Toxizität wurde von De Voogt in einer anderen Publikation [2] analysiert. Die Daten in der Arbeit von Pavone et al. und De Voogt et al. stimmen nicht vollständig überein. Die Ursache hierfür beruht auf den verschiedenen Zeitpunkten der Analysen. Auch eine unterschiedliche Frequenz kardiovaskulärer Todesfälle wird in beiden Publikationen angegeben. Dies erklärt sich ebenfalls durch die verschiedenen Zeitpunkte der Analyse und durch die Tatsache, daß Pavone [1] auch die an kardiovaskulären Ursachen verstorbenen Patienten einbezog, die nach Beendigung der Behandlung an derartigen Ursachen verstarben.

Beide Autoren sind sich darüber einig, daß eine Analyse der Todesursachen in dieser Studie nicht möglich ist. Die Todesursachen sind bei zu vielen der Patienten nicht bekannt; die Unterschiede, die in beiden Publikationen berichtet werden, sind statistisch nicht signifikant. Eine Übersicht über eine letzte Analyse der kardiovaskulären Todesfälle mit exakten Zeitangaben wird in Tabelle 2 gegeben.

Kardiovaskuläre Nebenwirkungen wurden innerhalb des Protokolls genau aufgezeichnet. Pavone [1] fand bei seiner Analyse in der DES-Gruppe 34%, in der MPA-Gruppe 18% und in der CPA-Gruppe 10% kardiovaskuläre Symptome während der Behandlung. Dies war unabhängig vom kardiovaskulären Zustand der Patienten bei Aufnahme in die Studie. Schmerzhafte Gynäkomastie wurde in 40% der mit DES behandelten Patienten und in je 6% der mit CPA und MPA behandelten Patienten konstatiert. Magendarm- oder Lebertoxizität wurde nicht festgestellt. Einige der Resultate der vollständigen Analysen von De Voogt et al. sind in Tabelle 3 wiedergegeben. Kardiovaskuläre Nebenwirkungen traten signifikant häufiger in der DES-Gruppe als in der MPA- und CPA-Gruppe auf. CPA zeigte die geringste Toxizität. Lebensgefährliche Symptome wurden bei CPA, MPA und DES bei 1,2%, 4,9% und 5,5% der Fälle diagnostiziert.

Tabelle 2 EORTC 30761 – kardiovaskuläre Todesfälle
(R. Sylvester, Data Center EORTC, 16. 12. 1987)

Die Übersichtsarbeit von De Voogt et al. (1986) beruhte auf Daten vom Dezember 1983 und gab folgende kardiovaskuläre Todesfälle an:
CPA 3, MPA 0 und DES 3
De Voogt rechnete die Todesfälle nach Abbrechen der Behandlung nicht mit.
Die Übersicht von Pavone et al. (1986) benutzte neuere Daten und rechnete Todesfälle nach Abbrechen der Behandlung mit:
CPA 10, MPA 5, DES 4
Die Zeiträume vom Abbrechen der Behandlung bis zum kardiovaskulären Tode betrugen:
CPA: 3 und 11 Monate, 1,5 und 2,5 Jahre
MPA: 7, 12 und 15 Monate
DES: 4 Monate

Tabelle 3 EORTC 30761 – kardiovaskuläre Toxizität (n. Pavone et al., 1986)

Ernste Toxizität mit CPA, MPA und DES bestand bei 1.2%, 4.9% und 5.5%
Kardiovaskuläre Todesfälle können in dieser Studie nicht zuverlässig wiedergegeben werden weil,
a) die Todesursachen oft nicht bekannt sind
b) nicht deutlich ist, ob Todesfälle aus kardiovaskulärer Ursache auch nach Beendigung der Behandlung noch mitgerechnet werden müssen
Unterschiede in den Zahlen der kardiovaskulären Todesfälle in den Publikationen von De Voogt et al. (1986) und Pavone et al. (1986) beruhen auf Unterschieden in solchen Definitionen und auf Analysen zu verschiedenen Zeitpunkten
Keine signifikanten Unterschiede wurden festgestellt

Auch die Aussagekraft dieser Statistiken ist begrenzt durch die Tatsache, daß eine unbehandelte Kontrollgruppe in dieser Studie fehlt. Es wäre wichtig zu wissen, wie oft ohne jede Behandlung kardiovaskuläre Symptome auftreten. Vor diesem Hintergrund ist es auch unmöglich zu sagen, ob der geringe Prozentsatz kardiovaskulärer Symptome in der CPA-Gruppe als normal oder als durch die Behandlung erhöht betrachtet werden muß.

Zusammenfassung

In der Studie 30761 der urologischen Arbeitsgruppe der EORTC werden die Behandlungsresultate mit DES, CPA und MPA innerhalb einer randomisierten Studie von 210 auswertbaren Patienten verglichen. Es zeigt sich hierbei, daß der Primärtumor häufiger anspricht als Metastasen, daß komplettes oder partielles Ansprechen selten festgestellt wird, daß Progression häufiger bei Metastasen als beim primären Tumor gesehen wird, und daß CPA und DES, was die Behandlungsergebnisse betrifft, keine signifikanten Unterschiede aufweisen. Beide Substanzen haben sich, was die Überlebensraten und die Zeit bis zur Progression betrifft, als signifikant besser erwiesen als MPA in der gebrauchten Dosierung. Die kardiovaskulären Nebenwirkungen, vor allem von CPA, sind signifikant geringer als die von DES. Eine Analyse der Todesursachen, auch eine Analyse der kardiovaskulären Todesursachen innerhalb dieser Studie ist leider nicht möglich. Das signifikant weniger häufige Auftreten von Progression in der M0-Gruppe weist möglicherweise daraufhin, daß die frühzeitige Behandlung des Prostatakarzinoms der späten Behandlung überlegen ist.

Literatur

[1] Pavone-Macaluso, M., H. J. De Voogt, G. Viggiano et al.: Comparison of Diethylstilbestrol, Cyproterone acetate and Medroxyprogesterone acetate in the treatment of advanced prostatic cancer: final analysis of a randomized phase III trial of the European Organization for Research on Treatment of Cancer Urological Group. J. Urol. *136* (1986) 624–631.

[2] De Voogt, H. J., P. H. Smith, M. Pavone-Macaluso et al.: Cardiovascular side effects of Diethylstilbestrol, Cyproterone acetate, Medroxyprogesterone acetate and Estramustine phosphatase used for the treatment of advanced prostatic cancer: results from European Organization for Research on Treatment of Cancer trials 30761 and 30762. J. Urol. *135* (1986) 303–307.

[3] De Voogt, H. J., S. Suciu, R. Sylvester et al.: Multivariate analysis of prognostic factors in patients with advanced prostatic cancer: results from two EORTC trials. J. Urol. (1989), in press.

Diskussion

Weißbach: Die Studie bietet eine breite Basis zur Diskussion, und viele Mängel sind ja schon genannt worden, aber ich bitte um Nachsicht, daß ich doch noch einmal nach dem Primärtumor frage. Würde sich die EORTC heute noch einmal so verhalten, nachdem wir wissen, daß der Primärtumor mit den damaligen Möglichkeiten gar nicht so einfach zu beurteilen gewesen ist? Nachdem wir doch auch wissen, daß die genannten Substanzen Einfluß auf das Ademom selbst auch haben. Ich wundere mich, daß das als Indikatorläsion mit herangezogen worden ist. Hat das weiter Bestand, und würdest Du das heute genau so sehen wie damals?

Schröder: Die EORTC hat aus dieser Studie und aus der Schwester-Studie 30762, in der DES und Estracyt in primärer Behandlung verglichen werden, die Konsequenz gezogen, daß es sinnlos ist, in Phase-III-Studien „Response" zu analysieren. In der wichtigen Nachfolgestudie werden nur Sterberaten und Progressionsraten analysiert.

Man kommt jetzt darauf wieder zurück, weil sich nämlich immer mehr die Meinung durchsetzt, daß die Behandlung sowieso nur palliativ ist. Darum ist die EORTC jetzt damit beschäftigt, Parameter für „Response" zu entwickeln, in denen sich die subjektiven Veränderungen, also die Lebensqualität des Patienten, auf irgendeine Weise wiederspiegelt. Ich glaube, daß es sinnlos ist, die Response in einer Phase-III-Studie analysieren zu wollen, es sei denn, es werden neue Parameter entwickelt, die sich als geeignet erweisen. Ich glaube, daß im Augenblick auch die transrektale Ultrasonographie als Parameter hinzugenommen werden kann, aber ich würde im Augenblick noch keine therapeutischen Entscheidungen anhand der Befunde treffen, auch wegen des Argumentes, daß das Volumen der Prostata als Ganzes von anderen Faktoren abhängig sein kann als vom Prostatakarzinom. Ich bin also mit Deiner Meinung vollkommen einverstanden.

Kurth: Du hast kurz die Response-Kriterien definiert, so, wie sie jetzt von der EORTC gehandhabt werden. Du hast auch gesagt, daß bei Phase-III-Untersuchungen die Response des Primärtumors nicht relevant ist für die Beurteilung einer Therapieform, sondern die Überlebenszeit. Du weißt, daß es seit langen Jahren eine Diskussion gibt zwischen den National-Prostatic-Cancer-Group-Kriterien (NPCP) und den Kriterien der EORTC. Das bezieht sich also nur auf die „No-change-Kategorie". Labrie und seine Gruppe haben im Dezember oder Januar im European Journal of Clinical Oncology ihre Patienten, die mit kompletter androgener Blockade behandelt wurden, auf die Überlebenszeit hin analysiert und haben dabei die EORTC-Kriterien und die Kriterien der NPCP verglichen. Dabei haben sie festgestellt, daß es für die Überlebenszeit – und ich fand das sehr überraschend – keine Rolle spielte, ob ein Patient hinsichtlich der Response in die „No-change-Kategorie" oder in die „partielle Response" gehörte. Bezüglich der Überlebenszeit waren beide Gruppen gleich. Weißt Du, wie das für die EORTC-Studie von Pavone und de Voogt war? Wie würde unter diesem Gesichtspunkt die „No-change-Gruppe" in der Zukunft qualifiziert werden müssen?

Schröder: Ich kann die Frage für die Studie 30761 nicht beantworten, aber ich kann sie für andere Studien beantworten. Es gibt sogar Beispiele, daß die Überlebenszeit in der „No-change-Gruppe" besser und länger ist als die Überlebenszeit in der partiellen Response-Gruppe. Das gibt es auch beim Prostatakarzinom. Die Erklärung, die ich mir dafür immer zurechtgelegt habe, ist, daß sehr wahrscheinlich die Kategorie „No change" eine große Gruppe von Patienten umfaßt, die einfach einen biologisch günstigeren Tumor haben, der länger stabil bleibt, und auf den mit diesen Kriterien und mit dieser klinischen Betrachtungsweise selektiert wird. Das ist für mich immer ein Argument gewesen, um daran festzuhalten, daß man die „No-change-Gruppe" getrennt betrachtet. Ich bin nicht einverstanden mit Deiner Bemerkung, daß die Progression des Primärtumors nichts ausmacht. Wenn ich das gesagt habe, ist das verkehrt. Die Bemerkung von Herrn Weißbach war, daß Response des Primärtumors nichts ausmacht. Aber, Progression des Primärtumors macht in unserer Erfahrung keinerlei Unterschied zu Progression von Metastasen. Die Überlebenszeit nach Progression des Primärtumors und der Metastasen unter hormonaler Behandlung ist gleich kurz.

Ackermann: Es ist offensichtlich, daß die Erfassung von Remissionen gerade beim Prostatakarzinom ein ganz großes Problem darstellt. Es wäre interessant zu erfahren, wie groß die Zahl der Patienten mit objektiv meßbaren Läsionen in dieser Studie war? Das ist eine besonders interessante Gruppe, und die würde den Wert der Studie natürlich wesentlich steigern.

Schröder: Das weiß ich nicht. Die Gruppe führt neben den Phase-III-Studien auch Phase-II-Studien durch, und die Patienten mit meßbaren Läsionen gehen im allgemeinen in die Phase-II-Studien ein, auch wenn sie nicht vorbehandelt sind. Darum ist das eine selektierte Gruppe von Patienten, und ich kann die Frage nicht exakt beantworten.

Kurth: Ich kann sie für diese Protokolle beantworten. Von den Patienten in dieser Studie, die nur eine meßbare Läsion hatten ohne Knochenmetastasen, waren es 10%, und zwar ungefähr gleich in beiden Studien. Von denen, die meßbare Läsionen und Knochenmetastasen hatten, waren es 18%. Das entspricht ungefähr auch den Mitteilungen von anderen Autoren wie Paulson. Er hat ungefähr gleich große Gruppen beschrieben. Bei einem nicht sortierten Kollektiv dieser Größenordnung kann man ungefähr 10 bis 18% von Patienten erwarten, die meßbare Läsionen haben.

Ackermann: Vielleicht noch eine Frage dazu? Mir ist klar, daß man daraus keine Statistik machen kann, aber, wenn man die Remissionsraten für diese Gruppe mit denen der Patienten, die keine meßbaren Läsionen haben, vergleicht, sieht es dann ungefähr gleich aus?

Schröder: Auf diese Frage möchte ich folgendes feststellen:

Im Augenblick gibt es dazu widersprechende Meinungen. Yagoda hat in einer klassischen Publikation, ich glaube aus dem Jahre 1982, bewiesen, daß Weichteilmetastasen eine schlechtere Prognose haben als Knochenmetastasen. Dieser Meinung wird jetzt aus der Gruppe des Hopkins-Hospitals widersprochen und sie wird auch widerlegt. Das ist vor kurzem publiziert worden.

Kurth: Da stehen sich einfach zwei Gruppen gegenüber. Slack ist der Meinung, daß sich Patienten mit Knochenmetastasen nicht in ihrer Prognose von denen unterscheiden, die Knochen- oder Weichteilmetastasen haben. Ich glaube aber, daß Yagoda recht hat. Wenn wir die Absterberate von unseren Patienten mit Weichteilmetastasen in Phase-II-Untersuchungen sehen, dann ist die wesentlich schlechter als die der Patienten mit Knochenmetastasen. Nur, es ist eben eine ganz selektive Gruppe, deshalb muß ich diese Bemerkungen wieder einschränken. Dies sind alles Patienten, die hormontaub geworden sind und damit ohnehin eine schlechtere Prognose haben, wie wir wissen.

Ackermann: Ich möchte Herrn Schröder fragen, warum man zum damaligen Zeitpunkt nicht die saure Phosphatase als Kriterium für Progression oder Remission verwendet hat?

Schröder: Ich bin froh, daß die Frage gestellt wird, denn ich habe dies vergessen zu erwähnen. Die saure Phosphatase und die alkalische Phosphatase wurden natürlich untersucht. Es war zu dieser Zeit nicht erlaubt, eine Veränderung dieser Marker-Substanzen allein als Response oder Progression einzuschätzen. Das war einfach eine Frage der Definition der Kriterien. Später ist das etwas eingeschränkt worden. Es wird noch immer daran gearbeitet. Ich bin persönlich der Meinung, daß ein ehemals normaler Phosphatase-Wert, der dann mehrere Male hintereinander erhöht ist, keinen Zweifel läßt, daß eine Progression vorhanden ist. Ist ein Wert erhöht und er wird normal, dann wissen wir, daß in etwa 20% der Fälle trotzdem eine Progression vorhanden sein kann. Das kommt daher, daß gerade die undifferenzierten Tumoranteile oft die Marker-Substanzen nicht produzieren. Also, eine Normalisierung eines zuvor abnormalen Wertes bedeutet nicht, daß keine Progression vorhanden sein kann. Deshalb ist auch die Normalisierung nicht ohne weiteres als Parameter zu gebrauchen. Übrigens erwies sich bei der prognostischen Faktoren-Analyse überraschenderweise die alkalische Phosphatase als wesentlich wichtiger als die saure Phosphatase. Es interessieren Sie vielleicht die vier prognostisch wichtigsten Faktoren in dieser Studie: Der Unterschied zwischen T3 und T4, M0 und M1, der Unterschied im Performance-Status sowie die normale oder erhöhte alkalische Phosphatase.

Kopper (Kaiserslautern): Ich möchte nochmals eine etwas praxisbezogenere Frage stellen und mich damit vielleicht zum Sprecher der niedergelassenen Urologen machen. Sie haben jetzt über prognostische Faktoren gesprochen, und wir haben auf einem hohen Niveau diskutiert. Wie lautet Ihre Botschaft für den niedergelassenen Urologen aufgrund der Analyse dieser EORTC-Studie? Ist der Einsatz von Cyproteronacetat als Monotherapie aufgrund der Studie gerechtfertigt oder nur in Kombination mit androgenopriven Maßnahmen?

Schröder: Die Antwort ist ein klares „Ja", denn in anderen Studien wurden 3 mg DES/Tag mit der Kastration verglichen. Es haben sich dabei keine Unterschiede ergeben. Wenn wir jetzt bewiesen haben, daß kein Unterschied besteht zwischen 250 mg CPA und 3 mg DES, dann haben wir damit auch bewiesen, daß CPA ebenso gut ist wie die Kastration. Ich denke, daß die Entscheidung, wie Sie Ihren Patienten behandeln wollen – entweder durch Kastration oder mit CPA – aus anderen Gründen gefällt werden muß; denn die Effektivität ist gleich, daran besteht kein Zweifel.

Die Wirkung einer kombinierten Antiandrogen-Therapie auf das metastasierte Prostatakarzinom

Th. Senge, H. Schulze

Auch 50 Jahre nach den Pionierarbeiten von Huggins und Hodges [9] über die Androgen-Abhängigkeit des Prostatakarzinoms und nach Einführung der bilateralen Orchiektomie (bzw. Östrogentherapie) als Standardtherapie für das fortgeschrittene Prostatakarzinom sind noch eine Anzahl von Fragen über diese Form der Behandlung offen, zum Beispiel, um wielange die Überlebenszeit durch eine Kastration verlängert wird? Soll die Androgensuppression bei Patienten mit fortgeschrittenem Prostatakarzinom zum Diagnosezeitpunkt oder erst bei Auftreten von Symptomen eingeleitet werden? Wird die erneute Tumorprogression nach Kastration durch die verbleibenden geringen Restandrogene in Serum oder Gewebe hervorgerufen? Gibt es in der menschlichen Prostata Tumorzell-Kone, die primär Androgen-unabhängig sind? Gibt es irgendeine Form der Hormontherapie, die der Kastration in Ansprechrate und Überlebenszeit überlegen ist?

Die zusätzliche Einführung von LHRH-Analoga in die Behandlung von Patienten mit fortgeschrittenem Prostatakarzinom verbreiterte die Therapiepalette. Mit diesen neuen Medikamenten kann eine Suppression des Testosteron-Serumspiegels auf Kastrationsniveau erreicht werden. Ihre Wirksamkeit in der Behandlung des Prostatakarzinoms ist wahrscheinlich vergleichbar mit der der Kastration bzw. der Gabe von Diäthylstilböstrol (DES). Unklar zum gegenwärtigen Zeitpunkt bleibt jedoch, ob die zusätzliche frühe Gabe eines Antiandrogens, wie z. B. Cyproteronacetat oder Flutamid zu einer Therapie mit LHRH-Analoga oder einer Kastration eine wesentlich effizientere Behandlungsform darstellt [14] als die alleinige Kastration.

Im folgenden sollen Daten von Studien zusammengefaßt dargestellt werden, in denen versucht wurde, die nach Kastration verbleibenden Androgene (vornehmlich adrenalen Ursprungs) zu eliminieren bzw. zu supprimieren. Schließlich werden eigene Ergebnisse mit Cyproteronacetat, dem längstbekannten Antiandrogen, in Kombination mit der bilateralen Orchiektomie und mit dem LHRH-Analogon Zoladex vorgestellt.

Erste Schritte zur kompletten Androgenblockade

Adrenalektomie

Schon wenige Jahre nach den klassischen Untersuchungen von Huggins und Hodges [9] war aufgefallen, daß Patienten mit einem Prostatakarzinom, die nach Kastration oder nach Einleitung einer Östrogentherapie eine Remission erfuhren, nach einer gewissen Zeit jedoch eine erneute Tumorprogression erlitten und an ihrem Tumor trotz Androgensuppression verstarben. Die Frage kam auf, ob die verbleibenden adrenalen Androgene Ursache dieser erneuten Tumorprogression sein könnten. Es folgten eine Vielzahl von Studien, in denen Patienten adrenalektomiert und mit Kortikoiden substituiert wurden. Später standen Möglichkeiten zur Verfügung, eine „medikamentöse Adrenalektomie“ zu induzieren [28, 39, 25, 24, 26, 4]. Das ernüchternde Ergebnis all dieser Studien war, daß Patienten auch ohne Hoden und Nebennieren an ihrem Prostatakarzinom verstarben. Die Entfernung von Hoden und Nebennieren ist somit nicht ausreichend, um das progrediente Wachstum von Prostatakarzinom-Zellen stoppen zu können. Konsequenterweise können wir heute sagen, daß die chirurgische oder medikamentöse Adrenalektomie als Standardtherapie des fortgeschrittenen Prostatakarzinoms sich nicht durchsetzen konnte. Einige wesentliche Publikationen, in denen die objektiven Remissionsraten nach bilateraler Adrenalektomie bei hormonell vorbehandelten und dann erneut progredient gewordenen Prostatakarzinom-Patienten aufgeführt werden, sind in der Tabelle 1 zusammengefaßt.

Hypophysektomie

Da eine Hypophysektomie durch die Elimination von ACTH und LH die Funktion sowohl der Nebenniere als auch der Hoden blockiert, stellte man sich vor, daß solch ein Eingriff eine effektive Behandlungsform für die Patienten sein könnte, die nach Androgensuppression eine erneute Tumorprogression erlitten. Zugleich würde auch Prolaktin, dem zwischenzeitlich ein stimulierender Effekt auf das Prostatakarzinom zugeschrieben wurde, eliminiert. 1948 haben W. W. Scott und Mitarbeiter [31] am Johns Hopkins Hospital die ersten Hypophysektomien an progredienten Prostatakarzinom-Patienten durchgeführt. Später haben auch andere Arbeitsgruppen diese Form der Behandlung praktiziert. Es zeigte sich, daß die Patienten auch nach operativer Entfernung der Hoden und der Hypophyse an ihrem Prostatakarzinom verstarben. Ihr Tumor wuchs trotz des Fehlens adrenaler Serum-Androgene progredient weiter. Obwohl die Hypophysektomie die kompletteste Form der totalen Androgenblockade bewirkt, zählt sie heute nicht zur Standardtherapie des progredienten Prostatakarzinoms. Die Ergebnisse einiger Hypophysektomie-Studien sind in der Tabelle 2 zusammengefaßt.

Tabelle 1 Fortgeschrittenes Prostatakarzinom: Bilaterale Adrenalektomie bei Tumorprogression nach Kastration (n. Schulze et al., 1987 a)

Autoren	Anzahl Pat.	Beobachtete objektive Wirksamkeit in
Huggins & Scott (1945)	4	0
Huggins & Bergenstal (1952)	7	0
Baker (1953)	10	0
Whitmore et al. (1954)	17	2
Morales et al. (1955)	20	1
MacFarlane et al. (1960)	13	1
Bhanalaph et al. (1974)	26	1
	97	5
Insgesamt beurteilbar	89	5 (5,6%)

Tabelle 2 Fortgeschrittenes Prostatakarzinom: Hypophysektomie bei Tumorprogression nach Kastration (n. Schulze et al., 1987 a)

Autoren	Anzahl Pat.	Beobachtete objektive Wirksamkeit in
Scott & Schirmer (1962)	17	7
Fergusson & Hendry (1971)	100	0
Morales et al. (1971)	23	0
Murphy et al. (1971)	34	0
Maddy et al. (1971)	20	7
Levin et al. (1978)	10	0
Smith et al. (1984)	15	0
	219	14
Insgesamt beurteilbar	209	14 (6,7%)

Antiandrogene

Anfang der 60er Jahre begann die Entwicklung der Antiandrogene. Diese Substanzen können die Wirkung von Androgenen unmittelbar am Wirkungsort, dem Androgenrezeptor, blockieren. Dabei spielt es keine Rolle, ob diese Androgene aus den Hoden oder der Nebenniere stammen, oder ob Androgene eventuell selbst innerhalb der Prostata gebildet werden. Nachdem Antiandrogene, wie Cyproteronacetat, Medroxyprogesteron, Flutamid, Anandron u. a. in vielen Untersuchungen zum Einsatz gekommen waren, zeigte sich, daß Patienten trotz Kastration und hoher Dosen von Antiandrogenen, die das intraprostatische Dihydrotestosteron blockieren, an ihrem Prostatakarzinom verstarben.

Obwohl all diese Antiandrogene in der Lage sind, eine direkte Androgenwirkung zu blockieren, kam die Diskussion auf, ob die gering ausgeprägte eigene androgenartige Wirkung wie z. B. beim Cyproteronacetat Ursache einer insuffizienten Wirksamkeit dieser Antiandrogene beim progredienten Prostatakarzinom sein könnte. Es fand sich jedoch, daß auch die sogenannten reinen Antiandrogene wie z. B. Flutamid oder Anandron die erneute Progression nach Kastration nicht stoppen konnten. Die Ergebnisse einiger Studien mit den am weitesten verbreiteten Antiandrogenen Cyproteronacetat und Flutamid sind in der Tabelle 3 zusammengefaßt.

Tabelle 3 Fortgeschrittenes Prostatakarzinom: Antiandrogene bei Tumorprogression nach Kastration (n. Schulze et al., 1987 a)

Autoren	Anti-androgen	Anzahl Pat.	Beobachtete objektive Wirksamkeit in
Wein & Murphy (1973)	Cyp.	15	1
Smith et al. (1973)	Cyp.	28	2
Stoliar & Albert (1974)	Flu.	14	1
Sogani et al. (1975)	Flu.	26	2
MacFarlane & Tolley (1985)	Flu.	14	1
		97	7 (7,2%)

Cyp. = Cyproteronacetat
Flu. = Flutamid

„Komplette" Androgenblockade

Kombination von Kastration plus Antiandrogen

Als Folge dieser Ergebnisse muß die Schlußfolgerung gezogen werden, daß das Prostatakarzinom durch hormonelle Maßnahmen allein nicht suffizient behandelt werden kann, unabhängig davon, ob die nach Kastration verbleibenden adrenalen Androgene noch eliminiert bzw. blockiert werden oder nicht.

Die Diskussion um den Stellenwert der Nebennieren-Androgene wurde jedoch durch Labrie und Mitarbeiter (Labrie et al. [14, 15]) neu entfacht, als diese die Thesen aufstellten, daß „99% aller Prostatakarzinome selbst zum Zeitpunkt der Metastasierung rein Androgen-abhängig sind. Die Androgen-unabhängigen Zellen sind vor der Behandlung noch nicht vorhanden. Sie entstehen erst, wenn die Tumorzellen dem Milieu der erniedrigten Androgenkonzentration durch die nach Kastration verbleibenden adrenalen Androgene ausgesetzt sind". Um die Entwicklung Androgen-unabhängiger Tumorzellen zu vermeiden, fordert diese Arbeitsgruppe daher die gleichzeitige Gabe eines Antiandrogens zusätzlich zur chirurgischen oder medikamentösen Kastration von Therapiebeginn an.

In Übereinstimmung mit seiner Theorie hat Labrie Daten einer nicht-randomisierten Studie veröffentlicht. Patienten mit einem zuvor unbehandelten metastasierten Prostatakarzinom wurden mit der Kombination von Kastration (chirurgische Kastration oder Gabe eines LHRH-Analogons) plus Antiandrogen behandelt. Die Ergebnisse dieser Studie zeigen im Vergleich zur herkömmlichen Kastration eine ausgeprägte Verbesserung der Ansprechrate, der Remissionsdauer und der Überlebenszeit, wobei die Todesrate innerhalb der ersten zwei Behandlungsjahre um über 300% gesenkt wurde [15].

Sowohl in Europa als auch in den Vereinigten Staaten laufen eine Vielzahl prospektiver Studien, die zum Ziel haben, die von Labrie aufgestellten Thesen objektiv zu prüfen. Eine definitive Aussage, ob die sog. „komplette" Androgenblockade Vorteile gegenüber der „partiellen" Androgenblockade erbringt, ist dennoch zum gegenwärtigen Zeitpunkt aufgrund der zu kurzen Nachbeobachtungszeit nicht möglich.

In unserer Klinik wurden seit den späten 70er Jahren alle Patienten mit einem fortgeschrittenen Prostatakarzinom mit einer Kombination von chirurgischer Kastration plus dem Antiandrogen Cyproteronacetat behandelt. Somit erhielten unsere Patienten schon vor der von Labrie und Mitarbeiter initiierten Diskussion eine Behandlung, die dem Konzept der „kompletten" Androgenblockade nahe kommt. Veranlaßt durch die Diskussion über die Bedeutung der Suppression adrenaler Androgene haben wir retrospektiv die direkt ermittelte 5-Jahres-Überlebensrate unserer so behandelten Patienten mit einem fortgeschrittenen Prostatakarzinom untersucht [30].

1979 und 1980 wurden 55 Patienten mit einem bisher unbehandelten, neu entdeckten fortgeschrittenen Prostatakarzinom eingewiesen. Alle Tumore waren bioptisch gesichert, das Tumorstadium wurde anhand des rektalen Tastbefundes, der Bestimmung der sauren Prostataphosphatase im Serum und einem Knochenszintigramm ermittelt.

Das mittlere Patientenalter zum Aufnahmezeitpunkt betrug 72 Jahre (56–86 Jahre). Alle Patienten wurden zum Diagnosezeitpunkt mit einer Kombination von bilateraler Orchiektomie plus 50 mg Cyproteronacetat oral pro Tag behandelt. Der Nachuntersuchungszeitraum erstreckte sich auf 5 Jahre nach Behandlungsbeginn bzw. bis zum Tode. Die Überlebensrate wurde nach der direkten Methode [1] unter Berücksichtigung aller Todesursachen berechnet. Die Standardabweichung dieser Überlebensraten wurde nach Ederer [5] kalkuliert, Signifikanzanalysen erfolgten mit dem x^2-Test [20].

Zum Zeitpunkt der Aufnahme in unserer Klinik wiesen 22 Patienten aufgrund des Knochenszintigramms ossäre Metastasen auf. 18 dieser 22 Patienten hatten zudem eine erhöhte saure Phosphatase im Serum. Das Tumorstadium dieser Patienten wurde als T_{3-4} N_x M_1, entsprechend D_2, eingestuft. 33 Patienten hatten ein normales Knochenszintigramm und normales Serum-Phosphatasewerte. Aufgrund des rektalen Tastbefundes wurden sie als T_{3-4} N_x M_0, entsprechend Stadium C, eingestuft.

Die direkt beobachtete Überlebenszeit dieser Patienten ist in der Abbildung 1 widergegeben. Alle 22 Patienten mit einem zum Aufnahmezeitpunkt gesichert metastasiertem Prostatakarzinom verstarben innerhalb der ersten 4 Jahre, der letzte nach 47 Monaten. 20 dieser 22 Patienten verstarben dabei an ihrem Tumorleiden, einer an einer progredienten Silikose, ein weiterer an einem Myokardinfarkt.

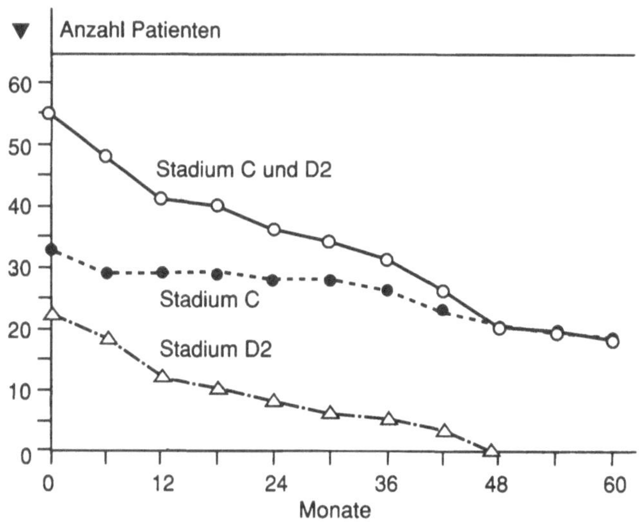

Abb. 1 Direkt beobachtete Überlebensraten von Patienten mit fortgeschrittenem Prostatakarzinom nach Behandlung mit bilateraler Orchiektomie plus Cyproteronacetat.

Von den 33 Patienten mit einem lokal fortgeschrittenem Prostatakarzinom lebten noch 18 (55 Prozent) 5 Jahre nach Diagnosestellung und Therapieeinleitung. Von den 15 bis dahin verstorbenen Patienten waren 11 einem progressiven Wachstum ihres Tumorleidens erlegen. Zwei verstarben an kardiovaskulären, einer an cerebrovaskulären Ursachen, ein Patient verstarb an einer Peritonitis nach Magenperforation.

Wir haben unsere Ergebnisse mit denen der VACURG-Studie [12] an gleichermaßen eingestuften Prostatakarzinom-Patienten verglichen. Dabei wurden die Patienten in der VACURG-Studie mit bilateraler Orchiektomie plus Plazebo behandelt. Der Vergleich der Überlebensraten aller Patienten (Abb. 2A), der mit lokal fortgeschrittenem Prostatakarzinom (Abb. 2B) und der mit metastasiertem Prostatakarzinom (Abb. 2C) erbrachte keinen Vorteil für unsere zusätzlich mit einem Antiandrogen behandelten Patienten.

Die Überlebensrate unserer metastasierten Tumorpatienten war sogar niedriger als man anhand der publizierten Langzeitergebnisse anderer Studien erwarten würde, in denen eine 10 Jahresüberlebenszeit von etwa 10% beobachtet wurde [12, 27]. Dies ist jedoch mit der niedrigen Fallzahl in unserer Untersuchung und der damit verbundenen hohen Standardabweichung zu erklären. Allein beim visuellen Vergleich dieser Überlebenszeitkurven erhält man jedoch schon den Eindruck, daß die Überlebenszeitkurven dieser Studien sich entsprechen. Dieser Eindruck wurde dann auch durch die Analysen mit dem chi-Quadrat-Test bestätigt, wo sich für alle untersuchten Kurvenverläufe kein statistisch signifikanter Unterschied ergab.

Aufgrund dieser retrospektiven Untersuchung an einer kleinen Fallzahl von Patienten mit fortgeschrittenem Prostatakarzinom konnten wir keinen Vorteil in der direkt beobachteten 5-Jahres-Überlebensrate durch eine sog. „komplette" Androgenblockade im Vergleich zur alleinigen Orchiektomie finden.

Kombination von LHRH-Analoga plus Antiandrogen

In der jüngsten Zeit ist mit den LHRH-Analoga ein neues Behandlungsprinzip des Prostatakarzinoms eingeführt worden. Hierbei handelt es sich um synthetisch hergestellte Analoga des natürlich vorkommenden hypothalamischen Hormons LHRH, die sich vom natürlichen Hormon durch Änderungen in den Positionen 6 und 10 der Dekapeptidkette unterscheiden. Heute stellen Depot-LHRH-Analoga eine konsequente Weiterentwicklung dieser Therapeutika dar. Die längste Erfahrung liegt dabei mit den Depot-LHRH-Analogon Zoladex vor, das alle 4 Wochen subcutan appliziert werden muß.

Wie bei allen LHRH-Analoga kommt es auch nach der erstmaligen Gabe von Zoladex zu einem initialen Anstieg der Gonadotropine LH und FSH. Konsekutiv steigt der Testosteronspiegel kurzfristig an. Bei Langzeitapplikation der LHRH-Analoga in supraphysiologischen Dosen kommt es jedoch zu einer paradoxen Hemmung der Gonadenfunktion. Während die bilaterale Orchiektomie innerhalb von 24 Stunden ein Absinken des Serum-Testosteronspiegels auf Kastrationsniveau bewirkt, dauert dieser Vorgang, aus den eben genannten Gründen, bei den LHRH-Analoga zwei bis drei Wochen.

Da wir wissen, daß die Verabreichung von Testosteron bei Patienten mit Prostatakarzinom eine Aktivierung des Tumors bewirken kann, stellt sich die

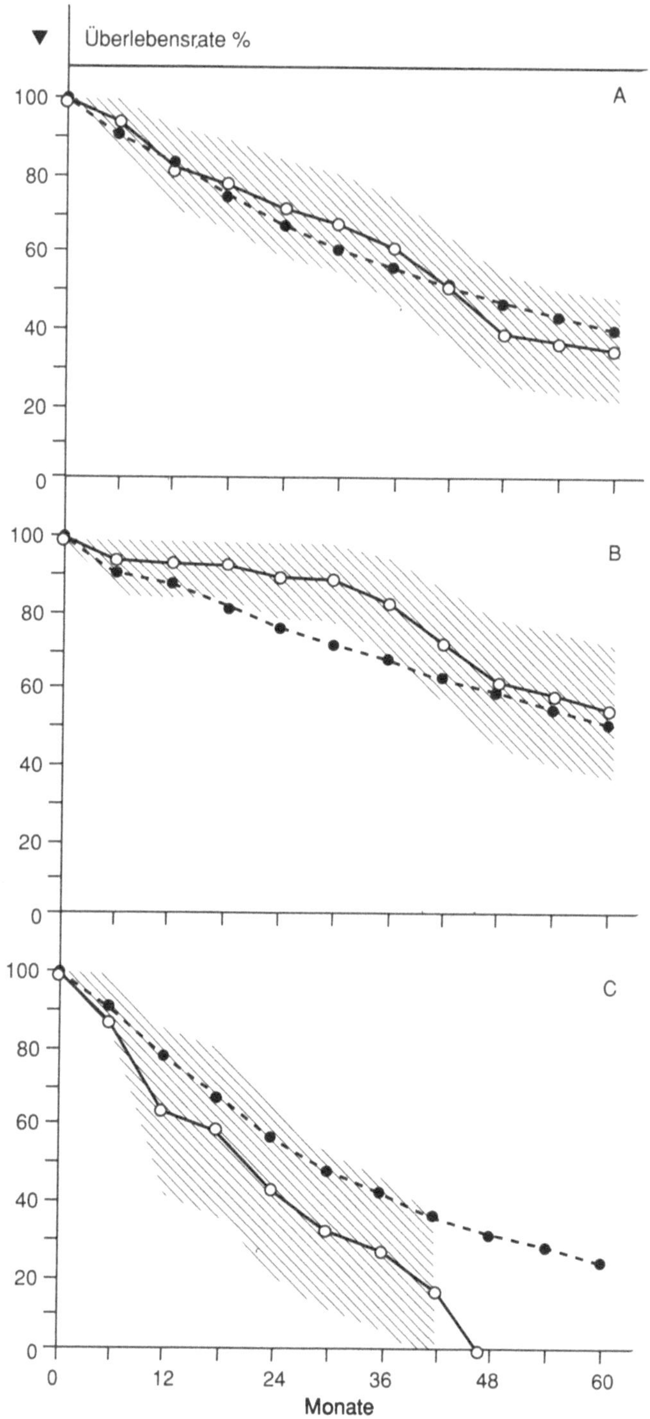
▼ Überlebensrate %
A
B
C
100
80
60
40
20
0
12
24
36
48
60
Monate

Tabelle 4 Initiale Zunahme von Symptomen nach Zoladex-Gabe

Knochenschmerzen		Harntraktstauung		Rückenmarkskompression		Gesamt
leicht	stark	obere	untere	Para-plegie	Paraparese Parästhesie	
21 (2,5%)	14 (1,7%)	5 (0,6%)	4 (0,5%)	6 (0,7%)	4 (0,5%)	51* (6,1%)

* Bei drei Patienten traten zwei Symptome gleichzeitig auf

Frage, ob der initiale Anstieg des Testosterons nach Gabe von LHRH-Analoga einen ungünstigen Einfluß auf das Krankheitsgeschehen nehmen kann. Ein solcher „Tumor-flare" wurde bei 830 mit Zoladex behandelten Patienten in 6,1% der Fälle beschrieben [6, 13, 38]. Die aufgetretenen Symptome sind in der Tabelle 4 aufgezeigt. Es bleibt dabei zu betonen, daß solche Komplikationen insgesamt selten auftreten.

Weitaus häufiger ist jedoch mit dem initialen Testosteron-Anstieg eine vorübergehende Anhebung der sauren Prostataphosphatase (PAP) zu verzeichnen. Dieser passagere PAP-Anstieg ist auch als Zeichen einer Aktivierung des Prostatakarzinoms zu werten.

Um die endokrinologischen Effekte unterschiedlicher Antiandrogene, die zusätzlich zu einem LHRH-Analogon gegeben werden, zu testen, haben wir folgende Studie durchgeführt:

Patienten mit einem zuvor unbehandelten metastasierten Prostatakarzinom wurden randomisiert einer der folgenden Behandlungsgruppen zugeordnet.

Gruppe 1: Zoladex Monotherapie

Gruppe 2: Zoladex plus nichtsteroidales Antiandrogen Flutamid (3 × 250 mg p. o./Tag). Die erste Flutamid-Gabe erfolgte 1 Tag vor der ersten Zoladex-Applikation.

Gruppe 3: Zoladex plus steroidales Antiandrogen Cyproteronacetat (2 × 100 mg p. o./Tag). Die erste Cyproteronacetat-Gabe erfolgte 7 Tage vor der ersten Zoladex-Applikation.

Abb. 2 Überlebensrate von Patienten mit Prostatakarzinom, die mit Orchiektomie plus Cyproteronacetat (-o-) (eigene Daten) oder mit Orchiektomie allein (--•--) behandelt wurden (Jordan et al., 1977). Die schraffierte Fläche stellt das 95%-Konfidenzintervall für die kombiniert behandelten Patienten dar.

A Daten für alle Patienten (Stadium C und D)

B Daten für Patienten mit lokal fortgeschrittenem Prostatakarzinom (Stadium C)

C Daten für Patienten mit metastasiertem Prostatakarzinom (Stadium D_2)

Bei allen Patienten wurde vormittags um 8 Uhr vor der ersten Antiandrogen-Gabe, vor der ersten Zoladex-Applikation und an den Tagen 1 bis 7, 14, 21 und 28 nach Zoladex-Gabe Blut entnommen und LH, Testosteron und die saure Prostataphosphatase bestimmt.

Nach alleiniger Zoladex-Gabe kam es innerhalb der ersten Woche zum erwarteten LH-Anstieg. Nach drei Wochen waren die LH-Werte wieder auf den Ausgangswert gesunken (Abb. 3). Die zusätzliche Gabe von Flutamid bewirkte einen Anstieg der LH-Werte noch bevor das LHRH-Analogon verabreicht wurde. Nach Zoladex-Injektion kam es zu einem dramatischen LH-Anstieg, und selbst nach vier Wochen waren die LH-Werte noch höher als der Ausgangswert (s. Abb. 3).

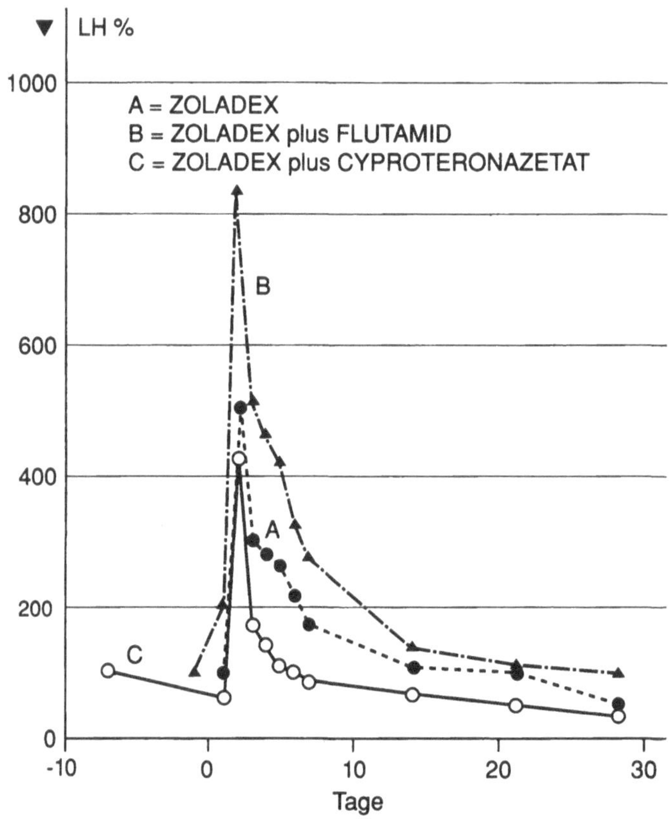

Abb. 3 Relative LH-Mittelwerte bei Patienten mit metastasiertem Prostatakarzinom, die mit dem Depot-LH-RH-Analogon Zoladex alleine (A) oder kombiniert mit einem Antiandrogen plus Zoladex behandelt wurden. Die erste Gabe des Antiandrogens Flutamid (B) erfolgte 1 Tag, die des Antiandrogens Cyproteronacetat (C) 7 Tage vor der Zoladex-Injektion. Die Ausgangswerte vor jeglicher Therapie wurden als 100% eingesetzt.

Die einwöchige Vorbehandlung mit Cyproteronacetat bewirkte einen Abfall des LH auf etwa 60% des Ausgangswertes. Die Zoladex-Gabe führte dann aber auch bei diesen Patienten zu einem deutlichen LH-Anstieg, wenngleich in dieser Behandlungsgruppe die LH-Werte schneller wieder sanken und nach vier Wochen doch deutlich unter dem Ausgangswert lagen (s. Abb. 3).

Bei den Testosteron-Werten kam es nach alleiniger Zoladex-Applikation zu dem bekannten Anstieg. Nach einer Woche erreichten die Testosteronspiegel wieder den Ausgangswert. Im weiteren Verlauf sank das Testosteron auf Kastrationsniveau (Abb. 4).

In der Patientengruppe, die zusätzlich mit Flutamid behandelt worden war, verhielten sich die Testosteron-Werte ähnlich wie in der Gruppe, die allein mit Zoladex behandelt worden war (s. Abb. 4). In der dritten Behandlungsgruppe zeigte sich schließlich eine effektive Erniedrigung des Testosteronspiegels nach Vorbehandlung mit Cyproteronacetat. Und obwohl es auch in

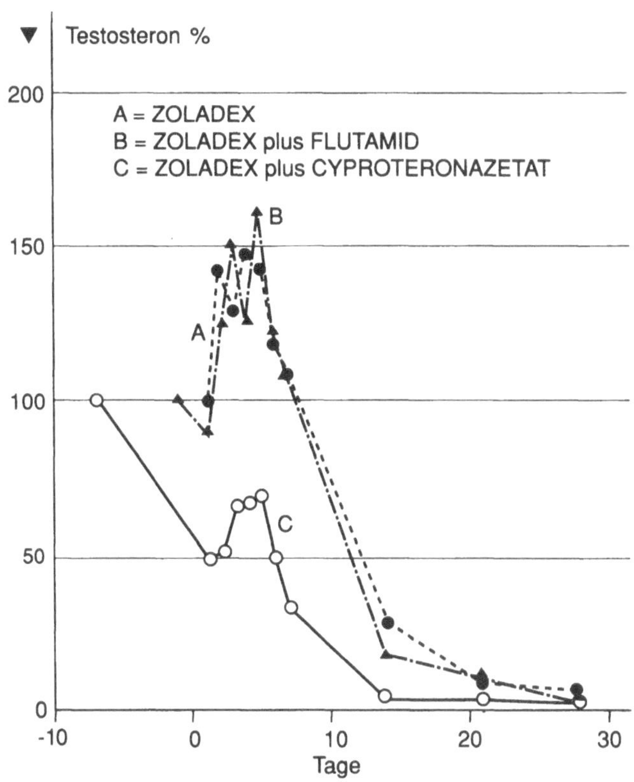

Abb. 4 Relative Testosteron-Mittelwerte bei Patienten mit metastasiertem Prostatakarzinom in Abhängigkeit von ihrer Behandlung (A, B, C s. Legende zu Abb. 3).

diesem Therapiearm nach Zoladex-Injektion zu einem LH-Anstieg gekommen war, kam es nur zu einer sehr geringfügigen passageren Testosteron-Zunahme. Letztlich blieben die Testosteron-Werte aber jederzeit deutlich unter dem Ausgangswert und erreichten rasch Kastrationsniveau.

Besonderes Interesse bei dieser Studie galt dem Verhalten der sauren Prostataphosphatase als Marker der Prostatakarzinom-Aktivität. Hier zeigte sich, daß es nur in der Patientengruppe, die allein mit Zoladex behandelt wurde, zu einem kurzfristigen Anstieg der sauren Prostataphosphatase kam. In beiden Behandlungsgruppen, die zusätzlich mit einem Antiandrogen therapiert wurden, kam es zu einem Absinken der sauren Prostataphosphatase unmittelbar von Therapiebeginn an (Abb. 5). Das heißt, daß der beobachtete initiale Testosteron-Anstieg in der Patientengruppe, die zusätzlich mit Flutamid behandelt wurde, offensichtlich keinen Einfluß auf die Tumorzellen aufgrund der Blockade der Androgen-Rezeptoren durch das Antiandrogen ausüben konnte.

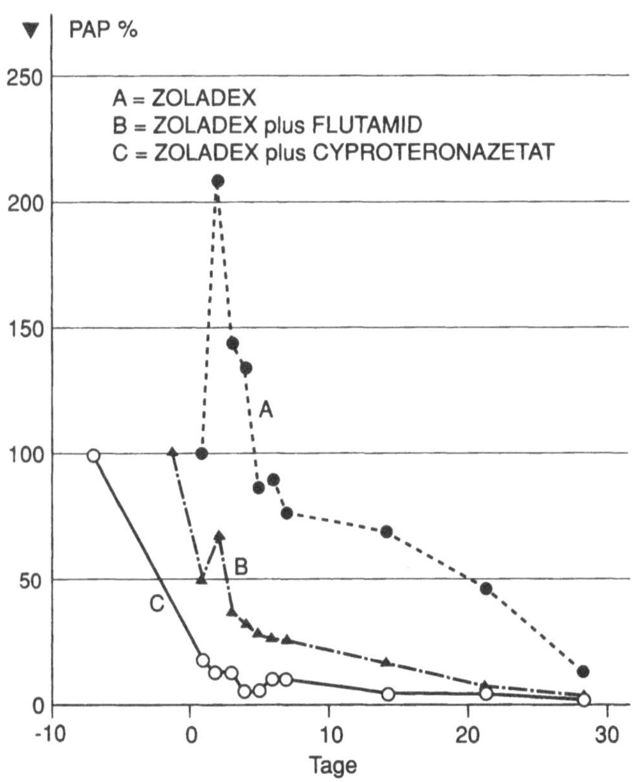

Abb. 5 Relative Mittelwerte der sauren Prostataphosphatase bei Patienten mit metastasiertem Prostatakarzinom in Abhängigkeit von ihrer Behandlung (A, B, C s. Legende zu Abb. 3).

Diese endokrinologischen Daten zeigen, daß es sinnvoll ist, eine LHRH-Analogon-Therapie eines Patienten mit metastasiertem Prostatakarzinom in der Initialphase mit einem Antiandrogen zu kombinieren. Dabei bewirkt die Vorbehandlung mit dem steroidalen Antiandrogen Cyproteronacetat eine noch effektivere Erniedrigung der Testosteron- und saure Prostataphosphatase-Werte als das nichtsteroidale Antiandrogen Flutamid. Die Differenz bezüglich der sauren Prostataphosphatase war jedoch dabei so gering, daß diesbezüglich klinisch kein Unterschied zwischen diesen beiden Antiandrogen-Typen zu erwarten ist.

Auch wenn mittlerweile in mehreren großen Studien gezeigt worden ist, daß es zwischen der Therapie mit LHRH-Analoga und der Standard-Hormontherapie (Kastration bzw. DES) wohl keinen Unterschied in der Überlebensrate von Patienten gibt, so haben doch Huben et al. [8] einen statistisch signifikanten Unterschied in der Dauer des Progressions-freien Intervalls zu ungunsten der LHRH-Analoga (hier: Buserelin) im Vergleich zur Standard-Hormontherapie gefunden (54 vs. 87 Wochen). Dabei stellen die Autoren die These auf, daß dieser Unterschied eventuell auf die initiale Stimulierung des Tumors zu Beginn der LHRH-Analogon Therapie zurückzuführen ist. Trifft dieses zu, so wäre es, entsprechend den endokrinologischen Daten unserer Studie, angezeigt, eine LHRH-Analogon-Therapie in der Initialphase mit einem Antiandrogen zu kombinieren. Eine solche Therapieform sollte dann zu vergleichbaren Ergebnissen wie bei der Standard-Hormontherapie führen.

Zusammenfassung

Die hier dargestellten eigenen Ergebnisse geben keinen Anhalt dafür, daß durch die zusätzliche Gabe eines Antiandrogens zur bilateralen Orchiektomie eine signifikante Verlängerung der Überlebensrate von Patienten mit fortgeschrittenem Prostatakarzinom erzielt werden kann.

Sollte aus medizinischen oder psychologischen Gründen die Behandlung eines Patienten statt durch eine bilaterale Orchiektomie mit einem LHRH-Analogon erfolgen, so scheint es ratsam, in der Initialphase eine solche Therapie mit einem Antiandrogen zu kombinieren.

Literatur

[1] American Joint Committee on Cancer: Reporting of cancer survival and end results 1982. In: Manual for Staging of Cancer 1982, 1–12. American Joint Committee, Chicago, Illinois 1982.

[2] Baker, W. J.: Bilateral adrenalectomy for carcinoma of the prostate gland: preliminary report. J. Urol. *70* (1953) 275–281.
[3] Bhanalaph, T., M. J. Varkarakis, G. P. Murphy: Current status of bilateral adrenalectomy or advanced prostatic carcinoms. Ann. Surg. *179* (1974) 17–23.
[4] DeBruyne, F. M. S., F. J. Witjes and the members of the Dutch South-East Cooperative Study group: Ketoconazole high dose (H. D.) in the management of metastatic prostatic carcinoma. J. Urol. *135* (1986) Abstract 397.
[5] Ederer, F.: A simple method for determining standard errors of survival rates, with tables. J. Chronic. Dis. *11* (1960) 632.
[6] Faure, N., A. Lemay, B. Laroche et al.: Preliminary results on the clinical efficacy and safety of androgen inhibition by an LHRH agonist alone or combined with an antiandrogen in the treatment of prostatic carcinoms. Prostate *4* (1983) 601.
[7] Fergusson, J. D., W. F. Hendry: Pituitary irradiation in advanced carcinoma of the prostate: analysis of 100 cases. Br. J. Urol. *43* (1971) 514–519.
[8] Huben, R. P., G. P. Murphy, The Investigators of the National Prostatic Cancer Project: A Comparison of Diethylstilbestrol or Orchiectomy With Buserelin and With Methotrexate Plus Diethylstilbestrol or Orchiectomy in Newly Diagnosed Patients With Clinical Stage D_2 Cancer or the Prostate. Cancer *62* (1988) 1881–1887.
[9] Huggins, C., C. V. Hodges: Studies on prostatic cancer. The effect of castration, of estrogen and of androgen injection on serum phosphatase in metastatic carcinoma of the prostate. Cancer Res. *1* (1941) 293–297.
[10] Huggins, C., W. W. Scott: Bilateral adrenalectomy in prostatic cancer. Clinical features and urinary excretion of 17-ketosteroids and estrogens. Ann. Surg. *122* (1945) 1031–1041.
[11] Huggins, C., D. Bergenstal: Effect of bilateral adrenalectomy on certain human tumors. Proc. Natl. Acad. Sci. USA *38* (1952) 73–76.
[12] Jordan, W. P., C. E. Blackard, D. P. Byar: Reconsideration of orchiectomy in the treatment of advanced prostatic carcinoma. South. Med. J. *70* (1977) 1411.
[13] Kahan, A., F. Delrieu, B. Amor et al.: Disease flare induced by D-Trp^6-LHRH analogue in patients with metastatic prostatic cancer. Lancet *1* (1984) 971.
[14] Labrie, F., A. Dupont, A. Belanger: Complete androgen blockade for the treatment of prostate cancer. In: V. T. De Vita Jr., S. Hellman, S. A. Rosenberg (Hrsg.): Important Advances in Oncology, 193–218. Lippincott, Philadelphia 1985.
[15] Labrie, F., A. Dupont, A. Belanger et al.: Flutamide in combination with castration (surgical or medical) is the standard treatment in advanced prostate cancer. J. Drug Dev. *1* (1987) Suppl. 1, 34–51.
[16] Levin, A. B., R. C. Benson Jr., J. Katz, T. Nilsson: Chemical hypophysectomy for relief of bone pain in carcinoma of the prostate. J. Urol. *119* (1978) 517–521.
[17] MacFarlane, D. A., L. P. Thomas, J. H. Harrison: A survey of total adrenalectomy in cancer of the prostate. Am. J. Surg. *99* (1960) 562–572.
[18] MacFarlane, D. A., D. A. Tolley: Flutamide therapy for advanced prostatic cancer: a phase II study. Br. J. Urol. *57* (1985) 172–174.
[19] Maddy, J. A., W. W. Winternitz, H. Norrell: Cryohypophysectomy in the management of advanced prostatic cancer. Cancer *28* (1971) 322–328.
[20] Mantel, N., W. Haenszel: Statistical aspects of the analysis of data from retrospective studies of disease. J. Natl. Cancer Inst. *22* (1959) 719.
[21] Morales, A., D. W. Blair, J. Steyn: $Yttrium^{90}$ pituitary ablation in advanced carcinoma of the prostate. Br. J. Urol. *43* (1971) 520–522.
[22] Morales, P., H. Brendler, R. S. Hotchkiss: The role of the adrenal cortex in prostatic cancer. J. Urol. *73* (1955) 399–409.

[23] Murphy, G. P., G. Reynoso, R. Schoonees et al.: Hypophysectomy and adrenalectomy for disseminated prostatic carcinoma. J. Urol. *105* (1971) 817–825.

[24] Murray, R., P. Pitt: Treatment of advanced prostatic cancer, resistant to conventional therapy, with aminoglutethimide. Eur. J. Cancer Clin. Oncol. *21* (1985) 453–458.

[25] Ponder, B. A. J., R. J. Shearer, R. D. Pocock et al.: Response to aminoglutethimide and cortisone acetate in advanced prostatic cancer. Br. J. Cancer *50* (1984) 757–763.

[26] Pont, A.: Longterm experience with high-dose ketoconazole therapy for prostate cancer. J. Urol. *135* (1986) Abstract 389.

[27] Reiner, W. G., W. W. Scott, J. C. Eggleston, P. C. Walsh: Long-term survival after hormonal therapy for stage D prostatic cancer. J. Urol. *122* (1979) 183.

[28] Robinson, M. R. G., R. J. Shearer, J. D. Fergusson: Adrenal suppression in the treatment of carcinoma of the prostate. Br. J. Urol. *46* (1974) 555–559.

[25] Schulze, H., J. T. Isaacs, D. S. Coffey: A critical review of the concept of total androgen ablation in the treatment of prostate cancer. In: Murphey et al. (Hrsg.): Prostate cancer: PTA progress in clinical and biological research, Vol. 243, 1–19. Liss, New York 1987.

[30] Schulze, H., J. Isaacs, T. Senge: Inability of complete androgen blockade to increase survival of patients with advanced prostatic cancer as compared to standard hormonal therapy. J. Urol. *137* (1987) 909–911.

[31] Scott, W. W., H. K. A. Schirmer: Hypophysectomy for disseminated prostatic cancer. In: On Cancer and Hormones: Essays in Experimental Biology, 175–204. Univ. of Chicago Press 1962.

[32] Smith, J. A. Jr., H. J. Eyre, T. S. Roberts, R. G. Middleton: Transphenoidal hypophysectomy in the management of carcinoma of the prostate. Cancer *53* (1984) 2385–2387.

[33] Smith, R. B., P. C. Walsh, W. E. Goodwin: Cyproterone acetate in the treatment of advanced carcinoma of the prostate. J. Urol. *110* (1973) 106–108.

[34] Sogani, P. C., B. Ray, W. F. Whitmore Jr.: Advanced prostatic carcinoma. Flutamide therapy after conventional endocrine treatment. Urology *6* (1975) 164–166.

[35] Stoliar, B., D. J. Albert: SCH 13521 in the treatment of advanced carcinoma of the prostate. J. Urol. *111* (1974) 803–807.

[36] Wein, A. J., J. J. Murphy: Experience in the treatment of prostatic carcinoma with cyproterone acetate. J. Urol. *109* (1973) 68–70.

[37] Whitmore, W. F. Jr., H. T. Randall, O. H. Pearson, C. D. West: Adrenalectomy in the treatment of prostatic cancer. Geriatrics *9* (1954) 62–69.

[38] Winfield, H., J. Trachtenberg: A comparison of a powerful luteinising hormone releasing hormone analogue agonist and estrogen in the treatment of advanced prostatic cancer. J. Urol. *131* (1984) 1108.

[39] Worgul, T. J., R. J. Santen, E. Samojlik et al.: Clinical and biochemical effect of aminoglutethimide in the treatment of advanced prostatic carcinoma. J. Urol. *129* (1983) 51–55.

Diskussion

Ludwig: Herr Senge, ich habe Ihre retrospektiven Daten so verstanden – und ich finde ganz wichtig, daß Sie diese vorgestellt haben – daß Sie Ihr ursprüngliches Konzept, unter dem Sie ja diese Daten gewonnen haben, nämlich bilaterale Orchiektomie plus 50 mg Cyproteronacetat, jetzt ja eigentlich nicht mehr weiter verfolgen könnten.

Senge: Man sollte es vielleicht anders formulieren: Ich verfolge es weiter, ohne daß ich in den Gewissenskonflikt komme, ein modernes Therapiekonzept zu vernachlässigen, wenn ich LHRH-Analoga nicht einsetze. Das, was ich mache, ist genauso suffizient; ob es besser ist als die alleinige Orchiektomie muß man sagen – wenn man kritisch ist – wahrscheinlich nicht. Ich bin aber sicher nicht schlecht orientiert oder biete dem Patienten sicher keine schlechtere Therapie an, wenn ich ihn kombiniert behandele, um die adrenalen Androgene auszuschalten. Bei der geringen Dosierung von 50 mg Cyproteronacetat plus Kastration spare ich damit Kosten und behandle genauso effizient verglichen mit heutigen Hypothesen, die uns weis machen wollen, daß wir nicht aktiv genug behandeln.

Ackermann: Ich hätte gern eine Frage an mehrere Kollegen im Auditorium gestellt. Wenn man die Diskussion über die Frage Monotherapie oder totale Androgen-Blockade ein bißchen zu gliedern versucht, dann gibt es auf der einen Seite biologische Argumente für und gegen und auf der anderen Seite den großen Komplex der klinischen Studien. Ich möchte zunächst einmal an Herrn Neumann, Herrn Schröder und Herrn Senge die Frage stellen, ob es eigentlich solide Argumente gibt, die belegen, daß das Konzept der totalen Androgen-Blockade vom biologischen Aspekt her unsinnig ist? Oder umgekehrt gefragt: Gibt es gute Argumente, die belegen, daß es sinnvoll ist? Herr Neumann, könnten Sie sich dazu äußern?

Neumann: Es gibt einige Untersuchungen dazu, und ich glaube, Herr Schulze hat daran in Baltimore mitgearbeitet: Man hat die Prostatae von Verstorbenen untersucht, die frühzeitig im Leben aufgrund von Unfällen oder aus anderen Gründen ihre Hoden verloren hatten. Dabei zeigte sich, daß die Prostatae völlig atrophisch und sekretorisch inaktiv waren.

Wenn Herr Labrie recht hätte, daß nach Kastration in der Prostata selbst noch praktisch 50% an aktivem Androgen vorhanden ist, dann hätte man noch sekretorische Aktivität in der gesunden Prostata finden müssen. Die Befunde aus Baltimore sprechen dagegen. Andererseits wissen wir von allen Spezies aus der Pharmakologie, daß es nach Kastration zu einer vollständigen

Atrophie der Prostata kommt, morphologisch und auch gewichtsmäßig. Dies sind alles Fakten, die natürlich gegen Herrn Labrie sprechen.

Ackermann: Es gibt doch aber auch experimentelle Tumormodelle, in denen man DHT-Konzentrationen im Gewebe nach Adrenalektomie und nach Orchiektomie untersucht hat.

Neumann: Ich kenne eine Arbeit von Schally über den Dunning-Tumor der Ratte. Dort hat die kombinierte Behandlung auch nicht mehr gebracht als die Behandlung mit einem LHRH-Analogon allein, und dies spricht eher dagegen. Ich glaube, Herr Schröder hat da eigene Erfahrungen.

Schröder: Wir haben in Rotterdam bekanntlich eine Reihe von Tumorlinien von Nacktmäusen und führten Titrationsexperimente durch. Die Mäuse wurden kastriert und haben dann Testosteron in verschiedenen Dosen, immer kleinere Dosen erhalten. Damit wurde die minimale Dosis festgestellt, die gerade noch eben diesen Tumor zum Wachstum bringt. Wir haben dabei die Plasmatestosteron-Werte und die Testosteron- und DHT-Werte im Tumorgewebe gemessen und haben das korreliert mit der Proliferation des Tumors durch einen monoklonalen Antikörper, der die Proliferation anzeigt. Mit diesen Untersuchungen haben wir zu unserer großen Überraschung gefunden, daß der Tumor bereits aufhört zu wachsen bei Werten, die in der Größenordnung von 12–14 pmol/g Gewebe liegen. Das ist für Sie sehr schwer umzurechnen. Aber, wenn Sie es umrechnen, dann liegt es gerade eben unter dem Normalwert des DHT im Tumorgewebe. Der Tumor hört also auf zu wachsen, wenn das Androgen gering vermindert wird, es ist also nicht nötig, es vollständig aus dem Tumor zu entfernen. Aber, das ist nur ein Tumormodell, es ist allerdings ein menschliches Prostatakarzinom.

Wagner (Hamburg): Es gibt eine Arbeit von Prof. Voigt und Mitarbeitern aus Hamburg, aus der hervorgeht, daß eine totale Androgenblockade in der Prostata – allerdings bei Ratten und nicht bei menschlichen Tumoren, wie Herr Schröder es gemacht hat – gar nicht möglich ist. Also, selbst bei hochdosierter Gabe von Cyproteronacetat und Kastration ließen sich immer noch in den Zellkernen der Prostatazellen DHT-Rezeptorkomplexe messen. Das ist natürlich jetzt durch Herrn Schröders Worte bereits überholt, aber ich wollte diese Ergebnisse kurz mitteilen.

Schröder: Das ist die Arbeit von Herrn Huang. Der Nachteil dieser Arbeit ist, daß sie die gefundenen Werte nicht mit irgendeinem Proliferations-Parameter korreliert haben. Wir wissen also lediglich, daß diese Mengen Testosteron in der Prostatazelle noch vorhanden sind. Aber, was das biologisch bedeutet, wird mit dieser Arbeit nicht deutlicher, während es mit unserer wohl deutlicher geworden ist.

Krüger (Heidelberg): Ich habe einmal gehört, daß die Ratten überhaupt keine nennenswerten Mengen an Nebennierenandrogenen bilden. Die Frage ist daher, ob die Ratte überhaupt ein geeignetes Modell ist, die komplette Androgenblockade an diesem Tiermodell zu erproben.

Neumann: Ja, das stimmt, das hat Herr Labrie selbst als Argument gegen die Ratten als Modell gebracht. Ich kann dazu nur sagen: Sie finden die gleiche Atrophie der akzessorischen Drüsen beim Meerschweinchen. Meerschweinchen haben etwa die gleichen Mengen an adrenalen Androgenen wie Menschen, auch Androstendion und Dehydroepiandrosteron. Sie finden die gleiche Atrophie auch nach Kastration bei Hunden, und Hunde haben auch adrenale Androgene. Das gilt also generell für alle Spezies, gleichgültig, ob der Anteil adrenaler Androgene hoch oder niedrig ist.

Ackermann: Wenn man das Ganze zusammenfaßt, dann scheint es so zu sein, daß die biologischen Argumente gegen die totale Androgenblockade sprechen. Demgegenüber stehen nun die klinischen Daten. Die sind sehr kontrovers. Auf der einen Seite Studien, die offensichtlich zeigen, daß ähnlich der biologischen Argumentation das Ganze keinen Sinn hat. Wir werden in naher Zukunft – mündlich sind die Daten bereits präsentiert – konfrontiert werden mit der Intergroup-Study 0036, die heute morgen schon erwähnt worden ist. Herr Altwein hat ein Dia davon gezeigt. In dieser Studie wurde Leuprolin, also ein LHRH-Agonist, gegen Leuprolin plus Flutamid getestet, und zwar multizentrisch, prospektiv, randomisiert an über 600 Patienten. Es sieht so aus, und ich habe die Daten vorliegen, daß die mittlere progressionsfreie Überlebensrate 16,5 Monate für die Gruppe der Patienten, die eine totale Androgenblockade erhalten haben, beträgt, gegenüber 13,9 Monaten für die Monotherapie. Wenn man das hochrechnet für eine mittlere Überlebensrate, dann sind es 34,9 Monate für totale Androgenblockade gegenüber 28,3 Monate für die Monotherapie. Die Frage ist jetzt: Was gibt es an kritischen Argumenten gegen diese Studie? Sind diese Argumente so stichhaltig, daß man von diesen Befunden abrücken kann? Meine Frage an das Auditorium ist: Welches Argument steht uns gegenwärtig zur Verfügung, um in diese Richtung zu argumentieren? Herr Senge, könnten Sie dazu etwas sagen?

Senge: Ich glaube, wenn wir diskutieren, dann sind wir einäugig. Wir sollten uns an Isaacs erinnern: Jedes Prostatakarzinom ist ein polyklonaler Tumor, und es ist nur partiell möglich, die androgensensitiven Zellen zu behandeln. Wenn wir von kurzen Überlebenszeiten berichten müssen, läßt sich das doch darauf zurückführen, daß es sich um Patienten handelt, bei denen der hormonintensive Teil des Tumors proliferiert. Wir können tun und lassen was wir wollen, es wird nur teurer, es wird nicht besser. Ich bin auch nicht einer der Anhänger, der um Tage feilscht, weil eine Studie eine um Tage längere Überlebenszeit anzubieten scheint. Wir haben dabei die biologische Potenz eines Prostatakarzinoms, wenn wir es endokrinologisch betrachten, nur unzureichend betrachtet.

Schröder: Ich halte es für ganz wichtig, eindeutig festzustellen, daß sich die Erwartungen von Herrn Labrie nicht erfüllt haben. Wir sprachen über 98 oder 99% Langzeitheilung mit Unterschieden von mehr als 50% gegenüber endokriner Standardbehandlung in 1983, 1985 und 1986. Das ist jetzt endlich in Ordnung gebracht durch die verschiedenen Studien zu der Frage: „Gibt es überhaupt einen signifikanten Unterschied oder liegt der Unterschied in der Größenordnung von einigen Monaten?" Die Frage, was wir mit den Resultaten der Intergroup-Studie anfangen müssen, ist im Augenblick nicht endgültig zu beantworten. Zum einen, weil die Resultate noch nicht publiziert sind, und zum anderen, weil sie für mein Gefühl noch nicht vollständig statistisch bearbeitet sind.

Wenn wir Studien ausführen, suchen wir statistisch signifikante Unterschiede, die dann auf klinische Relevanz und Bedeutung für den Patienten geprüft werden müssen. Parameter wie Nebenwirkungen und Kosten sowie Lebensqualität müssen abgewogen werden gegen einen Gewinn von 3 oder 4 Monaten in der Überlebenszeit und einer ungefähr ebenso langen Zeit in der Progression.

In der Intergroup-Studie gibt es einen Befund, der weder durch die Intergroup noch durch jemand anderes erklärt werden kann. Diese Studie ist so organisiert, daß eine gute prognostische Gruppe mit einer schlechten prognostischen Gruppe verglichen werden kann. In dieser guten prognostischen Gruppe ergibt sich ein statistisch wesentlich höherer Unterschied, der in der Größenordnung von ungefähr 50% in der durchschnittlichen Überlebenszeit liegt. Das ist ein Phänomen, das nicht erklärbar ist. Warum wird dieser Unterschied nicht gefunden, wenn der Tumor ausgedehnter ist? Und warum wird es nur in der prognostisch guten Gruppe gefunden. Außerdem, wenn Sie die Kurven, die Herr Altwein heute früh gezeigt hat, analysieren und sie sich noch einmal vor Augen halten, dann werden Sie sich erinnern, daß diese Kurven nicht mit der Zeit immer weiter auseinanderwichen, sondern nach 3 Monaten einen relativ scharfen Knick und danach eigentlich parallel weiterliefen. Dieser Knick könnte zustande gekommen sein in der Gruppe, die mit dem LHRH-Agonisten allein behandelt wurde, durch das Flare-Phänomen. Es ist also nötig, die Kombinationsbehandlung nicht nur mit einem LHRH-Agonisten zu vergleichen, sondern auch mit der Standardbehandlung: Das ist immer noch die Kastration. Diesen Vergleich hat die EORTC gemacht. Leider ist die Studie gerade eben erst abgeschlossen. Die vorläufige Analyse zeigt aber keine signifikanten Unterschiede weder in den Progressionsraten noch in den Überlebensraten.

Hallwachs: Herr Schröder hatte eben u. a. noch einmal das Wort „Lebensqualität" erwähnt. Er hatte am Anfang, als er seine Studie vorgestellt hat, gesagt, daß dieser Parameter in der Studie fehlt und daß er in Zukunft mehr herausgearbeitet werden muß. Bei allen schönen Tabellen, die Herr Senge gezeigt hat, wird es wohl den meisten so gegangen sein wie mir – sie waren über diese endokrinologischen Daten mehr verwirrt als erhellt – und ich meine bei einer palliativen Therapie eines fortgeschrittenen Leidens ist das Entscheidende doch die Lebensqualität oder der WHO-Performance-Scale, den Herr Weißbach in unsere Zoladex-Estracyt-Studie eingebracht hat. Diese Dinge fehlen leider in allen Studien, müssen aber unbedingt berücksichtigt werden, sonst haben wir doch in Zukunft gar nichts, was *für unsere Patienten* entscheidend ist.

Senge: Herr Hallwachs, ich glaube, ich habe deutlich gemacht, daß ich genauso kritisch den modernen und sehr kostenintensiven Therapien und Therapiekonzepten gegenüberstehe wie Sie enttäuscht sind über die klinischen Daten, die wir relevant erhoben haben. Wir kämpfen im Augenblick auf verlorenem Posten, das Prostatakarzinom ist in der Therapie, nach meiner Meinung, nicht besser zu behandeln, als es Charles Huggins gemacht hat. Wir können mit der endokrinen Therapie allein ohne eine andere pharmakologische Substanz kaum weiterkommen. Man kann noch so viel definieren und noch soviel beschreiben, Sie selbst machen ja auch nichts anderes: Sie fordern eine Beschreibung des Befindens des Patienten als Reaktion auf die Therapie. Das ist auch nur eine Beschreibung, entscheidend sind die Verlängerung der Zeit bis zum Progress, die Lebensqualität und die Überlebenszeit. Solange wir nur über Tage des Überlebens reden, haben wir keinen durchschlagenden Erfolg. Wir müssen mit der endokrinen Therapie noch einen anderen Weg einschlagen, um effektiver zu sein als wir es heute sind. Ich favorisiere keineswegs die moderne Therapie mit LH-RH-Agonisten und Flutamid, und das habe ich ja wohl auch mit unseren kleinen Spielchen und Kurven, wie Sie dies so nannten, deutlich gemacht. Ich bin sehr kritisch und bin im Grunde resigniert. Wir sind nicht weitergekommen, und ich bin auch unzufrieden mit dem, was wir gemacht haben. Dennoch ist es nötig, die endokrine Basis, die sich ja als Hypothese zunächst einmal bewährt hat, weiter zu bearbeiten, um sagen zu können, was an ihr ist. Wie es mit dem Tumor-Flare-Phänomen steht, wie man dem begegnen kann, ob die adrenalen

Androgene eine wesentliche Rolle spielen und wie man die Therapie billiger als mit diesen sehr teueren Medikamenten gestalten kann. Ich bin erschüttert über die Kosten, die wir mit unserer ganzen Therapie induzieren. Die Kastration kostet DM 1200,– und die endokrine Therapie, um es jetzt hochzutreiben, kostet maximal bis zu DM 10 000,– im Jahr. Wenn ich dann nicht mehr als 3 Monate Überlebenszeit gewinne, bin ich der Meinung, daß wir dies kaum dem Patienten und uns selbst zumuten können.

Theoretisches Modell über die Entstehung von Hitzewallungen

A. Radlmaier

In der Primärtherapie des hormonabhängigen, fortgeschrittenen Prostatakarzinoms gelangt eine Reihe unterschiedlicher Verfahren zur Anwendung, deren gemeinsames Ziel es ist, die stimulierende Wirkung der Androgene auf das Tumorwachstum auszuschalten. Eine der häufigsten Nebenwirkungen, die nach einem therapeutischen Androgenentzug beobachtet wird, ist das Auftreten von Hitzewallungen.

Bereits Huggins beschrieb dieses klimakterische Symptom bei orchiektomierten Patienten [21]. Allerdings bestehen hinsichtlich der Häufigkeit dieser Nebenwirkung bemerkenswerte Unterschiede zwischen den verschiedenen Therapieverfahren. Hitzewallungen treten vor allem nach Orchiektomie [6, 17], unter LHRH-Agonisten [11, 26] und bei Kombination dieser Methoden mit reinen Antiandrogenen [1, 22] auf. Dagegen sind sie unter Östrogenen [26] und der Monotherapie mit dem steroidalen Antiandrogen Cyproteronacetat wesentlich seltener. Zudem besitzen die beiden letztgenannten Substanzen eine hemmende Wirkung auf vorhandene Hitzewallungen. Dies zeigte sich für Östrogene bei der früher häufig angewendeten zusätzlichen Verabreichung an orchiektomierte Patienten [21] und für Cyproteronacetat in der Kombination mit Orchiektomie [13] oder LHRH-Agonisten [7].

Zwar sind Hitzewallungen für den Patienten nicht gefährlich, sie können aber in Abhängigkeit vom Grad ihrer Intensität, der Häufigkeit der Attacken, ihres Verteilungsmusters über Tag und Nacht und der subjektiven Wahrnehmung durch den Patienten zu einer erheblichen Beeinträchtigung der Lebensqualität führen.

Die Hitzewallungen setzen plötzlich ein, wobei sich ein intensives Wärmegefühl, welches am Oberkörper beginnt, sehr rasch generalisiert und von einem profusen Schweißausbruch und der Dilatation der Hautgefäße begleitet wird [17].

Ein identisches Beschwerdebild bieten Frauen im Klimakterium bzw. nach Oophorektomie [31]. Anscheinend liegt ein geschlechtsunabhängiger Pathomechanismus vor, der bei Mann und Frau in gleicher Weise zum Tragen kommt und den Organismus zur kurzzeitigen intensiven Wärmeabgabe anregt.

Die Ätiologie dieser Störung der Thermoregulation lag lange Zeit im dunkeln. Erst im Laufe der letzten Jahre konnte – bauend auf neu gewonnenen Erkenntnissen – ein theoretisches Erklärungsmodell erstellt werden [3].

Schon frühzeitig fiel auf, daß die mit Hitzewallungen assoziierten klinischen Situationen eine Gemeinsamkeit haben. Sie sind gekennzeichnet durch eine gleichartige Veränderung des endokrinen Milieus. In allen Fällen sinken vorher normale Konzentrationen der geschlechtsspezifischen Sexualsteroide, d. h. der Androgene beim Mann bzw. der Östrogene bei der Frau, innerhalb kurzer Frist auf stark erniedrigte Werte ab. Zudem zeigte sich, daß die Wiederherstellung normaler Sexualsteroidspiegel durch exogene Hormonsubstitution zu einem völligen Verschwinden der Beschwerden führt [5, 15].

Das dynamische Moment der Absenkung der Hormonkonzentrationen scheint essentiell für die Auslösung der Symptomatik zu sein. Niedrige Sexualhormonspiegel allein gehen nicht mit Hitzewallungen einher. Entsprechende Beispiele bieten Krankheitsbilder mit unbehandeltem kongenitalem Hypogonadismus [36, 40]. Entsprechende Beschwerden können bei diesen Patienten nur dann ausgelöst werden, wenn sie einer Hormonsubstitutionstherapie zugeführt werden und diese zu einem späteren Zeitpunkt unterbrochen wird [18, 40].

Zwangsläufig drängte sich die Annahme auf, daß hier ein Zusammenhang mit Vorgängen besteht, die Teil der physiologischen endokrinen Regulation sind. Untersuchungen an postmenopausalen Frauen bestätigten die Existenz einer derartigen Verknüpfung, indem sie eindeutig nachwiesen, daß Hitzewallungen und LH-Pulse korrelieren [4, 33].

Der physiologische Regelkreis, welcher mittels einer negativen Rückkopplung die Sexualsteroidhomöostase aufrechterhält, stellt sich vereinfacht in folgender Weise dar (Abb. 1). Hypothalamisches LHRH regt in der Hypophyse die Synthese und Ausschüttung von LH an, das wiederum die gonadale Sexualsteroidproduktion stimuliert. Die Sexualsteroidkonzentration im Blut beeinflußt das hypothalamische Steuerzentrum dahingehend, daß bei niedrigen Sexualsteroidkonzentrationen vermehrt LHRH ausgeschüttet und bei hohen Sexualsteroidkonzentrationen die LHRH-Sekretion gehemmt wird. Dieser Einfluß der Sexualsteroidspiegel im Blut auf die LHRH-Ausschüttung wird über zwei zwischengeschaltete Komponenten, Hemmfaktoren und Katecholamine, vermittelt. Die Sexualsteroide wirken als positiver Stimulus auf die Freisetzung von Hemmfaktoren. Als Hemmfaktoren wurden vor allem die endogenen Opioide identifiziert [37, 38]; aber auch die Gamma-Amino-Buttersäure (GABA) scheint einen entsprechenden Effekt zu besitzen [23]. Im folgenden soll nur von den Opioiden die Rede sein, da sie in ihrer Wirkung beim Menschen bereits eingehend untersucht sind [14, 16, 20], wogegen für

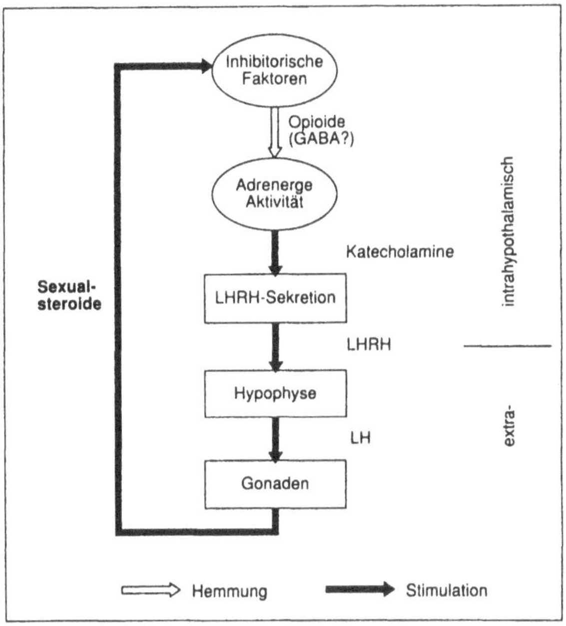

Abb. 1 Komponenten des endokrinen Regulationssystems

GABA keine entsprechenden Humandaten vorliegen. Opioide bewirken eine tonische Hemmung der intrahypothalamischen Katecholaminfreisetzung, respektive der zentralen adrenergen Aktivität [12, 24]. Katecholamine wiederum sind der stimulierende Neurotransmitter für die LHRH-Sekretion [34]. Diese Verschaltung hemmender und stimulierender Faktoren gewährleistet, daß bei hohen Sexualsteroidspiegeln im Blut vermehrt Hemmfaktoren ausgeschüttet werden, worauf die Katecholaminkonzentration sinkt und konsekutiv weniger LHRH freigesetzt wird. Umgekehrt führen niedrige Sexualsteroidspiegel über die Verminderung der Hemmfaktorabgabe zu einem Wegfall der tonischen Hemmung, was zu einer erhöhten Katecholaminkonzentration mit nachfolgendem Anstieg der LHRH-Ausschüttung führt.

Hitzewallungen werden beobachtet, wenn der Organismus vergeblich versucht, die gonadale Hormonproduktion zu steigern. Die entsprechenden Veränderungen im Regulationssystem sind die Erniedrigung der Opioide, der Anstieg der Katecholamine, die vermehrte LHRH-Sekretion und die gesteigerte LH-Freisetzung. Alles deutet darauf hin, daß die entscheidende Schnittstelle, an der die thermoregulatorische Störung ausgelöst wird, die stark erhöhte Katecholaminfreisetzung ist [3]. Von den Katecholaminen ist bekannt, daß sie an der Regulierung der Körpertemperatur beteiligt sind [9]. In Versuchen an Primaten wurde gezeigt, daß die intrahypothalamische Gabe von

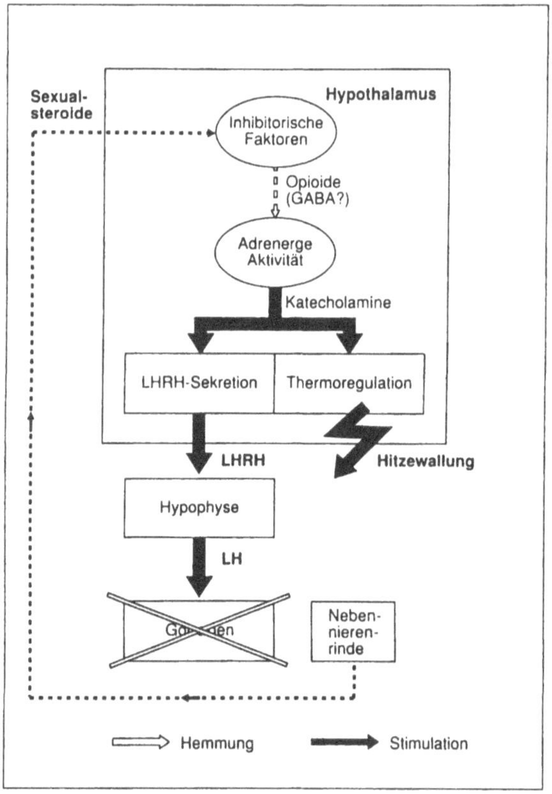

Abb. 2 Schematische Darstellung der Verknüpfung zwischen endokriner Regulation und Hitzewallungen
(am Beispiel des Z. n. chirurgischer Kastration)

Noradrenalin die zentrale Thermoregulation beeinflußt und die Wärmeabgabe steigert [29, 35]. Das Thermoregulationszentrum liegt im Hypothalamus in enger anatomischer Nachbarschaft zu den LHRH-Neuronen. Aufgrund dieser Topographie ist es keine Überraschung, wenn eine inadäquat starke Erhöhung der intrahypothalamischen Katecholaminkonzentration infolge einer frustranen Gegenregulation gewissermaßen in einem Gießkanneneffekt nicht nur die eigentlichen Targetneurone, nämlich die LHRH-sezernierenden Neurone, sondern auch die an der Thermoregulation beteiligten Neurone stimuliert und dadurch eine forcierte Wärmeabgabe verursacht, deren klinisches Korrelat die Hitzewallungen sind (Abb. 2). Die verminderte intrahypothalamische Opioidkonzentration ist demnach mittelbar über den Wegfall der tonischen Hemmung auf die adrenerge Aktivität an der Genese dieser Störung beteiligt. Dagegen spielen LHRH und LH für die Genese von Hitzewallungen keine Rolle.

Diese hypothetische Vorstellung steht in Einklang mit den Beobachtungen in der Klinik. Eingriffe oder Defekte im endokrinen Regulationssystem, die entsprechend diesem Modell eine Gegenregulation mit erhöhter intrahypothalamischer Katecholaminkonzentration induzieren, sind allgemein mit Hitzewallungen belastet, nicht jedoch Alterationen, die eine reduzierte intrahypothalamische Katecholaminkonzentration zur Folge haben.

Beispiele für die erste Kategorie sind Kastration, Menopause, LHRH-Agonisten-Behandlung, aber auch Hypophysektomie [27] und Störungen der LHRH-Neurone mit insuffizienter LHRH-Ausschüttung [18]. Bei diesen Gegebenheiten treten Hitzewallungen auf, da der Angriffspunkt im Regelkreis, welcher letztendlich die Senkung der Sexualhormone bewirkt, der Stufe der adrenergen Aktivität nachgeordnet ist und somit eine Gegenregulation mit erhöhter Katecholaminkonzentration induziert wird.

Keine Beschwerden werden dagegen beobachtet, wenn das Versiegen der gonadalen Hormonproduktion Resultat einer der Stufe der adrenergen Aktivität vorgeschalteten Störung ist und deshalb auch keine Gegenregulation mit erhöhter intrahypothalamischer Katecholaminkonzentration zustande kommen kann. Dies ist z. B. der Fall bei einer bestimmten Form der sekundären hypothalamischen Amenorrhoe, die mutmaßlich durch eine stark gesteigerte intrahypothalamische Opioidaktivität verursacht wird [30, 39]. Obwohl diese Patientinnen ursprünglich normale Östrogenspiegel hatten, führt der Abfall auf extrem niedrige Werte nicht zu Hitzewallungen. Auch die Unterbrechung einer therapeutischen Hormonsubstitution kann keine klimakterischen Symptome induzieren [18].

Unterstützt wird die Hypothese, daß Hitzewallungen Ausdruck einer inadäquaten Erhöhung der zentralen adrenergen Aktivität im Gefolge eines Wegfalls der endogenen Opioide sind, durch das klinische Bild des Entzugssyndroms bei Opiatsucht. Die Entzugssymptomatik bei Opiatabhängigkeit zeigt viele Gemeinsamkeiten mit dem klimakterischen Syndrom, wobei insbesondere auch starke Störungen der Thermoregulation auffallen [10]. Eine Linderung der Entzugssymptomatik ist einerseits natürlich durch die Gabe eines Opiats möglich, andererseits bewirkt aber auch eine direkte Hemmung der zentralen adrenergen Aktivität, z. B. mit Clonidin, eine wesentliche Besserung [19].

Auch die Hitzewallungen nach Hormonentzug sprechen gut auf Clonidin an. Eine Doppelblind-Cross-over-Studie verglich Placebo und Clonidin bei postmenopausalen Patientinnen [8]. Clonidin hatte einen wesentlich günstigeren Einfluß auf die Beschwerden als Placebo. Die therapeutische Wirkung von Clonidin ist deutlich dosisabhängig. Da in den erforderlichen Dosierungen häufig starke Nebenwirkungen, wie Schwindel, Kopfschmerz und Übelkeit auftreten, erscheint diese Substanz für die längerfristige Therapie nicht geeignet [25].

Eine wesentlich günstigere Methode zur Behandlung der Hitzewallungen ist demgegenüber die Substitution des fehlenden Sexualsteroids. Bei Hitzewallungen nach der Menopause oder infolge eines erkrankungsbedingten Ausfalls der Gonadenfunktion ist die Gabe von Östrogenen bzw. von Androgenen die Therapie der Wahl [5, 15]. Verbietet sich dieses Vorgehen, weil z. B. der Hormonentzug als therapeutische Maßnahme erfolgte, besteht die Möglichkeit, auf die Gabe von Gestagenen auszuweichen. Gestagene sind als Sexualsteroide ebenfalls in der Lage, Opioide freizusetzen [2]. Die therapeutische Wirkung der alleinigen Substitution mit Gestagenen wurde sowohl bei postmenopausalen als auch bei jungen oophorektomierten Frauen nachgewiesen [28, 32].

Im Rahmen des dargestellten theoretischen Modells werden auch die eingangs erwähnten Unterschiede hinsichtlich der Häufigkeit von Hitzewallungen zwischen den verschiedenen Verfahren, die zur Primärtherapie des Prostatakarzinoms eingesetzt werden, verständlich.

Nach Orchiektomie oder unter LHRH-Agonisten bewirkt die Senkung der Testosteronspiegel eine Gegenregulation mit intrahypothalamisch erhöhter adrenerger Aktivität, woraus Hitzewallungen resultieren.

Die testosteronsenkende Wirkung der Östrogene beruht dagegen, neben einer möglichen direkten Wirkung an der Hypophyse, zu einem wesentlichen Teil auf der vermehrten Freisetzung von hypothalamischen Hemmfaktoren. Einer Gegenregulation und einer Störung der Thermoregulation wird dadurch vorgebeugt.

Die gleiche Situation ist bei der Monotherapie mit dem Antiandrogen Cyproteronacetat gegeben. Cyproteronacetat wirkt nicht nur antiandrogen, sondern ist auch ein zentral stark wirksames Gestagen und dadurch ebenfalls in der Lage, die hypothalamischen Hemmfaktoren freizusetzen.

Der in der Kombinationstherapie nach Orchiektomie oder unter LHRH-Agonisten zu beobachtende günstige Einfluß von Cyproteronacetat auf Hitzewallungen ist allein auf die zusätzliche spezifische zentral wirksame Eigenschaft dieses Antiandrogens zurückzuführen. Antiandrogene ohne diese zusätzliche Komponente, wie Flutamid und Nilutamid, haben dagegen keinen Einfluß auf die Störung der Thermoregulation.

Literatur

[1] Béland, G., M. Elhilali, Y. Fradet et al.: Total androgen blockade versus castration in metastatic cancer of the prostate. In: M. Motta, M. Serio (Hrsg.): Hormonal therapy of prostatic diseases: basic and clinical aspects. Proceedings of an international symposium, 302. Milan, Italy, 6.–8. April 1987, Medicom 1988.

[2] Casper, R. F., S. Alapin-Rubillovitz: Progestins increase endogenous opioid peptide activity in postmenopausal women. J. Clin. Endocrinol. Metab. *60* (1985) 34–36.

[3] Casper, R. F., S. S. C. Yen: Neuroendocrinology of menopausal flushes: an hypothesis of flush mechanism. Clin. Endocrinol. *22* (1985) 293–312.

[4] Casper, R. F., S. S. C. Yen, M. M. Wilkes: Menopausal flushes: a neuroendocrine link with pulsatile luteinizing hormone secretion. Science *205* (1979) 823–825.

[5] Chakravarti, S., W. P. Collins, M. H. Thom, J. W. W. Studd: Relation between plasma hormone profiles, symptoms, and response to oestrogen treatment in women approaching the menopause. Br. Med. J. *1* (1979) 983–985.

[6] Charig, C. R., J. S. Rundle: Flushing: long term side-effect of orchidectomy in the treatment of carcinoma of the prostate. J. Urol. *139* (1988) 478A.

[7] Claes, H., L. Vanderbussche, R. L. Vereecken: Treatment of advanced carcinoma of the prostate by LHRH agonists. In: Murphy et al. (Hrsg.): Prostate cancer, part A: research, endocrine treatment, and histopathology, 229. Alan R. Liss, Inc., New York 1987.

[8] Clayden, J. R., J. W. Bell, P. Pollard: Menopausal flushing: double-blind trial of a non-hormonal medication. Br. Med. J. *1* (1974) 409–412.

[9] Cox, B., P. Lomax: Pharmacologic control of temperature regulation. Ann. Rev. Pharmacol. Toxicol. *17* (1977) 341–353.

[10] Crawford, J. S.: Hot flushes and cold turkey. Br. Med. J. *1* (1977) 1599.

[11] Debruyne, F. M. J., L. Denis, G. Lunglmayer et al.: Long-term therapy with a depot luteinizing hormone-releasing hormone analogue (Zoladex) in patients with advanced prostatic carcinoma. J. Urol. *140* (1988) 775–777.

[12] Dyer, R. G., R. Grossmann: Opioid modulation of the response of preoptic neurones to stimulation of the ventral noradrenergic tract in female rats. J. Physiol. *400* (1988) 631–644.

[13] Eaton, A. C., N. McGuire: Cyproterone acetate in treatment of post-orchidectomy hot flushes. Lancet *8363* (1983) 1336–1337.

[14] Ellingboe, J., J. D. Veldhuis, J. H. Mendelson et al.: Effect of endogenous opioid blockade on the amplitude and frequency of pulsatile luteinizing hormone secretion in normal men. J. Clin. Endocrinol. Metab. *54* (1982) 854–857.

[15] Feldman, J. M., R. W. Postlethwaite, J. F. Glenn: Hot flashes and sweats in men with testicular insufficiency. Arch. Intern. Med. *136* (1976) 606–608.

[16] Foresta, C., S. Marra, G. Scanelli, C. Scandellari: Gonadal steroids and opioid control of gonadotropin secretion in man. Fertil. Steril. *40* (1983) 798–801.

[17] Frödin, T., G. Alund, E. Varenhorst: Measurement of skin blood-flow and water evaporation as a means of objectively assessing hot flushes after orchidectomy in patients with prostatic cancer. Prostate *7* (1985) 203–208.

[18] Gambone, J., D. R. Meldrum, L. Laufer, R. J. Chang, J. K. H. Lu, H. L. Judd: Further delineation of hypothalamic dysfunction responsible for menopausal hot flashes. J. Clin. Endocrinol. Metab. *59* (1984) 1097–1102.

[19] Gold, M. S., D. E. Redmond Jr., H. D. Kleber: Clonidine blocks acute opiate-withdrawal symptoms. Lancet *II* (1978) 599–602.

[20] Grossman, A., P. J. A. Moult, R. C. Gaillard, G. Delitala, W. D. Toff, L. H. Rees, G. M. Besser: The opioid control of LH and FSH release: effects of a met-enkephalin analogue and naloxone. Clin. Endocrin. *14* (1981) 41–47.

[21] Huggins, Ch., R. E. Stevens Jr., C. V. Hodges: Studies in prostatic cancer II. The effect of castration on advanced carcinoma of the prostate gland. Arch. Surg. *43* (1941) 209–223.

[22] Iversen, P., V. Hvidt, T. Krarup, F. Rasmussen, C. Rose and the Danish prostate cancer group: Zoladex plus flutamide vs. orchiectomy in patients with advanced prostatic cancer – a phase III study. Gynecol. Endocrinol. (Suppl. 1) *2* (1988) 59.

[23] Jarry, H., S. Leonhardt, W. Wuttke: Preoptic anterior hypothalamic GABAergic neurons are involved in the generation of LHRH pulses in ovariectomized (ovx) rats. Acta Endocrinol. *117* (1988) 82–83.

[24] Kalra, S. P., J. W. Simpkins: Evidence for noradrenergic mediation of opioid effects on luteinizing hormone secretion. Endocrinology *109* (1981) 776–782.

[25] Laufer, L. R., Y. Erlik, D. R. Meldrum, H. L. Judd: Effect of clonidine on hot flashes in postmenopausal women. Obstet. Gynecol. *60* (1982) 582–586.

[26] Leuprolide study group: Leuprolide versus diethylstilbestrol for metastatic prostate cancer. N. Engl. J. Med. *311* (1984) 1281–1286.

[27] Meldrum, D. R., Y. Erlik, J. K. H. Lu, H. L. Judd: Objectively recorded hot flushes in patients with pituitary insufficiency. J. Clin. Endocrinol. Metab. *52* (1981) 684–687.

[28] Morrison, J. C., D. C. Martin, R. A. Blair, G. D. Anderson, B. W. Kincheloe, G. W. Bates, J. W. Hendrix, M. E. Rivlin, E. K. Forman, M. G. Propst, R. Needham: The use of medroxyprogesterone acetate for relief of climacteric symptoms. Am. J. Obstet. Gynecol. *138* (1980) 99–104.

[29] Myers, R. D., T. L. Yaksh: Control of body temperature in the unanaesthetized monkey by cholinergic and aminergic systems in the hypothalamus. J. Physiol. *202* (1969) 483–500.

[30] Quigley, M. E., K. L. Sheehan, R. F. Casper, S. S. C. Yen: Evidence for increased dopaminergic and opioid activity in patients with hypothalamic hypogonadotropic amenorrhea. J. Clin. Endocrinol. Metab. *50* (1980) 949–954.

[31] Rebar, R. W., I. B. Spitzer: The physiology and measurement of hot flushes. Am. J. Obstet. Gynecol. *156* (1987) 1284–1288.

[32] Schiff, I., D. Tulchinsky, D. Cramer, K. J. Ryan: Oral medroxyprogesterone in the treatment of postmenopausal symptoms. JAMA *244* (1980) 1443–1445.

[33] Tataryn, I. V., D. R. Meldrum, K. H. Lu, A. M. Frumar, H. L. Judd: LH, FSH, and skin temperature during the menopausal hot flash. J. Clin. Endocrinol. Metab. *49* (1979) 152–154.

[34] Terasawa, E., C. Krook, D. L. Hei, M. Gearing, N. J. Schultz, G. A. Davis: Norepinephrine is a possible neurotransmitter stimulating pulsatile release of Luteinizing hormone-releasing hormone in the rhesus monkey. Endocrinology *123* (1988) 1808–1816.

[35] Toivola, P., C. C. Gale: Effect on temperature of biogenic amine infusion into hypothalamus of baboon. Neuroendocrinology *6* (1970) 210–219.

[36] Vest, S. A. Jr., J. E. Howard: Clinical experiments with the use of male sex hormones I. Use of testosterone propionate in hypogonadism. J. Urol. *40* (1938) 154–183.

[37] Vugt, D. A. van, G. Bakst, I. Dyrenfurth, M. Ferin: Naloxone stimulation of luteinizing hormone secretion in the female monkey: influence of endocrine and experimental conditions. Endocrinology *113* (1983) 1858–1864.

[38] Wehrenberg, W. B., S. L. Wardlaw, A. G. Frantz, M. Ferin: β-endorphin in hypophyseal portal blood: variations throughout the menstrual cycle. Endocrinology *111* (1982) 879–881.

[39] Wildt, L., G. Leyendecker: Induction of ovulation by the chronic administration of naltrexone in hypothalamic amenorrhea. J. Clin. Endocrinol. Metab. *64* (1987) 1334–1335.

[40] Yen, S. S. C.: The biology of menopause. J. Reprod. Med. *18* (1977) 287–296.

Diskussion

Ackermann: Vielen Dank, Herr Radlmaier! Ich finde, daß Sie ausgesprochen positive Perspektiven gezeigt haben, denn es ist doch eine große Zahl von Patienten, die sehr intensiv unter Hitzewallungen leiden. Man muß natürlich die praktische Frage stellen, wie sollen diese Patienten behandelt werden?

Radlmaier: Ich habe ja eben dargestellt, daß man mit einem Gestagen, wie es z. B. auch Cyproteronacetat ist, eine günstige Wirkung auf diese Störung ausüben kann. Das ist prinzipiell auch mit anderen Gestagenen möglich. Natürlich hat beim Prostatakarzinom-Patienten Cyproteronacetat eben noch den zusätzlichen positiven Effekt, daß es ja auch die fragliche, aber vielleicht auch doch vorhandene Wirkung der adrenalen Androgene aufheben kann.

Ackermann: Können Sie praktische Empfehlungen geben bezüglich der Dosierung?

Radlmaier: Ich will da keine neue Indikation für Cyproteronacetat aufstellen. Es muß sicher im individuellen Fall entschieden werden, wieviel der Patient benötigt, bis er anspricht. Man kann das ohne Probleme austitrieren, indem man mit einer niedrigen Dosis anfängt und sieht, ob die Hitzewallungen nachlassen.

Ludwig: Wie lange muß man therapieren?

Radlmaier: Ich würde meinen, einige Monate. Von Frauen mit klimakterischen Hitzewallungen wissen wir, daß diese Beschwerden nicht für den Rest des Lebens anhalten, sondern meistens nach Monaten nachlassen. Teilweise hören sie aber auch erst nach Jahren von selbst auf. Man müßte dies also bei den Patienten austesten, indem man vielleicht nach einem halben Jahr die Behandlung mit Cyproteronacetat unterbricht und sieht, ob es dem Patienten danach besser geht. Treten die Hitzewallungen wieder auf, kann man weiter therapieren.

Ribald (Hameln): Haben Sie Erkenntnisse über die zeitlichen Abläufe bei diesen Hitzewallungen, also ob das pulsatil geht über den Hormonfreisetzungs-Zyklus, oder wie gestaltet sich das z. B. im Vergleich von Mann und Frau?

Radlmaier: Es gibt keine genauen Untersuchungen, wie das beim Mann und bei der Frau ist. Eine Hitzewallung dauert zumeist 2 bis 3 Min. Diese Attacken können über den Tag verteilt auftreten, wobei es eine starke individuelle Streuung gibt. Manche Patienten haben nur selten Hitzewallungen, andere haben eine oder zwei am Tag. Es gibt aber auch Patienten, die mehr als ein Dutzend Hitzewallungen am Tag haben.

III Die Chemotherapie des fortgeschrittenen Prostatakarzinoms

Die Chemotherapie des Prostatakarzinoms

L. Weißbach, H. Rübben, W. Jellinghaus

Voraussetzungen zur Chemotherapie des Prostatakarzinoms

Seit Jahren stagniert die zytostatische Behandlung des Prostatakarzinoms (PCA). Es ist deshalb die Frage zu stellen, warum es – im Gegensatz zu einigen anderen Tumoren – nicht gelingt, eine Chemotherapie zu entwickeln, die die Prognose dieses Tumors verbessert. Die Antwort lautet: „Weil die Voraussetzungen hierfür nicht bestehen." Diese fehlenden Voraussetzungen betreffen die Patienten, die Biologie des PCA und den Wirkungsmechanismus der Zystostatika.

Patienten

Mehr als die Hälfte aller Patienten mit einem diagnostizierten PCA ist 65–74 Jahre alt. Noch älter sind die Männer, die bereits seit geraumer Zeit an ihrem Tumor leiden, dessen vorausgegangene Therapie jetzt aber wegen Wirkungs-

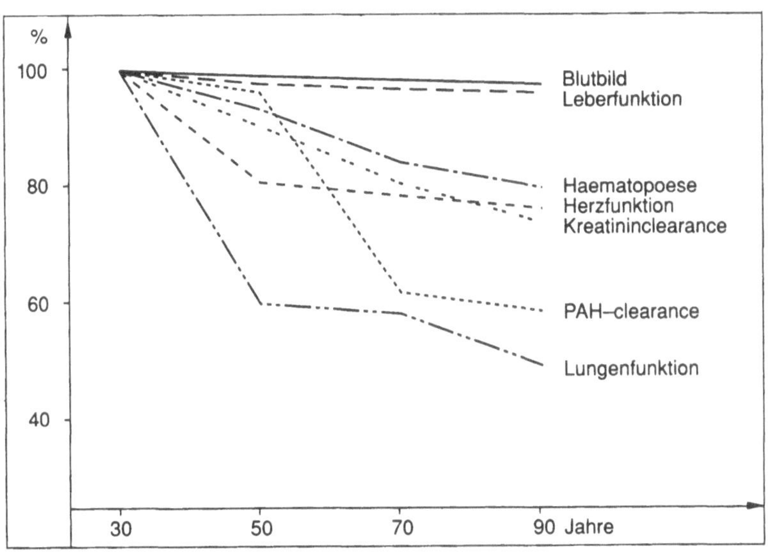

Abb. 1 Rückgang der Organfunktion in Abhängigkeit vom Alter

losigkeit umgestellt werden soll. Die Organreserven dieser Patienten sind – altersbedingt – reduziert. Das betrifft u. a. die Nierenclearance, die Vitalkapazität der Lunge, die Knochenmarkreserve, die Leberfunktion, die Aktivität des gesamten Endokriniums, die Leistungsreserve des Herzens und die Immunkompetenz (Abb. 1). Das bedeutet, daß Zytostatika mit einer hohen Organtoxizität nicht oder nur in reduzierter Form gegeben werden können (Tab. 1). Zusätzlich sind mit zunehmendem Alter die bei ein und demselben Kranken vorhandenen, vorwiegend chronisch-werdenden oder primär chronischen Erkrankungen häufiger (Vielfacherkrankungen = Multimorbidität). Sie reichen von der Cholezystolithiasis über eine koronare Herzerkrankung bis zum Zweittumor. Gleichzeitig nimmt die Zahl der Leiden und Gebrechen zu (Mehrfachgebrechen = Polypathie). Als Alters-Seh- und Hörstörungen, benigne Prostatahyperplasie, Emphysem, generalisierte Durchblutungsstörung können sie zu einer lebensgefährlichen Gesamtsituation führen, wenn eine chemische Noxe das bestehende Gleichgewicht stört.

Tabelle 1 Nebenwirkungen der bei der Behandlung des PCA gebräuchlichen Substanzen (n. Sather et al., 1979)

Alopezie	anaphylaktische Reaktion	kardial	dermatologisch	gastrointestinal	hepatisch	Myelodepression	neurologisch	pulmonal	renal	ototoxisch	
+	(+)	+	(+)	+		+					Doxorubicin
+	(+)	(+)	(+)	+		+					4 Epirubicin
						(+)	+	(+)	+	+	Cisplatin
+		(+)	(+)	+		+			+		Cyclophosphamid
(+)	(+)			+	(+)	(+)	(+)				Dacarbazin
(+)			(+)	+		+	(+)				Fluorouracil
(+)			(+)	+		+	(+)	(+)	(+)		Methotrexat
			(+)	+		+		(+)	(+)		Mitomycin
		(+)		(+)							Estramustinphosphat

Tumor

Das Wachstum eines Tumors wird durch seine Verdoppelungszeit, seine Proliferation und seinen Zellverlust charakterisiert. Tubiana u. Malaise [48] ermittelten die Verdoppelungszeiten verschiedener Tumoren an gut meßbaren

Metastasen und errechneten zellkinetisch die Proliferation sowie den Zellverlust. Wie aus Tabelle 2 hervorgeht, besteht zwischen diesen drei Parametern eine deutliche Kongruenz. Während das embryonale Karzinom des Hodens eine hohe Proliferationsrate von 44,4% und einen starken Zellverlust von 41,8% bei einer Verdoppelungszeit von nur 27 Tagen hat, proliferiert das Adenokarzinom nur mit einer Rate von 2,9%; der Zellverlust beträgt nur

Tabelle 2 Wachstumscharakteristika und Ansprechbarkeit verschiedener Tumoren auf Zytostatika (n. Tubiana/Malaise, 1976)

Tumorart	Verdopplungszeit (Tage)	Anteil (%) Proliferation	Zellverlust	Chemotherapie Effekt
Embryonalzell-Carcinom	27	44,4	41,8	+ +
Malignes Lymphom	29	42,8	40,4	+ +
Sarkom	41	5,9	4,2	—
Plattenepithel-Carcinom	58	11,8	10,6	+
Adeno-Carcinom	83	2,9	2,0	—

Tabelle 3 Anteil proliferierender Zellen in der Prostata bzw. im PCA

Histologie des Prostata-Carcinoms	Anzahl Patienten	Anzahl proliferierende Zellen (%)	
normales peripheres Epithel	11	0–1,3 durchschnittlich 0,4	Meyers et al. J. Urol. 128: 1353 (1982)
nicht klassifiziert	19	0,4–11,4 durchschnittlich 2,9	
Metastasen	3	3,7–11,4	
Hochdifferenziert	6	1,2–5,6	Helpap et al. Beitr. Path. 151: 65 (1974)
Entdifferenziert	4	3,2–11,1	

2,0%. Dadurch steigt seine Verdoppelungszeit auf 83 Tage. Sie beträgt beim PCA im Durchschnitt über 60 Tage; im Einzelfall bis 200 Tage. Wie gering der Anteil proliferierender Zellen im normalen Drüsenepithel der Prostata, aber auch im entdifferenzierten Karzinom ist, zeigt Tabelle 3. Die zitierten Daten lassen uns verstehen, warum der Prostatatumor ein denkbar ungünstiges Zielobjekt der Chemotherapie ist: Die Tumorbiologie steht der Wirkung der üblichen Zytostatika entgegen.

Zytostatika

Gifte wie Chemotherapeutika wirken auf Zellen, die gerade den Zellzyklus durchlaufen, sich also in dem sogenannten P-Kompartiment (Growth Fraction = Proliferationskompartiment) befinden. Die beim PCA sehr große nichtwachsende Fraktion wird als Q-Kompartiment bzw. Non-Growth-Fraction bezeichnet. Ihre Sensibilität gegenüber den heute einsetzbaren Zytostatika ist gering bzw. nicht vorhanden. In der Non-Growth-Fraction übernehmen die Zellen bestimmte Funktionen und gehen dann unter. Dieser Zellverlust ist für jeden Tumor charakteristisch; beim Sarkom und beim Adenokarzinom (z. B. der Prostata) ist er sehr gering (s. Tab. 2). Es proliferieren nicht die sog. G_0-Phase-Zellen (s. Abb. 2). Sie können aber durch bestimmte Reize (z. B. Verkleinerung des Tumors durch Operation, Chemotherapie, Bestrahlung) über ein sog. Recruitment in die wachsende Fraktion eingeschleust werden. Wird also das Prinzip der sequentiellen induktiven Chemotherapie angewandt,

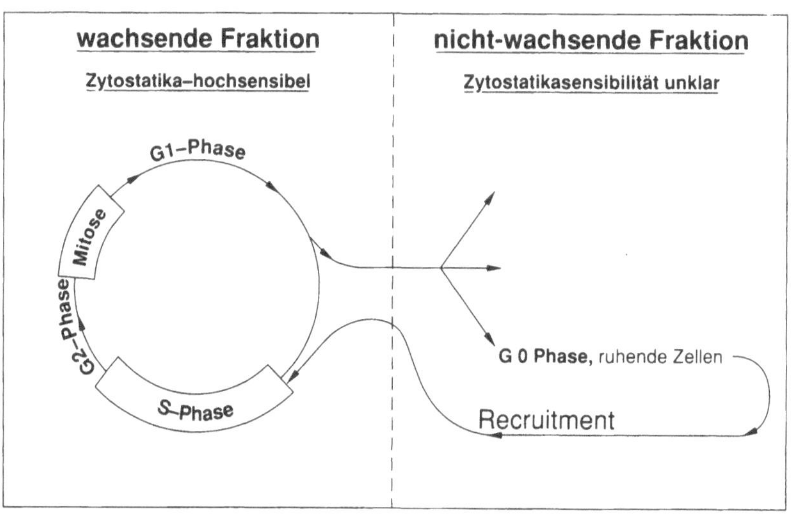

Abb. 2 Zyklus von Tumorzellen und Sensibilität gegenüber Zytostatika

dann bedeutet das, daß jeweils nur Zellen in der wachsenden Fraktion vernichtet werden können. Dann ist das Recruitment abzuwarten, bis sich dieser Teil wieder aus der Non-Growth-Fraction aufgefüllt hat. Erst jetzt ist die nächste Applikation eines Zytostatikums sinnvoll. Der gesamte geschilderte Vorgang wird dadurch kompliziert, daß die einzelnen Zytostatika nur in bestimmten Phasen des Zellzyklus wirksam sind (z. B. $G_{1,2}$-Phase, Mitose). Für das Embryonal-Zell-Karzinom mit einer hohen Proliferationsrate und einer ohnehin hohen Zellverlustrate wird verständlich, warum es so gut auf geeignete Zytostatika anspricht. Demgegenüber sind beim Adenokarzinom nur 2,9% der Zellen primär angreifbar; hinzu kommt der geringe Zellverlust. Dementsprechend sind die Erfolge bei der Chemotherapie des Hodentumors mit keinem anderen urologischen Tumor vergleichbar.

Soll das Leben eines Tumorpatienten durch die Chemotherapie verlängert werden, so ist das nur durch die Vollremission möglich. Sie gelingt nach unserem heutigen Wissensstand beim PCA nicht. Die Teilremission (Reduktion des Tumors um mehr als 50%) verlängert das Leben nicht.

Da die Zytostatika bekanntlich nicht zwischen Tumor- und Stammzellen unterscheiden können, gelten die obigen Ausführungen auch für die gesunden Zellen des Organismus, z. B. für die rasch proliferierende weiße Reihe des Knochenmarks, für die Epithelien des Magen-Darmtraktes u. a. Diese Stammzellen werden in der gleichen Weise geschädigt und vernichtet, was die Chemotherapie besonders des multimorbiden alten Patienten mit begrenzten Organreserven limitiert. Somit bestimmen die Nebenwirkungen an den Stammgeweben die Dauer und Intensität der zytostatischen Behandlung.

Gäbe es für Tumoren wie das Adenokarzinom eine effektive Chemotherapie, die 30% aller proliferierenden Zellen vernichten könnte, so ließe sich damit die Proliferationsrate von 2,9 auf 2,0% senken. Da der Zellverlust aber auch nur 2% beträgt, ließe sich am Tumor keine Veränderung feststellen. Lediglich die Verdoppelungszeit würde auf 100 Tage angehoben.

Die Wirkungsweise der uns heute zur Behandlung des PCA zur Verfügung stehenden Substanzen lassen keine spektakulären Ergebnisse erwarten. Ein zukünftiges Zytostatikum müßte nicht nur antiproliferativ wirken, sondern auch den Zellverlust aus der nicht wachsenden Fraktion anheben.

Tumorprogreß nach Primärbehandlung

20–30% der wegen eines metastasierten PCA mit Androgenentzug behandelten Patienten sprechen auf die endokrine Manipulation *nicht* an; mehr als 50% der Responder erleben die Progression ihres Tumors [23]. Somit werden

70–80% dieser Patienten mit der Frage an uns herantreten, in welcher Form die Behandlung erweitert bzw. umgestellt werden kann. Der Einsatz von Antiandrogenen, Antiprolactinen, Aminoglutetimid o. ä. Substanzen hat sich in dieser Phase der Erkrankung nicht bewährt, weil damit eine objektive Remission in weniger als 20% der behandelten Patienten erzielt werden kann [7, 9, 30]. Die zur initialen Schmerzlinderung immer wieder empfohlene Fosfestrol-Kurzzeittherapie führt nur bei 22% der Patienten zu einer subjektiven Remission [46].

Wird bei eingetretener Tumorprogression die endokrine Behandlung durch Umstellung der Medikation geändert (z. B. durch zusätzliche Gabe von Östrogenen, Hypophysektomie, bds. Adrenalektomie), so sind Ansprechraten von 15–25% zu erwarten. Ist also das PCA einmal hormonresistent geworden, so ist der Erfolg einer erneuten endokrinen Behandlung begrenzt. Statt dessen werden unter der systematischen Chemotherapie zu diesem Zeitpunkt 35–50% der Patienten über einen Zeitraum von mindestens 6 Monaten nicht progredient (Tab. 4). Somit ist es offenbar günstiger, die Chemotherapie einzusetzen, als die endokrine Behandlung fortzuführen oder umzustellen.

Tabelle 4 Behandlung des hormonrefraktären PCA. Protokoll 100 des NPCP (n. Murphy et al., 1984); Überlebensdauer in allen 3 Behandlungsarmen gleich

Therapie	n	Progression [%]
Standard (endocrin)	36	81
5-Fluorouracil	33	64
Cyclophosphamid	41	54

Monochemotherapie

Es ist heute eine etablierte Vorgehensweise, den ersten Progreß des PCA mit Estramustinphosphat zu behandeln. Bei maximal 48% der Patienten ist mit einer nochmaligen Remission bzw. einem Stillstand der Erkrankung zu rechnen [1]. Die meisten Zytostatika werden erst nach einem dem Estramustinphosphat folgenden erneuten Progreß (Tertiärtherapie) eingesetzt.

In zahlreichen Phase II- und III-Studien wurden verschiedene Zytostatika in der Behandlung des metastasierten hormonrefraktären PCA untersucht. In Tabelle 5 sind diejenigen Substanzen aufgelistet, die eine Tumorprogression in mehr als 25% der Fälle verhindern konnten. Weitere – sich mit diesen Angaben überschneidende Ergebnisse – betreffen heute insgesamt 1500 Patienten [12, 34].

Tabelle 5 Effektivität der Monochemotherapie bei der Behandlung des hormonrefraktären PCA – gemessen an der Tumorprogression innerhalb von 6 Monaten (n. Rübben/Altwein, 1987)

Substanz	n	Progression [%]
5-Fluorouracil (5-FU)	95	58–64
Cyclophosphamid (CYC)	136	62–66
Adriamycin (ADM)	93	73
Cisplatin (DDP)	171	47–64
Estramustin (EST)	206	42–66
Methotrexat (MTX)	58	59
Mitomycin (MMC)	20	69
4-Epirubicin (EPI)	33	49

Tabelle 6 Wirksamkeit von Epirubicin auf das metastasierte PCA

Epirubicin mg/m^2	Applikations-Intervall	Anzahl Pat.	Tumorantwort	Autoren
70	4 Wochen	5	–	Wils et al. 1987
80	4 Wochen	5	1 Obj. R.	Wils et al. 1987
90	4 Wochen	10	50% Obj. R.	Wils et al. 1987
45	3 Wochen	39	16%	Scher et al. 1984
25	1 Woche	60	36% PR	Burk et al. 1988
20	1 Woche	33	51% CR, PR, SD	Rübben et al. 1989
20	1 Woche	22	?	Fossa et al. 1987
12	1 Woche	33	12% Obj. R.	Jones et al. 1987
10	1 Woche	16	0% Obj. R.	Robinson et al. 1984

Die Ansprechraten reichen von 11% (Etoposid) bis 50% (5-FU), wobei nach den Kriterien des NPCP bereits eine stabile Phase über 12 Wochen ausreichte, um als Ansprechen des Tumors bewertet zu werden [12]. Auffällig sind bei den einzelnen Substanzen die hohen Abweichungen – je nach Literaturangabe. Sie werden dadurch verständlich, daß unterschiedliche Dosen und Applikationsintervalle sowie Bewertungskriterien gewählt wurden. Die idealen Zeitintervalle sind für die einzelnen Zytostatika bei der Therapie des PCA ebensowenig bekannt wie die Dosis-Wirkungs-Kurven. Am Beispiel des Adriamycin bzw. Epirubicin wird der Einfluß der Dosis auf das Behandlungsergebnis bei gleichem Applikationsintervall deutlich [49]. Eine verbesserte Wirkung konnte herbeigeführt werden, wenn in wöchentlichen Abständen mindestens 20 mg/m^2 verabreicht werden (Tab. 6). In einer Phase I-Studie hatten sogar bis zu 45 mg/m^2 Epirubicin pro Woche keine erhöhte Toxizität verursacht [43]. Ebenso günstig wird die Aktivität von Mitomycin beurteilt, das bei 6-wöchentlicher Gabe nur eine geringe Toxizität zeigt. Allerdings gestattet die kumulative Dosis von 2 mg/kg nur eine begrenzte Behandlungsdauer.

Der augenblickliche Stand der Monochemotherapie wird in der Analyse von Eisenberger et al. [12] deutlich: Bei insgesamt 1162 mit verschiedenen Zytostatika behandelten Patienten ist eine Ansprechrate von 27,5% zu erwarten; die objektive Response (Vollremission und partielle Remission) beträgt nur 7,5%, und eine stabile Krankheit tritt nur in weiteren 8% ein.

Polychemotherapie

Versuche, die Ergebnisse der Monochemotherapie durch die Kombination verschiedener Zytostatika zu verbessern, ließen Vorteile erwarten. In diese Polychemotherapie-Programme waren Cyclophosphamid, 5-FU, Adriamycin, cis-Platin, Mitomycin und Methotrexat eingebaut. In kleinen Serien wurde bei 50–75% der Patienten die Tumorprogression über mehr als 6 Monate verhindert (Tab. 7). Diese Beobachtungen haben sich leider in prospektiven randomisierten Studien nicht bestätigen lassen. Hier war die Kombinationsbehandlung der Monotherapie nicht überlegen (Tab. 8). Bei diesem Vergleich sollte man Wert darauf legen, daß die Substanz der Monochemotherapie auch

Tabelle 7 Effektivität der kombinierten Chemotherapie gemessen an der Progression des hormonrefraktären PCA (n. Rübben, 1986)

Substanzen	n	Progr. (%)
CYC + 5-FU	13	35
CYC + ADM	22	50
CYC + ADM + 5-FU	29	31
CYC + ADM + DDP	16	37
CYC + ADM + MTX	12	25
ADM + 5-FU + MMC	32	38
ADM + 5-FU + MMC	24	42

Tabelle 8 Randomisierter Vergleich zwischen zytostatischer Kombinationsbehandlung und Monotherapie beim hormonrefraktären PCA

Kombination	versus	Einzel-substanz		Autoren
5-FU + CYC		ADM	n. s.	Eagan et al., 1976
5-FU + CYC + ADM		CYC	n. s.	Chlebowski et al., 1978
5-FU + CYC + MTX		CYC	n. s.	Muss et al., 1981
5-FU + MMC + ADM		CYC	n. s.	Kasimis et al., 1985
VC + EST		VC	n. s.	Soloway et al., 1981
VC + EST		EST	n. s.	Soloway et al., 1981

in der Kombination vorhanden ist. Ferner gilt es zu berücksichtigen, daß das Medikament einzeln meist höher dosiert wurde als in der Kombination, was mit der fehlenden Belastbarkeit des alten Menschen zusammenhängt. Aus allen bisherigen Ergebnissen läßt sich ableiten, daß es eine Substanz oder Substanzkombination der ersten Wahl, die zur Behandlung des hormonrefraktären progredienten PCA mit dem Ziel einer Lebensverlängerung eingesetzt werden kann, zur Zeit nicht gibt.

Selektionskriterien

Jede Form der Behandlung bringt nur einem Teil der Patienten mit einem hormonrefraktären PCA Vorteile. Die Dauer der Remission ist begrenzt und die Therapie nicht frei von Nebenwirkungen. Deshalb wurde wiederholt der Versuch unternommen, anhand von Selektionskriterien die Patienten zu charakterisieren, die aller Voraussicht nach von der Behandlung profitieren. Damit könnte den anderen Patienten eine überflüssige Medikation erspart bleiben.

Fest steht, daß die Chemotherapie der Androgendeprivation beim gut differenzierten PCA primär nicht überlegen ist [11, 38]. Nach klinischen Daten sprechen schlecht differenzierte Karzinome seltener auf Hormone an als gut differenzierte. Leider ist die Schlußfolgerung, nach der schlecht differenzierte Tumoren – also solche mit ungünstiger Prognose – besonders gut auf eine Chemotherapie reagieren könnten, nicht zulässig. Ohnehin ist der größte Teil der metastasierten Karzinome der Prostata schlecht differenziert, so daß der Differenzierungsgrad für die Wahl der einzuschlagenden Therapie nicht hilfreich ist. Ebensowenig können die Bestimmungen der Androgenrezeptoren [6, 47], die Anwendung immunhistochemischer Verfahren [4], die zytophotometrische DNS-Bestimmung [41] und die Beurteilung des zytologischen Regressionsgradings [21] Patienten kennzeichnen, die von der Chemotherapie profitieren werden. Analysiert man Studien des NPCP und der EORTC, dann reagieren Patienten im schlechten Allgemeinzustand und mit schmerzhafter Erkrankung seltener auf eine Behandlung [25].

Diese Patienten mit ungünstiger Prognose werden auch durch die Berry-Parameter gekennzeichnet: LDH $>$ 200 U/l, SGOT $>$ 50 U/l, Serumalbumin $<$ 3,5 mg/dl, PAP $>$ 5 U/l und Prolactin $>$ 10 ng/dl [3]. Sie sollten von der Chemotherapie eher ausgeschlossen bleiben. Wird ein Behandlungsversuch unternommen, so sollte die Effizienz der Therapie innerhalb von 6 Wochen deutlich werden. Verbessern sich Allgemeinzustand und Schmerzsymptomatik nicht und spricht der Tumor objektiv nicht an, so ist die Behandlung abzubrechen [15, 32].

Nach den Erhebungen der EORTC ist es nicht zulässig, vom Verhalten des Primärtumors auf das der Erkrankung zu schließen [19]. Das bedeutet, daß weder das Ergebnis einer Biopsie des Primärtumors noch seine sonographisch festgestellte Größenänderung eine Aussage über den Erkrankungsverlauf ermöglichen. Allerdings sieht Schröder bei einer schnellen und sehr deutlichen Volumenabnahme der Prostata eine langdauernde günstige Response der Metastasen [37].

Zeitpunkt der Chemotherapie, chemohormonale Kombination

Es stellt sich die Frage, ob durch den Einsatz der Chemotherapie zu einem früheren Zeitpunkt der Erkrankung, evtl. sogar in Kombination mit einem Androgenentzug bessere Ergebnisse als bisher zu erzielen sind. Tierexperimentelle Daten über die klonale Selektion könnten dafür sprechen, denn danach sind beim unbehandelten Karzinom neben einem überwiegenden Anteil hormonempfindlicher Zellen auch hormontaube vorhanden [16, 17].

Vom NPCP konnte der Vorzug einer zusätzlichen Chemotherapie mit Cyclophosphamid bzw. Estramustinphosphat für die Patienten nicht nachgewiesen werden, deren Krankheit unter einer endokrinen Behandlung mit DES stabil war (Tab. 9).

Tabelle 9 Effektivität der Hormontherapie im Vergleich zur kombinierten chemohormonalen Therapie gemessen an der Progression des hormonstabilen metastasierten PCA (NPCP, Protokoll 600) (n. Murphy/Slack, 1984)

Substanz	n	Progression [%]
DES	52	33
DES + CYC	49	20
DES + EST	60	27

Seifter et al. [40] behandelte 25 Patienten wegen eines metastasierten PCA primär mit einer Kombination aus Cis-Platin, Cyclophosphamid und Adriamycin; bei einsetzendem Tumorprogreß wurde die Orchiektomie durchgeführt bzw. Diethylstilbestrol (DES) verabreicht. Die objektive Responserate war unter der primären Chemotherapie nicht signifikant höher als in anderen Studien unter sekundärer. Für die bessere Wirkung der Hormonbehandlung sprachen in dem zitierten Protokoll die signifikant längere Responsezeit, die höhere Ansprechrate (68% gegenüber 33%), und die längere Zeit bis zur Progression (13 Monate gegenüber 6 Monate).

Nur eine nicht-randomisierte Studie läßt Vorteile der primären chemohormonalen Therapie erkennen: bei 36 Patienten mit einem virginellen, metastasierten PCA konnte nach Orchiektomie, 3 mg DES sowie einer Kombination aus 5 FU und Cyclophosphamid eine hohe kumulative 11-Jahres-Überlebensrate von 55,5% erreicht werden [42]. Im Protokoll 500 des NPCP wurde die chemohormonale Behandlung ebenfalls beim virginellen, metastasierten PCA eingesetzt (Tab. 10). Objektive und subjektive Tumorantwort waren gleich; die Autoren betonen jedoch die bessere Überlebensrate der beiden Kombinationsarme, ohne daß eine statistische Signifikanz vorhanden war [24]. Dieses Protokoll wird ergänzt durch den als Wisconsin-Studie in die Literatur eingegangenen, randomisierten, doppelblind geführten Crossover-Vergleich [2]. 236 Patienten mit virginellem, metastasierten PCA wurden entweder mit DES oder Estramustinphosphat in hoher Dosierung behandelt. Zwar ließ sich die Progression durch die Kombination länger aufhalten, letztendlich waren jedoch die Überlebensraten in beiden Gruppen identisch (Tab. 11), was für den verzögerten Einsatz der Chemotherapie spricht.

Tabelle 10 Effektivität der Hormontherapie im Vergleich zur kombinierten chemohormonalen Behandlung gemessen an der Progression des virginellen metastasierten PCA (NPCP, Protokoll 500) (n. Murphy et al., 1983)

Substanz	n	Progression (%) Schmerz +	Schmerz −	total
DES	83	27	9	19
CYC + DES	77	8	15	12
CYC + EST	86	20	15	17

Tabelle 11 Behandlung des virginellen metastasierten PCA mit Diethylstilbestrol bzw. Estramustinphosphat; progressionsfreier Verlauf und Überlebensraten nach 36 Monaten (n. Benson/Gill, 1986)

Substanz	n	ohne Progression [%]	Überleben 36 Monate
Diethylstilbestrol	79	70%	39%
Estramustinphosphat	78	85%	40%

Für eine vorläufige, resümierende Beurteilung dürfte das Protokoll 1300 des NPCP ausschlaggebend sein. Über 300 Patienten mit einem virginellen metastasierten PCA wurden randomisiert und drei Armen zugeteilt: 1. Orchiektomie oder DES (1 mg/die), 2. chemohormonale Therapie (DES sowie Cyclophosphamid und 5 FU), 3. Estramustinphosphat (600 mg/m^2 tägl.). Es ergaben sich keine Unterschiede in der Überlebensrate bzw. in der Zeit bis zur Tumorprogression. Die Stratifikation von Patienten mit und ohne Schmerzen erbrachte ebensowenig einen Vorteil eines Behandlungsarmes [26].

Ausblick

Die Daten über die Chemotherapie des metastasierten PCA sind inhomogen und schwer interpretierbar. Das liegt an den in der Vergangenheit schwierig zu bestimmenden Bewertungsparametern für das Ansprechen der Therapie, und an den sehr unterschiedlichen Selektionskriterien der Patienten. Die Bewertungsmaßstäbe des NPCP bzw. der EORTC sind in der Zwischenzeit etabliert; die in Studienprotokolle eingehenden Patienten werden nach allgemeiner Befindlichkeit, vorhandenem oder fehlendem Schmerz, Metastasierung, Differenzierungsgrad des Tumors u.a. stratifiziert. Auf dieser Basis werden immer mehr Daten über eine gewisse Antitumoraktivität verschiedener Chemotherapeutika gefunden. Zum heutigen Zeitpunkt kann die Chemotherapie in keiner Phase der Erkrankung die Überlebensrate von Patienten mit metastasiertem PCA verbessern. Die angemessenen Zielgrößen der Behandlung sind also nicht die objektiven Remissionsraten, weil sie besonders bei diesem Tumor variabel sind und viele Irrtumsmöglichkeiten beinhalten. Die meisten mit einer Remission beschriebenen Patienten werden als „objektiv stabil" beschrieben, was jedoch eine langsam fortschreitende, progrediente Erkrankung beinhalten kann. Zielgrößen sind deshalb Qualität und Quantität des Überlebens [45]. Demzufolge wird die Chemotherapie fast ausschließlich eine Schmerztherapie sein, wobei der symptomatische Gewinn gegenüber der Toxizität abzuwägen ist. Ausgewählte hormonresistente Patienten sollten in Chemotherapie-Studien eingebracht werden, in denen Nebenwirkungen und Lebensqualität besonders berücksichtigt werden müssen. Dementsprechend gilt es, die zur Zeit laufenden bzw. in Planung befindlichen Studienprotokolle zu unterstützen.

Trotz intensiver Anstrengungen sind in den letzten Jahren nur 10% der zur Zeit verfügbaren Antitumoragentien bei Patienten mit metastasiertem PCA ausreichend geprüft worden [28]. Verglichen mit dem Hodentumor (35%) und dem Colon- bzw. Bronchialkarzinom (90%) [29] ist das zu wenig, um zum heutigen Zeitpunkt weitergehende Aussagen machen zu können.

Die bisherigen Empfehlungen basieren vorwiegend auf Daten der Monotherapie. Am besten untersucht und hinsichtlich Wirkung und Nebenwirkung gut dokumentiert ist das Epirubicin, dessen wöchentliche Gabe von 20 mg einem symptomatischen Patienten mit hormonresistentem, progredienten PCA empfohlen werden kann. Weitere Substanzen, deren subjektive Wirksamkeit dokumentiert und deren Nebenwirkungen auch bei langfristiger Gabe tolerabel sind, sind Mitomycin und Cyclophosphamid. Bei den vereinzelt beobachteten, günstigen Ansprechraten von Kombinationen ist der Einfluß einer Patientenselektion nicht auszuschließen.

Zusammenfassung

Die Standardbehandlung des metastasierten PCA ist und bleibt die Androgendeprivation. Da jedoch 80% der Patienten im weiteren Krankheitsverlauf eine Tumorprogression zeigen, stellt sich die Frage nach der weiteren Therapie. Wird die endokrine Behandlung beibehalten, jedoch umgestellt, dann zeigt jeder vierte Patient eine subjektive oder objektive Remission. Demgegenüber spricht nahezu jeder zweite Patient auf eine Chemotherapie vorübergehend günstig an. Es gibt eine Reihe von Substanzen, die für eine Sekundärtherapie des metastasierten PCA geeignet sind. In prospektiven, randomisierten Studien waren die Kombinationen einer Monotherapie nicht überlegen. Ohnehin machen Tumorbiologie, Alter des Patienten und Wirkmechanismus der Substanzen das PCA zu einem ungünstigen Zielobjekt der antineoplastischen Chemotherapie. Ein kurativer Effekt kann bisher eindeutig ausgeschlossen werden. Deshalb ist es das wichtigste Ziel der klinischen Arbeit, Selektionskriterien zu finden, die es ermöglichen, diejenigen Patienten zu kennzeichnen, die von einer Chemotherapie profitieren werden.

Zur Zeit liegt das Schwergewicht des Einsatzes von Chemotherapeutika beim schmerzhaften Progreß nach Androgensuppression und nach Gabe von Estramustinphosphat. In wie weit auf Zytostatika zur Schmerzbehandlung zurückgegriffen werden kann, entscheiden die individuellen Gegebenheiten (körperliches Befinden, psychische Reaktionslage), die beobachteten Nebenwirkungen und das soziale Umfeld des Patienten.

Literatur

[1] Andersson, L., F. Edsmyr, I. Könyves: Estramustine and prednimustine. In: M. Pavone-Macaluso, P. H. Smith (Hrsg.): Cancer of the Prostate and Kidney, 359–363. Plenum Press, New York 1983.

[2] Benson, R. C. Jr., G. M. Gill: Estramustine phosphate compared with diethylstilbestrol. Am. J. Clin. Oncol. *9* (1986) 341.

[3] Berry, W. R., J. Laszlo, E. Cox, N. Walker, D. Paulson: Prognostic factors in metastatic and hormonally unresponsive carcinoma of the prostate. Cancer *44* (1979) 763.

[4] Bichler, K. H., S. T. H. Flüchter: Kriterien in der Progression des Prostatakarzinoms. In: P. Faul, J. Altwein (Hrsg.): Aktuelle Diagnostik und Therapie des Prostatakarzinoms, 213. Erasmusdruck, Mainz 1983.

[5] Burk, K., W. Schultze-Seemann, W. Kramer, D. Jonas: Die Chemotherapie des metastasierten hormonrefraktären Prostatakarzinoms mit MAF, MEF und Epirubicin – ein Vergleich. Verh. Ber. Dtsch. Ges. Urol. Springer, Berlin (1988).

[6] Buttyan, R., C. A. Olsson: Androgen receptor assays in advanced prostatic cancer. Urol. Clin. North. Amer. *11* (1984) 311.

[7] Catalona, W. J., W. W. Scott: Carcinoma of the prostate. In: P. C. Walsh, R. F. Gittes, A. D. Permutter, T. A. Stamey (Hrsg.): Campbell's Urology, 1461. 5. Aufl., Saunders, Philadelphia 1986.

[8] Chlebowski, R. Z., R. Hestorff, L. Sardoff, J. Weiner, J. R. Bateman: Cyclophosphamide (NSC 26271) versus the combination of adriamycin (NSC 123127), 5-fluorouracil (NSC 19893), and cyclophosphamide in the treatment of metastatic prostatic cancer. A randomized trial. Cancer *42* (1978) 2546.

[9] Coune, A., P. Smith: Clinical trial of 2-bromo-alpha-ergocryptine (NSC 169774) in human prostatic cancer. Cancer Chemother. Rep. *59* (1975) 209.

[10] Eagan, R. T., R. G. Hahn, R. P. Myers: Adriamycin (NSC 127127) versus 5-fluorouracil (NSC 19893) and cyclophosphamid (NSC 26271) in the treatment of metastatic prostate cancer. Cancer Treat. Rep. *60* (1976) 115.

[11] Edsmyr, F., L. Andersson, I. Könyves: Estramustine-Phosphate: Experimental studies and clinical experience. In: G. H. Jacobi, R. Hohenfellner (Hrsg.): Prostate Cancer, 254. Williams & Wilkins, Baltimore – London 1982.

[12] Eisenberger, M. A., L. Bezerdjian, S. Kalash: Critical Assessment of the Role of Chemotherapy for Endocrine-Resistant Prostatic Carcinoma. Urol. Clin. North Amer. *14* (1987) 695–706.

[13] Fossa, S. D., T. Urnes, O. Kaalhus: Weekly Low-Dose Adriamycin in Hormone-Resistant Metastatic Cancer of the Prostate. Scand. J. Urol. Nephrol. *21* (1987) 13–16.

[14] Helpap, B., R. Stiens, P. Brühl: Autoradiographische Untersuchungen an inkubierten Prostatapunktaten nach Doppelmarkierung mit C-14 und H-3-Thymidin. Beitr. Path. *151* (1974) 65.

[15] Ihde, C. D., P. A. Brunn, M. H. Cohen et al.: Effective treatment of hormonally-unresponsive metastatic carcinoma of the prostate with adriamycin and cyclophosphamide. Cancer *45* (1980) 1300.

[16] Isaacs, J. T., D. S. Coffey: Adaption versus selection as the mechanism responsible for the relapse of prostatic cancer to androgen ablation as studied in the Dunning R-3327 adenocarcinoma. Cancer Res. *41* (1981) 5070.

[17] Isaacs, J. T.: The timing of androgenablation therapy and/or chemotherapy in the treatment of prostatic cancer. Prostate *5* (1984) 1.

[18] Jones, W. G., S. D. Fossa, A. V. Bono et al.: European Organization for Research and Treatment of Cancer (EORTC) Phase II Study of Low-Dose-Weekly Epirubicin in Metastatic Prostate Cancer. Cancer Treat. Rep. *71* (1987) 1317–1318.

[19] Jones, W. G., A. V. Bono, A. Verbaeys et al. and members of the EORTC Genito-Urinary Tract Cancer Cooperative Group: Can the primary tumours be used as the sole parameter for response in phase II chemotherapy studies in metastatic prostate cancer? An EORTC Genito-Urinary Group Report. World J. Urol. *4* (1986) 176–181.

[20] Kasimis, B. S., J. B. Miller, C. A. Kaneshiro et al.: Cyclophosphamide versus 5-fluorouracil, doxorubicin and mitomycin (FAM) in the treatment of hormone-resistant metastatic carcinoma of the prostate: a preliminary report of a randomized trial. J. Clin. Oncol. *3* (1985) 385.

[21] Leistenschneider, W., R. Nagel: Zytologisches Regressionsgrading und seine prognostische Bedeutung beim konservativ behandelten Prostatakarzinom. Act. Urol. *11* (1980) 236.

[22] Meyers, J. S., G. Sufrin, M. A. Scott: Proliferative activity of benign human prostate, prostatic adenocarcinoma and seminal vesicle evaluated by thymidine labelling. J. Urol. *128* (1982) 1353–1356.

[23] Murphy, G. P.: Management of advanced cancer of the prostate. In: D. F. Skinner, J. B. De Kernion (Hrsg.): Genitourinary Cancer. Philadelphia WB Saunders Co 1978.

[24] Murphy, G. P., S. Beckley, M. F. Brady et al.: Treatment of newly diagnosed metastatic prostate cancer. Patients with chemotherapy agents in combination with hormones versus hormones alone. Cancer *51* (1983) 1264.

[25] Murphy, G. P., N. H. Slack and participants in the National Prostatic Cancer Project: Current status of the National Prostatic Cancer Project Treatment Protocols. In: L. Denis, G. P. Murphy, G. R. Prout, F. Schröder (Hrsg.): Controlled clinical trials in urologic oncology, 119. Raven Press, New York 1984.

[26] Murphy, G. P., R. P. Huben, R. Priore: Results of another trial of chemotherapy with and without hormones in patients with newly diagnosed metastatic prostate cancer. Urology *XXVIII* (1986) 36.

[27] Muss, H. B., V. Howard et al.: Cyclophosphamide versus cyclophosphamide, methotrexate, and 5-fluorouracil in advanced prostatic cancer – a randomized trial. Cancer *47* (1981) 1949.

[28] Paulson, D. F.: Management of metastatic prostatic cancer. Urology (Suppl.) *XXV* (1985) 49.

[29] Perez, C. A., W. R. Fair, D. C. Ihde et al., zit. n. A. P. Lyss: Systemic treatment for prostate cancer. Am. J. Med. *83* (1987) 1120.

[30] Robinson, M. R. G.: Carcinoma of the prostate: Adrenal inhibitors. In: M. Pavone-Macaluso, P. H. Smith (Hrsg.): Cancer of the Prostate and Kidney, 349–354. Plenum Press, New York 1983.

[31] Robinson, M. R. G., B. Richards, D. Newling, P. H. Smith: Weekly low-dose adriamycin-TM in advanced disseminated carcinoma of the prostate: A palliative approach. In: L. Denis, G. P. Murphy, G. R. Prout, F. Schröder (Hrsg.): Controlled Clinical Trials in Urology, 187. Raven Press, New York 1984.

[32] Rossof, A. M., R. W. Talley et al.: Phase II evaluation of cis-dichlorodiammineplatinum (II) in advanced malignancies of the genitourinary and gynecologic organs, Southwest Oncology Groups Study. Cancer Treat. Rep. *63* (1979) 1557.

[33] Rübben, H.: Das hormonresistente Prostatakarzinom. Der informierte Arzt *9* (1986) 22–26.

[34] Rübben, H., J. E. Altwein: Das fortgeschrittene Prostatakarzinom – ein therapeutisches Dilemma? Urologe A *26* (1987) 7–14.

[35] Rübben, H., R. Friedrichs, F. J. Deutz, G. Giani: Chemotherapie des symptomatischen metastasierenden hormonrefraktären Prostatakarzinoms durch wöchentliche Epirubicin-Applikation. Urologe B (im Druck).

[36] Sather, M. R., C. E. Weber, J. D. Preston et al.: Cancer chemotherapeutic agents. In: Handbook of Clinical Data, M. Nijhoff Medical Devision, Den Haag–Boston–London 1979.

[37] Schröder, F.: In: R. Nagel (Hrsg.): Konservative Therapie des Prostatakarzinoms, 123. Springer, Berlin–Heidelberg–New York–London–Paris–Tokyo 1987.

[38] Scott, W. W., R. P. Gibbons et al.: The continued evaluation of the effects of chemotherapy in patients with advanced carcinoma of the prostate. J. Urol. *116* (1976) 211.

[39] Scher, H., A. Yagoda, R. C. Watson et al.: Phase II Trial of Doxorubicin in Bidimensionally Measurable Prostatic Adenocarcinoma. J. Urol. *131* (1984) 1099–1102.

[40] Seifter, E. J., P. A. Bunn, M. H. Cohen et al.: A Trial of combinative chemotherapy followed by hormonal therapy for previously untreated metastatic carcinoma of prostate. J. Clin. Oncol. *4* (1986) 1365.

[41] Seppelt, U., E. Sprenger: Zellkern-DNS-Analysen durch Einzelzell-Fluoreszenz-Zytophotometrie an Prostatakarzinomen vor und während der Therapie. Verh. Dtsch. Ges. Urol. *32* (1980) 68.
[42] Servadio, C., M. Savion, E. Mukamel: Combined hormone-chemotherapy for metastatic prostatic carcinoma. Urology *XXX* (1987) 352.
[43] Snyder, R., J. Bishop, G. Brodie et al.: Phase I study of EPIRUBICIN given on a weekly schedule. Cancer Treat. Rep. *71* (1987) 273–276.
[44] Soloway, M. S., J. B. De Kernion, R. P. Gibbons et al.: Comparison of estramustine phosphate and vincristin alone or in combination for patients with advanced hormone refractory, previously irradiated carcinoma of the prostate. J. Urol. *125* (1981) 664.
[45] Tannock, J. F.: Is there evidence that chemotherapy is of benefit to patients with carcinoma of the prostate? J. Clin. Oncol. *3* (1985) 1013.
[46] Torti, F. M., L. D. Shortliffe, S. K. Carter: A randomized study of doxorubicin plus cisplatin in endocrine-unresponsive metastatic prostatic carcinoma. Cancer *56* (1985) 2580.
[47] Trachtenberg, J., P. C. Walsh: Correlation of prostatic nuclear androgen receptor content with duration of response and survival following hormonal therapy in advanced prostatic cancer. J. Urol. *127* (1982) 466.
[48] Tubiana, M., P. Malaise: Growth rate and cell kinetics in human tumors: some prognostic and therapeutic implications. In: T. Symington, R. L. Carter (Hrsg.): Scientific Foundations of Oncology, 126. Heinemann, London 1976.
[49] Wils, J., H. Leliefeld, F. Peulen: A Phase II Evaluation of Epirubicin (E). In: Metastatic Prostate Cancer Refractory to Endocrine Treatment. Symposium: The Present Approach to the Treatment of Various Malignancies: Farmorubicin; Warschau, März 1987.

Diskussion

Fink: Die Patienten kommen ja primär zu uns in die Praxis, d. h. in der Klinik werden Sie einen großen Teil dieser Patienten erst zu sehen bekommen, wenn ein bestimmtes Stadium der Erkrankung eingetreten ist. Frage: Ist die Studie, die jetzt von den Chefärzten inauguriert wurde, imstande, Ihre Fragen in der Zukunft zu beantworten, und inwieweit können die niedergelassenen Kollegen in diese Fragestellung mit eingeschaltet werden?

Weißbach: Herr Fink, die Niedergelassenen müssen mit eingebunden werden, weil die Chemotherapie des Prostatakarzinoms eine Therapie ist, die sich über Jahre erstrecken wird, und so etwas kann nicht in der Klinik gemacht werden. Es wird wesentlich von ihnen abhängen, wie wir in zwei, vier oder sechs Jahren neu über das Ergebnis diskutieren können. Die Einbindung der niedergelassenen Kollegen ist auf jeden Fall unabdingbar. Aber, bei ihnen liegt auch die Verantwortung zu entscheiden, was primär bei diesem Tumor gemacht wird. Die Chefarztprotokolle, die geplant sind, Epirubicin in unterschiedlicher Dosis und zum unterschiedlichen Zeitpunkt einzusetzen, sind sicherlich ein Anliegen, welches an die Kollegen herangetragen werden muß. Ich glaube, daß diese zukünftigen Protokolle einige der anstehenden Fragen klären können.

Ludwig: Lothar, Du hast einen sehr eindrucksvollen Patienten mit einer supraclaviculären Metastase gezeigt, die auf Mitomycin zurückging. Dieser Patient verstarb zwar 8 Monate später an seinen Lebermetastasen, aber kann man nicht doch daraus den Schluß ziehen, daß unterschiedliche Zytostatika – wie etwa Mitomycin, Epirubicin, Endoxan o. a. – auch unterschiedlich auf Lymphknotenmetastasen, Lebermetastasen wirken? Manche wiederum mehr auf Weichteilmetastasen oder andere mehr auf Knochenmetastasen? Läßt sich da ein Muster erkennen?

Weißbach: Herr Schröder hat es gestern angedeutet: Es gibt Gruppen, die eindeutig diese Fragen bejahen, und es gibt andere Gruppen, die eindeutig „Nein“ sagen. Wenn man die Publikationen gelesen hat, sage ich selbst subjektiv „Jein“. Die Daten sind so, daß eine Beantwortung der Frage nicht möglich ist. Wir hatten den Eindruck, daß Mitomycin bei Weichteilmetastasen besser wirksam ist als bei Knochenmetastasen. Aber, um solche Fälle objektiv beurteilen zu können, müßte eine Histologie vorliegen. Wir werden Studien durchführen müssen. Wir sind ja so stolz, daß wir uns in Phase-II-Protokollen an den Weichteilmetastasen orientieren, weil sie meßbar sind und weil wir die Wirksamkeit der Chemotherapie damit objektivieren können. Aber wir werden solche Metastasen biopsieren müssen. Es gibt eben Prostatakarzinome, die sehr gut auf die Chemotherapie ansprechen. Wir wissen aber nicht, was das für eine Art von Tumor ist, der jetzt plötzlich sensibel auf eine Chemotherapie reagiert. Sicher kann es kein G1-Prostatakarzinom sein.

Hallwachs: Herr Weißbach, was halten Sie davon Epirubicin in kürzeren Abständen z. B. zweimal in der Woche in Dosen von 20 oder 30 mg/4 Tage zu geben, wenn ohnehin, wie Sie sagen, die Proliferationsrate nur maximal 3% vom Tumor beträgt?

Weißbach: Das könnte man vielleicht in einem Protokoll prüfen. Von meinem Verständnis der Tumorbiologie des Prostatakarzinoms erscheint es wenig sinnvoll, auch nicht von meinem Verständnis der Lebensqualität eines Patienten. Ich glaube, daß man mit einer wöchentlichen Gabe nicht schlecht liegt. Die Wirkungen, die nachgewiesen worden sind, sind nicht schlecht. Aber kürzere Abstände erscheinen mir schwer durchführbar und auch schwer begründbar zu sein.

Cohausz (Münster): Herr Weißbach, dann sofort die Frage: Wie lange soll man das Epirubicin geben?

Weißbach: Das ist eine ganz wichtige Frage. Die kumulative Dosis beim Epirubicin liegt bei 1000–1200 mg. Wir haben Patienten mit kongestiven Herzerkrankungen schon nach 500 und 600 mg gesehen. Es gilt also, die Patienten sehr sorgfältig zu selektieren, die Sie behandeln wollen. Wie ist vor allem die Organreserve im Bereich des Herzens? Die Myokardbiopsien, wie sie Torti durchgeführt und beschrieben hat, zeigen, daß man durchaus bis 1200 mg mit Epirubicin gehen kann. Andere Chemotherapien von Servadio, einer israelischen Arbeitsgruppe, sind über 11 Jahre mit Cyclophosphamid und 5 Jahre mit Fluorouracil durchgeführt worden, leider nicht randomisiert, kleine Patientengruppe, exzellente Ergebnisse. Aber, wer unterzieht sich 11 Jahre lang einer Chemotherapie?

Peter (Bad Mergentheim): Wenn man Ihre Ausführungen zusammenfaßt, ist es dann nicht sinnvoll, die Chemotherapie überhaupt wegzulassen und eine primäre Schmerztherapie bei Patienten durchzuführen, vor allem im Hinblick auf die Lebensqualität der Patienten?

Weißbach: Herr Peter, ich denke, daß das vielleicht Prof. Nagel im Rundtischgespräch noch diskutieren wird. Ich würde jetzt erst mal sagen „Nein"! Ich würde aber auch mit Eugen Roth antworten wollen „Was man auch redet, schreibt und funkt, unheilbar bleibt der wunde Punkt". Das ist die Indikation der Chemotherapie beim Prostatakarzinom.

Tunn: Ich möchte noch eine Frage stellen. Sie hatten das eine NPCP-Protokoll vorgestellt, das keinen Vorteil in der frühen kombinierte chemo-hormonellen Behandlung zeigte. Ist das auch Ihre Meinung, denn Huben und Murphy haben in einem Übersichtsreferat kürzlich geschrieben, daß sie das eigentlich – obwohl ihnen die NPCP-Protokolle natürlich bekannt sind – als eine sehr attraktive Möglichkeit ansehen, früh chemo-hormonell kombiniert zu behandeln, immer unter der Voraussetzung, daß man effektivere Zytostatika findet als die, die in diesem Protokoll angewendet wurden.

Weißbach: Sie wissen über das Prostatakarzinom, also über den Primärtumor, besser Bescheid als ich. Mir ist z. Z. die Indikation der kombinierten chemohormonalen Behandlung noch nicht klar, z. B. welche Patienten man dafür auswählen soll. Ich glaube, daß an diesem Punkt auch eine Einstiegsmöglichkeit ist. Wenn man allerdings weiß, wie gering die Zahl der Klone ist, die chemotherapiesensibel sind und wie groß der Anteil der androgenfreundlichen Klone ist, dann muß man sich darüber im klaren sein, daß unsere Effektivität z. Z. auch da sehr limitiert ist. Es gibt drei gute Protokolle zur chemohormonalen Therapie. Eines davon zeigt immerhin eine bessere Situation für Schmerz-Patienten. Ich glaube, daß man an dieser Stelle auch weiterarbeiten muß.

Klinische Erfahrungen mit primärer Estracyt- und tertiärer Zytostatikatherapie

W. Leistenschneider

Primäre Estracyttherapie

Nach Versagen einer primären kontrasexuellen Behandlung des fortgeschrittenen Prostatakarzinoms gilt *Estracyt* als Mittel der Wahl für die dann indizierte *Sekundärbehandlung* zumindest im europäischen Raum.

Seit der Mitteilung von Alfthan und Rusk [1] wurden zahlreiche Studien in Europa und den Vereinigten Staaten durchgeführt [1, 6, 8, 12, 15–18, 20, 21, 28], aus denen hervorgeht, daß bei etwa einem Drittel der so behandelten Patienten noch mit einem objektivem Therapieerfolg zu rechnen ist (Tab. 1) bei tolerablen Nebenwirkungen (Tab. 2). Inwieweit Estracyt auch als *primäre Therapie* indiziert ist, konnte bisher nicht eindeutig geklärt werden. Zwar wurden mehrere, überwiegend auch randomisierte Studien (Tab. 3) durchgeführt, dennoch blieben die Ergebnisse schlecht miteinander vergleichbar, da die Tumorstadien nicht einheitlich waren, Angaben zum Grading nicht immer gemacht wurden und die mit Estracyt verglichenen anderen Therapieformen meist sehr unterschiedlich waren [2, 10, 18, 19, 26, 30]. Ferner wurden sehr unterschiedliche Dosen angewandt. So kamen bei Smith et al. [30] in der EORTC-Studie als Dauertherapie lediglich 280 mg, bei Hauchecorne [10]

Tabelle 1 Ansprechraten auf Estracyt-Sekundärtherapie

Autoren	Jahr	subjektiv (%)	objektiv (%)
Alfthan u. Rusk	1969	13	20
Nagel u. Kölln	1972/77	~50	~25
Müntzing et al.	1974	36	36
Chisholm et al.	1977	33	27
Murphy et al.	1977	30	30
Jönsson et al.	1977	26	31
Slack et al.	1979	36	43
Leistenschneider u. Nagel	1984	–	45
Murphy et al.	1984	–	26
de Kernion et al.	1988	–	32

Tabelle 2 Nebenwirkungen bei Estracyt-Therapie (%)

Autoren	Jahr	Dosis (mg)	Gastro-intest.	Leber	Hämat.	Ödeme	CV	Anorexie
Nilsson u. Jönsson	1976	560– 840	8,5	3,9	9,7			
Nagel u. Leistenschneider	1983	560– 840	16	7	–			
Slack u. Murphy	1984	800–1200	43/11	10/7		26/5	10	51/16
Murphy et al.*	1986	800–1200	44	17	10	44		28
Benson u. Gill*	1986	700–1260	19	<10	<5	31	18	
Hauchecorne*	1987	560	33			48	19	
de Kernion et al.	1988	800–1200	48		6	36/11	10	41/22

* Primärtherapie!

Tabelle 3 Ergebnisse primärer Estracyttherapie

Autoren	Jahr	n	Ansprechrate (%) objekt. u. stabilis.
Jönsson et al.	1977	63	73
Murphy et al.	1984	66	75,8
Leistenschneider u. Nagel	1984	28	93 (Primärtumor)
Benson	1984	77	~90
Smith et al.	1984	117	90 (Primärtumor)
		43	86 (Fernmetast.)
Murphy et al.	1986	96	74
Hauchecorne	1987	52	67,3 (Primärtumor)
		17	68,2 (Stauungsnieren)
Rößler et al.*	1987	16	96

* Orchiektomie +

560 mg, bei Benson [2] und Murphy et al. [18, 19] 800–1200 mg und bei Rößler et al. [26] wiederum 560–840 mg als Tagesdosis zur Anwendung.

Wie die Tabelle 3 deutlich zeigt, sind die Ergebnisse hinsichtlich der Ansprechraten sehr unterschiedlich und auch nicht stets nach gleichen Parametern ermittelt. Dennoch ergibt sich außer bei den Studien von Benson [2] und Rößler et al. [26], die nur entdifferenzierte Karzinome untersuchten, daß Estracyt bei gut- und mitteldifferenzierten Prostatakarzinomen keine besseren Ergebnisse als eine Hormonbehandlung oder primäre Zytostatikatherapie bewirkt.

Nachdem Jönsson et al. [12] unter anderem eine auffallend gut Wirksamkeit von Estracyt bei schlecht differenzierten Karzinomen beschrieben hatte und sowohl durch zytologische als auch DNS-zytophotometrische Untersuchungen eine eindeutig bessere Tumorregression durch Estracyt als durch Östrogentherapie in einer kleinen randomisierten Studie nachgewiesen worden war, [14] wurde Estracyt zunehmend auch schon primär besonders bei entdifferenziertem Karzinom eingesetzt. Zahlreiche unter dieser Therapie beobachtete drastische klinische Rückbildungen von Metastasen bereits nach kürzester Anwendungszeit waren ein weiterer Grund, diese Substanz bei dieser besonderen Patientengruppe gezielt auch weiterhin einzusetzen und zu kontrollieren. Erste sehr gute Ergebnisse einer prospektiven Studie wurden 1984 berichtet [15].

Patienten und Methodik

Neben den 28 primär mit Estracyt behandelten Patienten der Studie von 1984 [15] wurden 16 weitere Patienten untersucht mit einem Durchschnittsalter von 71 Jahren (40–82 Jahre und nach bekanntem klinischem Kontrollprogramm [23] untersucht). Als Parameter für den Therapieerfolg dienten sowohl die Kriterien des National Cancer Project (NPCP) [27] als auch vor allem 3 Monate nach Therapiebeginn der zytologische Regressionsgrad am Primärtumor, der durch Feinnadel-Aspirationsbiopsie ermittelt wurde [15]. Die Primärdiagnose erfolgte ebenfalls zytologisch. Es wurden nur Grad-III-Karzinome *ohne* Grad II oder Grad I-Anteile und auch ohne noch nachweisbare normale, unverdächtige Prostataepithelien in die Studie aufgenommen. Entsprechend der TNM-Klassifikation handelte es sich um die Stadien T3 bzw. T4 mit oder ohne multiple Skelettmetastasen. Zwei Patienten wurden von 2 anderen niedergelassenen Urologen kontrolliert. Die Dosis betrug 560–840 mg tgl., entsprechend 2 × 2 bzw. 3 × 2 Kapseln per os.

Ergebnisse

Bei 42 Patienten ergab die Bestimmung des zytologischen Regressionsgrades 3 Monate nach Beginn der Therapie folgende Resultate (Tab. 4):

Lediglich 4 Patienten hatten einen Regressionsgrad VIII, somit einen schlechten Therapieeffekt (9,6%). 34 Patienten hatten einen ausreichenden Therapieeffekt, entsprechend Regressionsgrad VI (81,6%). 4 Patienten zeigten sogar einen noch günstigeren Therapieeffekt, entsprechend Regressionsgrad IV (9,6%).

Besonders auffällig war die Tatsache, daß bei der großen Gruppe von 34 Patienten mit dem günstigen Regressionsgrad VI der überwiegende Teil [20] prätherapeutisch Skelettmetastasen aufwies! Sowohl bei den 4 Patienten mit Regressionsgrad VIII und den übrigen 4 mit Regressionsgrad IV überwog der Anteil der Patienten mit Skelettmetastasen (je drei).

Tabelle 4 Estracyt-Primärtherapie
Cytol. Tumorregression nach 3 Monaten (n = 42)

Regressionsgrad	n	$T_3/T_4N_xM_1$*	$T_3/T_4N_xM_0$*
VIII	4 (9,6%)	3	1
VI	34 (81,6%)	20	14
IV	4 (9,6%)	3	1

* TNM = prätherapeutisch

Tabelle 5 Estracyt-Primärtherapie (n = 36)
Progressionsfreie Intervalle (Median)

TNM	n	Monate
Alle Stadien	36	25
$T3/T4N_xM_0$	14	32
$T3/T4N_xM_1$	22	19

Bei 36 Patienten wurde prospektiv durch regelmäßige Kontrollen der Zeitraum des progressionsfreien Intervalles median ermittelt (Tab. 5). Dieser betrug für alle Stadien $\bar{x}$ = 25 Monate. Bei getrennter Analyse von T3 bzw. T4 Nx M0 und T3 bzw. T4 Nx M1 ergaben sich folgende unterschiedliche Resultate: mit Fernmetastasen: 19 Monate, ohne Fernmetastasen: 32 Monate.

Eine kleine Gruppe von 5 Patienten mit Fernmetastasen *und* Stauungsniere (einseitig!) fiel durch ein besonders kurzes progressionsfreies Intervall auf, das zwischen 3 Monaten und maximal 9 Monaten lag, so daß diese Patienten von vorneherein als prognostisch besonders ungünstig einzustufen sein dürften.

Diskussion

Ein Vergleich der eigenen Ergebnisse mit denjenigen der Literatur ist kaum möglich, da die hier Untersuchten zumindest hinsichtlich des Gradings eine homogene Gruppe darstellen und auch bezüglich des Tumorstadiums weitestgehend uniform sind. Aufgrund der Tumortypisierung kann von einer „Hochrisikogruppe" ausgegangen werden, die außer bei Rößler et al. [26] in keiner Studie vergleichbar ausgewählt und analysiert wurde. Diese Autoren fanden ebenfalls bei G-III-Karzinomen eine über 90prozentige Ansprechrate (Remission plus Stabilisierung). Benson [2] berichtete zwar ebenfalls über bessere Ansprechraten bei schlecht differenzierten Karzinomen, fand jedoch keinen statistisch signifikanten Unterschied und nach 3 Jahren eine gleich schlechte Überlebenszeit für Patienten *aller* Differenzierungsgrade. Allerdings werden von diesem Autor keine näheren Angaben zur Grading-Methodik gemacht und der hohe Anteil hoch- und mitteldifferenzierter Karzinome im metastasierten Stadium bei seinen Patienten sollte mit Skepsis betrachtet werden!

Die übrigen in Tabelle 1 genannten Autoren berichten über „metastasierende Karzinome" und geben ebenfalls kein einheitliches Grading ab, so daß man bei allen Serien außer der eigenen von 1984 [15] und derjenigen von Rößler et al. [26] lediglich „gewöhnliche" Prostatakarzinome, wenn auch metastasierend, voraussetzen kann. Gegenüber diesen Karzinomen ist das Ergebnis bei der eigenen, wie oben charakterisierten Hoch-Risikogruppe zumindest nach 3 Monaten besser. Der Vergleich der progressionsfreien Intervalle zeigt bei separater Analyse der metastasierten Patienten der eigenen Serie, daß diese mit 19 Monaten annähernd denjenigen anderer Autoren entsprechen mit zudem noch unterschiedlichen Dosierungen von Estracyt (Tab. 6) und „gewöhnlichen" Karzinomen.

Tabelle 6 Progressionsfreie Intervalle bei primärer Estracyttherapie

Autoren	Jahr	n	TNM	Dosis	Monate
Benson	1984	77		980 mg/die	21
Smith et al.	1984	114		280 mg/die	19
Murphy et al.	1986	96		600 mg/m^2 (~1100 mg/die)	22
eigene Fälle	1989	22	M_1	560 mg/die	19
		14	M_0 [GIII]	560 mg/die	32

Neuere Arbeiten über die klinische Wirksamkeit von LH-RH-Agonisten [31, 25] bei ebenfalls „gewöhnlichen" Prostatakarzinomen geben mittlere progressionsfreie Intervalle von 50 bis max. 80 Wochen an. Eine Mitteilung über ähnlich hohe progressionsfreie Intervallraten bei Patienten mit Grad-III-Karzinomen mit und ohne multiple Skelettmetastasen liegt bisher aber noch nicht vor.

Hinsichtlich der optimalen Dosierung von Estracyt liegen weder für die Sekundär- noch Primärtherapie klinisch relevante Studien vor. Eine Dosierung von minimal 560 mg und maximal 840 mg ist Standard bei den meisten europäischen Autoren [1, 6, 10, 11–16, 20, 21, 23, 24, 26]. Lediglich Smith et al. [30] dosierten in der EORTC-Studie mit 280 mg als Dauertherapie geringer. Amerikanische Autoren dosierten hingegen mit durchschnittlich 1000 mg Gesamtdosis für Patienten mit einem Körpergewicht von etwa 70 kg wesentlich höher [2, 3, 8, 17–19, 29]. In den entsprechenden Studien wurden zwischen etwa 800 und 1200 mg als Tagesdosis gegeben! Diese sehr hohen

Dosierungen resultieren jedoch nicht in objektiv besseren Ansprechraten. Die progressionsfreien Intervalle sind nämlich nicht länger als in der eigenen Hoch-Risikogruppe mit einer Dosierung von max. 840 mg täglich, wie Tabelle 6 zeigt. Die kardiovaskulären Nebenwirkungen und Ödeme sind erwartungsgemäß bei Hochdosen höher, was alle genannten amerikanischen Studien dokumentieren.

Somit kann zumindest, trotz aller Vorsicht bei Vergleich von Literaturangaben, der vorsichtige Schluß gezogen werden, daß eine Hochdosis von Estracyt weder in der Primär- noch in der Sekundärtherapie den objektiven Therapieerfolg verbessert sondern – im Gegenteil – infolge höherer Nebenwirkungen insofern verschlechtert, als daß gerade wegen der kardiopulmonalen Nebenwirkungen häufiger vorzeitige Therapieabbrüche trotz objektiver Tumorregression zu erwarten sind. Dennoch kann eine sorgfältige Auswahl der Patienten nach vorbestehenden Risikofaktoren vor allem im kardiovaskulären System das Risiko von entsprechenden Nebenwirkungen deutlich verringern [7, 8, 18, 19, 29].

Tertiäre Zytostatikatherapie mit Cyclophosphamid (Endoxan®)

Die Frage der Weiterbehandlung von Patienten nach Resistenz gegen eine primäre kontrasexuelle Behandlung und nach ebenfalls erfolgloser sekundärer Estracyttherapie bei gleichzeitiger klinischer Symptomatik des nun weit fortgeschrittenen Karzinoms und noch Therapie-indiziertem Allgemeinzustand stellt sich sowohl für den klinisch-stationären als auch für den ambulanten Bereich zunehmend häufiger. Eine Resistenz gegen eine sekundäre Estracyttherapie ist – wie erwähnt – bei etwa zwei Drittel dieser Patienten sofort und bei einem Drittel erfolgreich behandelter nach annähernd einem Jahr zu erwarten [23]. Danach liegt eine hormonelle Beeinflußbarkeit des Tumors in aller Regel nicht mehr vor, so daß konsequenterweise entsprechende ablative Therapieformen, insbesondere Adrenalektomie und Hypophysektomie für eine objektive Tumorregression ungeeignet sind. Daher bleibt, insbesondere wegen der ermutigenden Erfahrungen des NPCP in den USA [9, 27] mit Sekundärtherapie-Protokollen, die Chemotherapie mit genuinen Zytostatika die einzig sinnvolle weitere und damit tertiäre Therapieform, sofern der Patient angesichts des sehr weit fortgeschrittenen Karzinoms überhaupt noch *therapiefähig* ist.

Unter zahlreichen klinisch in der Sekundärtherapie des primär hormonresistenten Prostatakarzinoms randomisiert und nicht randomisiert untersuchten Zytostatika [9] erwiesen sich immer wieder Cyclophosphamid und 5-Fluoro-Uracil als therapeutisch wirksam mit objektiven Ansprechraten von 45% bzw.

36% gegenüber 19% unter Standardtherapie nach 3 Monaten seit Therapiebeginn [27]. Gleichzeitig waren die Nebenwirkungen tolerabel, so daß diese beiden Zytostatika auch längerfristig zum Einsatz kommen konnten und darüber hinaus auch als tertiäre Behandlungsform vertretbar schienen. Über ihre Anwendung in der Tertiärtherapie wurde erstmals 1980 berichtet [13]. Es konnte in dieser prospektiven Studie auch später an weiteren Patienten [22] gezeigt werden, daß vor allem mit Cyclophosphamid keine objektiven Remissionen, hingegen in 22% immerhin Stabilisierungen und in annähernd 60% deutliche Schmerzreduktionen erzielt erreicht werden konnten. Dies war der Grund für eine Fortsetzung dieser Monochemotherapie, die sich vor allem auch ambulant anwenden läßt und über deren weitere Ergebnisse hier berichtet werden soll.

Patienten und Methodik

32 Patienten wurden tertiär mit Cyclophosphamid (Endoxan®) behandelt. Das Patientenkollektiv bestand aus 24 Patienten der Urologischen Klinik im Universitätsklinikum Charlottenburg und 8 Patienten aus der eigenen Praxis. Überwiegend wurden die Patienten ambulant behandelt. Das Durchschnittsalter betrug 68 Jahre (54–79 Jahre). Die prätherapeutisch relevanten Daten sind in Tabelle 7 zusammengefaßt.

Tabelle 7 Tertiäre Chemotherapie mit Endoxan (n = 32)

Dosis:	1 g/m² 3wchtl. intravenös („Bolus")
Vorbehandlung:	primär kontrasexuell (30) primäre Bestrahlung (2) sekundär Estracyt (32)
Dauer der Vorbehandlung:	kontrasexuell: 6 Mon.–11 Jahre ($\bar{x}$ = 3,9 J.) Estracyt: 3 Mon.–3½ Jahre ($\bar{x}$ = 11 Mon.)
TNM-Klassifikation:	T_3-T_4N_x-N_2M_1 (25) T_4N_x-N_2M_0 (7)

Voraussetzung für die Anwendung dieser Therapieform war ein mobiler Allgemeinzustand sowie eine zu erwartende Überlebenszeit von mindestens 3 Monaten. Die erste Erhebung objektiver Remissionen (komplett, partiell und Stabilisierung) erfolgte entsprechend den Parametern des NPCP [27] drei Monate nach Therapiebeginn, danach 6wöchentlich. Bei 8 Patienten erfolgte nach Versagen von Endoxan eine Weiterbehandlung mit 600 mg/m² 5-Fluoro-Uracil. Endoxan wurde als Bolus über rund drei Minuten injiziert. Eine rasche Infusion von Laevulose 5% (500 ml) innerhalb von 30 bis max. 45 Minuten schloß sich an.

Ergebnisse

Von den insgesamt 32 Patienten konnten 30 nach erstmals drei Monaten hinsichtlich des Ansprechens ausgewertet werden, da bei 2 Patienten die Therapie wegen Unverträglichkeit nach 2 bzw. 3 Applikationen abgebrochen werden mußte. Die klinisch wichtigsten Ergebnisse sind in Tabelle 8 zusammengefaßt. Auffälligerweise kam es bei keinem Patienten zur objektiven Remission. Partielle Remissionen wurden lediglich bei Patienten mit Skelettmetastasen aber ohne Stauungsnieren registriert.

Tabelle 8 Ergebnisse tertiärer Endoxantherapie

Ansprechraten [30 Patienten]	n %	Schmerzreduktion [24 Patienten]	n (%)
Komplett	–	deutlich	15 (62)
Partiell	5 (17)	gering	5 (21)
Stabilisierung	7 (23)	keine	4 (17)
Progression	18 (60)		

Die Schmerzreduktionen bei der überwiegenden Zahl der Patienten mit dann auch erheblicher Schmerzsymptomatik wurde als deutlich bezeichnet, da in diesen Fällen auf Analgetika weitestgehend verzichtet werden konnte.

Unter Einbeziehung von 5 Patienten mit Skelettmetastasen aus dem Kollektiv bis 1983, die nach Versagen von Endoxan mit 5-Fluorouracil weiterbehandelt wurden, betrug die mittlere Überlebenszeit bei 23 der insgesamt 25 Patienten mit Skelettmetastasen 7 Monate und 2 Wochen.

Die Nebenwirkungen betrafen die drei Bereiche: Magen-Darmtrakt, hämopoetisches System und neurologisch-psychisches System. Nausea und Erbrechen traten bei 47%, Leukopenie bei 44% und neurologisch-psychische Symptome (1 × Neuropathie, 1 × Aggression, 1 × Suizidgedanken) bei 9% der 32 Patienten auf. Schwere Leukopenien mit Werten von weniger als 2000/mm^3 traten nur in der ersten Serie bis 1983 bei 14 der 24 behandelten Patienten auf (58%). Bei 4 der 14 Patienten kam es zu schwerster Leukozytendepression auf Werte zwischen 700 bis 1000 mm^3. Zwei dieser Patienten waren pelvin vorbestrahlt, die anderen 2 „durchmetastasiert". Das Maximum der Leukozytendepression trat zwischen dem 7. – 10. Behandlungstag auf. Die Erholung der Leukozyten auf Werte von mindestens 3000/mm^3, überwiegend jedoch über 4000 mm^3 war bis zum 21. Tag abgeschlossen. Bei allen Patienten mit einer Leukozytendepression auf weniger als 2000/mm^3 wurde die Endoxandosis bei der nächsten Applikation auf 800 mg/m^2 3wöchentlich reduziert.

Diskussion

Die Ergebnisse zeigen zunächst, daß die tertiäre Anwendung von Cyclophosphamid deutlich weniger objektive Therapieerfolge ergibt als die sekundäre. Die mittlere Überlebenszeit ist mit etwas über 7 Monaten gering. Ab dem Zeitpunkt der Resistenz gegenüber der primären Hormontherapie gerechnet liegt die mittlere Gesamt-Überlebenszeit bei 18 Monaten und 2 Wochen, da die Dauer der sekundären Estracyttherapie im Mittel 11 Monate betrug.

Überraschend hoch ist jedoch die hohe Rate von Schmerzreduktionen, die auch in der ersten Studie [13] schon bemerkenswert war. Durch die simultan deutlich geringere Analgetikazufuhr verbesserte sich der Allgemeinstatus infolge Gewichtszunahme und zunehmender Mobilität. Dennoch muß auch bei deutlicher Schmerzreduktion mit weiterer objektiver Progression gerechnet werden. Auch Schmidt et al. [27] betonen dies. Die Nebenwirkungsrate erscheint insgesamt tolerabel. Im Vergleich mit den Ergebnissen anderer Autoren [7, 27] bei Sekundärtherapie ergeben sich annähernd gleiche Resultate. So berichten Chlebowski et al. [7] über Nausea und Erbrechen bei 60% und über Leukopenie bei 46%. Schmidt et al. [27] beobachteten Nausea und Erbrechen bei 40%, Leukopenie bei 53% und neurologisch-psychiatrische Komplikationen bei annähernd 33% (Tab. 9).

Tabelle 9 Endoxantherapie (1 g/m^2 3wchtl. i. v.): Nebenwirkungen (%)

Autoren	Jahr	Nausea Erbrechen	Leukopenie	Thrombopenie	Neurol./ Psych.
Chlebowski et al.	1978	60	46	–	–
Schmidt et al.	1980	40	53	3	~33
Leistenschneider u. Nagel	1980	45	75	–	–
Leistenschneider*	1989	47	44	–	9

* Tertiärtherapie

In der eigenen ersten Tertiärtherapieserie [13] war die Rate von Nausea und Erbrechen mit 45% fast identisch mit der hier berichteten, die Leukopenie lag mit 75% jedoch wesentlich höher. Der Rückgang um rund 30% ist im wesentlichen durch das Fehlen weiterer vorbestrahlter Patienten im Gesamtkollektiv und Dosisreduktion à priori um 200 mg/m^2 bei „durchmetastasierten“ Patienten erklärt. Ein Vergleich der eigenen Ergebnisse mit der Literatur ist nicht direkt möglich, da bisher keine anderen prospektiven Studien zur Anwendung von Cyclophosphamid als Tertiärtherapie vorliegen.

Interessant ist jedoch der Vergleich mit den Ergebnissen von Burk und Jonas [4] bzw. Burk [5] bei Anwendung von 4-Epirubicin, einem Anthracyclin, das

Tabelle 10 Tertiärtherapie mit 4-Epirubicin (25 mg/m² wchtl. i. v.)

Ansprechraten (EORTC) (55 Patienten evaluiert)		Schmerzreduktion
Komplett	–	
Partiell	36,4	87%
Stabilisierung	29,1	
Minimal	16,3	
Progression	18,2	

Burk, 1988: Mittlere ÜZ: 12 Monate (3–37 Monate)

sich vom Doxorubicin nur durch die Konfiguration der C-4-Hydroxylgruppe unterscheidet [Tab. 10). Bei einer Dosierung von 25 mg/m² 1 × wöchentlich i.v. wurden bei 55 nach EORTC-Kriterien evaluierten Patienten folgende Ergebnisse erzielt: keine komplette Remission, in 36,4% partielle Remissionen, in 29,1% Stabilisierungen. Bei 87% kam es zur Schmerzreduktion. Wesentlicher Vorteil des 4-Epirubicin ist jedoch seine bei dieser Dosierung äußerst geringe Toxizität, insbesondere auch – im Gegensatz zu Doxorubicin – im kardialen Bereich. Andererseits ist 4-Epirubicin im Vergleich mit Cyclophosphamid extrem kostenintensiv: 3wöchentlich belaufen sich die Behandlungskosten für Endoxan auf DM 90,–, für 4-Epirubicin jedoch auf DM 1320,–! Bei lediglich nur 4½ Monate längerer mittlerer Überlebenszeit muß die Entscheidung für 4-Epirubicin sicherlich in jedem Einzelfall intensiv geprüft werden. Denkbar wäre sein sofortiger Einsatz sicherlich bei Patienten mit initialer Intoleranz von Cyclophosphamid oder sehr rascher Resistenz gegenüber Cyclophosphamid.

Letztlich muß sich jedoch jeder Therapeut spätestens bei nachgewiesener Resistenz gegenüber sekundärer Estracyttherapie darauf einstellen, daß seine Patienten unmittelbar tödlich erkrankt sind und nicht mehr über einen längeren Zeitraum am Leben gehalten werden können. Gerade deswegen muß es Ziel jedweder terminalen Therapie sein – sei sie zytostatisch oder analgetisch – den Patienten nicht noch zusätzlich durch vermeidbare Nebenwirkungen zu belasten. Diese Voraussetzung ist sowohl bei 4-Epirubicin bei allerdings extrem hohen Kosten, als auch bei Cyclophosphamid mit kleinen Einschränkungen gegeben.

Literatur

[1] Alfthan, O. S., J. Rusk: Estracyt in advanced prostatic carcinoma. Ann. Chir. Gynaecol. Fenn. *58* (1969) 234.

[2] Benson, R. C.: Estramustine phosphate as primary therapy for metastatic prostate cancer. Urology (Suppl.) *23* (1984) 69.

[3] Benson, R. C., G. M. Gill: Estramustine phosphate compared with diethylstilbestrol. Am. J. Clin. Oncol. *9* (1986) 341.

[4] Burk, K., D. Jonas: Sinn und Unsinn von Therapiekombinationen beim fortgeschrittenen Prostatakarzinom. In: R. Nagel: Konservative Therapie des Prostatakarzinoms. Eine Standortbestimmung. Springer, Berlin – Heidelberg – New York – London – Paris – Tokio 1987.

[5] Burk, K.: Persönl. Mitteilung, 1988.

[6] Chisholm, G. D., E. P. N. O'Donoghue, C. L. Kennedy: The treatment of oestrogen escaped carcinoma of the prostate with estramustine phosphate. Br. J. Urol. *49* (1977) 717.

[7] Chlebowski, R. T., R. Hestorff, L. Sardoff et al.: Cyclophosphamide (NSC 26271) versus the combination of adriamycin (NSC 123127), 5-fluorouracil (NSC 19893) and cyclophosphamide in the treatment of metastatic prostatic cancer. Proc. 14th Ann. Meet. Asco, Vol. 19, 3.–4. 4. 1978.

[8] De Kernion, J. N., G. P. Murphy, R. Priore: Comparison of flutamide and Emcyt in hormone-refractory metastatic prostatic cancer. Urology *31* (1988) 312.

[9] Gibbons, R. P.: Cooperative clinical trials of single and combined adjuvant agent protocols. Urology (Suppl.) *17* (1981) 48.

[10] Hauchecorne, J.: French multicenter study on the use of estramustine phosphate versus diethylstibestrol. Prostate cancer, Part B: Imaging techniques, Radiotherapy, chemotherapy and management issues, 229–234. Alan R. Liss, Inc. 1987.

[11] Jönsson, G., B. Högberg: Treatment of advanced prostatic carcinoma with estracyt. Scand. J. Urol., Nephrol. *5* (1971) 103.

[12] Jönsson, G., B. Högberg, T. Nilsson: Treatment of advanced prostatic carcinoma with estramustine phosphate (Estracyt). Scand. J. Urol. Nephrol. *11* (1977) 231.

[13] Leistenschneider, W., R. Nagel: Zytostatische Therapie des Hormon- und Estracyt-resistenten Prostatakarzinoms mit Endoxan und 5-Fluoro-uracil als Tertiärtherapie. Akt. Urol. *11* (1980) 143.

[14] Leistenschneider, W., R. Nagel: Estracyt therapy of advanced prostatic cancer with special reference to control of therapy with cytology and DNA cytophotometry. Eur. Urol. *6* (1980) 111.

[15] Leistenschneider, W., R. Nagel: Control of response to estramustinephosphate therapy through cytology and DNA analysis of cell nuclei in prospective study. Urology (Supp.) *23* (1984) 81.

[16] Müntzing, J., S. K. Shukla, T. M. Chu et al.: Pharmacoclinical study of oral estramustine phosphate (Estracyt) in advanced carcinoma of the prostate. Invest. Urol. *12* (1974) 65.

[17] Murphy, G. P., R. P. Gibbons, D. E. Johnson et al.: A comparison of estramustine phosphate and streptozotocin in patients with advanced prostatic carcinoma who have had extensive irradiation. J. Urol. *118* (1977) 288.

[18] Murphy, G. P., N. H. Slack, A. Mittelman: Use of estramustine phosphate in prostate cancer by the National Prostatic Cancer Project and by Roswell Park Memorial Institute. Urology (Suppl.) *23* (1984) 54.

[19] Murphy, G. P., R. P. Huben, R. Priore: Results of another trial of chemotherapy with and without hormones in patients with newly diagnosed metastatic prostate cancer. Urology *28* (1986) 36.

[20] Nagel, R., C. P. Kölln: Erfahrungen mit Estracyt bei metastasierendem Prostatakarzinom. Akt. Urol. *35* (1972) 241.

[21] Nagel, R., C. P. Kölln: Treatment of advanced prostatic carcinoma of the prostate with estramustine phosphate. Br. J. Urol. *49* (1977) 73.

[22] Nagel, R., W. Leistenschneider: Zytostatische Therapie des Prostatakarzinoms. Gegenwärtiger Stand und eigene Ergebnisse. Urologe A *22* (1983) 304.

[23] Nagel, R., W. Leistenschneider: Estracyt-Therapie beim fortgeschrittenen Prostatakarzinom: Derzeitiger Stand und eigene Ergebnisse. Urologe A *22* (1983) 162.

[24] Nilsson, T., G. Jönsson: Primary treatment of prostatic carcinoma with estramustine phosphate. J. Urol. *115* (1976) 168.

[25] Peeling, W. B.: A phase III trial comparing ICI 118, 630 (Zoladex) with orchiectomy in the management of advanced prostatic cancer. In: G. D. Chisholm (Hrsg.): Zoladex – a new treatment for prostatic cancer. Royal Society of Medicine Services, London – New York 1987.

[26] Rößler, W., W. Wieland, F. Tischer, H. P. Peters: Erfahrungsbericht bei der Behandlung des fortgeschrittenen Prostatakarzinoms: Orchiektomie und Fugerel versus Orchiektomie und Estracyt. Verh. Dtsch. Ges. Urol. *39* (1988) 216.

[27] Schmidt, J. D., W. W. Scott, R. P. Gibbons et al.: Chemotherapy programs of the National Prostatic Cancer Project. Cancer *45* (1980) 1937.

[28] Slack, N. H., Z. Wajsman, A. Mittelman et al.: Relationship to prior hormonal therapy to subsequent estramustine phosphate treatment in advanced prostatic cancer. Urology *14* (1979) 549.

[29] Slack, N. H., G. P. Murphy: Clinical toxicity and long-term-results of Emcyt therapy for prostate cancer. Urology (Suppl.) *23* (1984) 73.

[30] Smith, P. H., M. Robinson, B. Richards et al.: Estramustine phosphate in prostate cancer. EORTC-Experience: Preliminary results of protocoll 30762. Urology (Suppl.) *23* (1984) 64.

[31] The Leuprolide Study Group: Leuprolide versus diethylstilbestrol for metastatic prostate cancer. N. Engl. J. Med. *311* (1984) 1281.

Diskussion

Weißbach: Herr Leistenschneider, es ist zweifellos Ihr Verdienst, die Regression am Primärtumor zytologisch objektiviert zu haben, sein Ansprechen auf die Estracyt-Therapie. Bleiben Sie immer noch bei diesem Verfahren und empfehlen Sie es vor allem den anwesenden niedergelassenen Kollegen, um die Ansprechrate beim metastasierten Tumor am Primärorgan zu objektivieren? Ihre Meinung steht doch jetzt nunmehr im harten Gegensatz zu der Meinung von Jones, der 1987 eindeutig gesagt hat, daß man nicht von einer Regression des Primärtumors auf die der Metastasen und der Gesamterkrankung schließen solle.

Leistenschneider: Ich habe diese Meinung heute morgen hier ja nicht dezidiert zum Besten gegeben, sondern ich habe nur gesagt, daß die zytologische Regressions-Beurteilung ein Studienparameter war, daß aber die Patienten letztlich klinisch weiter kontrolliert wurden und die zytologische Beurteilung nur 3 Monate nach Therapiebeginn gemacht wurde. Wir haben sie einmal angefangen, ich habe sie fortgesetzt, um zu sehen, was das Präparat überhaupt am Primärtumor macht. Selbstverständlich kann eine Metastase sich anders verhalten als ein Primärtumor, nur, was bedeutet eine Metastase, die an irgendeiner Stelle beeinflußt ist, wenn der Primärtumor nicht auch eine Regression zeigt. Dieses Thema „Primärtumor und Verhalten von Metastasen" läßt sich sicherlich auch nicht schlüssig beantworten. Nach allen Studien, die vorliegen, kann ich nur sagen, daß diese Frage sicher ganz intensiv in Autopsie-Studien bearbeitet werden muß. Sie können nur etwas zum Verhalten des Primärtumors in Korrelation zu Metastasen in Autopsie-Studien sagen. Ich würde bezüglich der zytologischen Biopsie natürlich nicht für die Praxis empfehlen, bei allen Patienten nach 3 Monaten eine Regressions-Beurteilung am Primärtumor zu machen, dafür sind unsere klinischen Parameter inzwischen auch besser geworden. Ich erinnere nur an PSA, das wir damals noch nicht hatten. Ich sage nochmals, dieses ist natürlich ein Teil einer Studie, und Studien können anders verlaufen als Untersuchungen in der Praxis.

Altwein: Herr Leistenschneider, als Sie Ihre eigentlich sehr gute Idee des Regressions-Gradings publiziert haben, haben wir dies als Kriterium auch bei der EORTC eingebracht. Es ist seinerzeit abgelehnt worden. Es ist aber von der British Prostate Group geprüft worden. Die haben festgestellt, ich habe es gestern gezeigt, daß man aus dem Ergebnis von Kontroll-Biopsien überhaupt nichts über das Ansprechen der Metastase sagen kann. Sie sagten daraufhin, daß der Primärtumor oder die Kontrolle des Primärtumors wichtig sei oder fast wichtiger als die der Metastase. Dem muß ich auch widersprechen. Den Primärtumor kann man urologisch vergleichsweise wesentlich günstiger beeinflussen als etwa eine Metastase. Wir haben eine ganze Reihe von Maßnahmen und Mitteln. Das nur als Anmerkung. Meine Frage zielte jetzt ab auf die progressionsfreien Intervalle, die Sie uns gezeigt haben. Die progressionsfreien Intervalle, würde ich jetzt behaupten, können Sie auch mit einer konventionellen Hormontherapie z. B. mit einem Östrogen erreichen, denn das Estracyt wirkt ganz unstrittig auch als ein starkes Östrogen, ich behaupte nicht, daß es eine zweite Wirkung hat. Das heißt also, wenn Sie in einer einarmigen Studie, d. h. in einer nicht kontrollierten Studie, progressionsfreie Intervalle von 19–32 Monaten zeigen, dann behaupte ich einmal, daß Sie das mit einer einfachen Orchiektomie genauso erreicht hätten.

Leistenschneider: Ich darf daran anknüpfen. Herr Altwein, Sie sagen richtig, Sie behaupten es, es gibt jedoch keine Beweise. Es gibt im Grunde genommen allerdings auch vom therapeutischen Ansatz her Argumente, die theoretisch untermauern können, daß möglicherweise auch in randomisierten Studien beim niedrig differenzierten Karzinom sich diese Ergebnisse bestätigen lassen.

Wenn Sie über das Karzinom diskutieren, müssen Sie einfach wissen, daß sich ein Karzinom sogar im entdifferenzierten Stadium noch morphologisch unterscheiden kann. Was ist überhaupt ein entdifferenziertes Karzinom? Dieses scheint mir überhaupt nicht festgelegt. Die Kriterien des Pathologisch-Urologischen Arbeitskreises sind hoch valide, sie sind prognostisch bedeutsam. Andere können das oft nicht nachvollziehen, weil sie zum Teil mit der Zytologie überhaupt keine Erfahrungen haben. Ich behaupte schlicht und einfach, daß in der EORTC zytologische Untersuchungen gemacht werden, die bei kritischer Durchsicht der Präparate nicht haltbar sind. Ich habe externe Präparate gesehen, und ich kann Ihnen nur sagen, wenn wir „vor Ort" gehen und mit den Leuten sprechen, merkt man sehr bald, daß die Zytologie nicht überall exakt gehandhabt wird.

Ich darf noch eines sagen: Vor eineinhalb Jahren bin ich im National Cancer Institute gewesen und Coffey, Whitmore und andere hochrangige Experten hatten ein Symposium organisiert mit der Fragestellung, was taugt die Zytologie, was taugt die DNS-Zytophotometrie? Sie werden erleben, Herr Altwein, daß in 2–3 Jahren einige amerikanische Autoren kommen und Ihnen zeigen werden, daß eine Korrelation zwischen Verhalten des Primärtumors, seiner Beeinflußbarkeit und des klinischen Verlaufes sehr wohl gegeben ist. Ralf de Vere White z. B. hat eine Studie an einem großen Patientengut angelegt, die zeigt – allerdings mit DNS-Zytophotometrie –, daß eine ganz eindeutige Korrelation zwischen der Beeinflussung des primären Tumors und dem klinischen Verhalten besteht. Sie ist inzwischen publiziert.

Ich stelle aber nochmals fest: Die Zytologie ist natürlich nicht der primäre Parameter, die progressionsfreien Intervalle sind entscheidend, und solange es keine andere Studie gibt, die bei dieser Hochrisikogruppe mit einer kontrasexuellen Therapie bessere Ergebnisse oder gleich gute bringt, stelle ich diese Ergebnisse einmal so in den Raum.

Kurth: Ich muß noch etwas berichtigen: Es gibt in keinem Prostatakarzinom-Protokoll der EORTC einen zytologischen Untersuchungsarm.

Aber noch einen Kommentar zum Primär-Tumor, der mit Estracyt behandelt wurde – ob man das machen sollte oder nicht. Ich beziehe mich dabei auf eine Phase-III-Untersuchung für hormonal escaped prostate carcinoma, die entweder mit Estracyt oder Mitomycin behandelt wurden. Bei der vorläufigen Analyse kam es zum Abbruch der Behandlung bei 14 von 32 Estracyt-Patienten – das sind 44% –, und bei 5 von 27 Mitomycin-Patienten (13%). Die Gründe, die zum Abbruch führten, waren ganz unterschiedlich. Es waren gastrointestinale und kardiovaskuläre Symptome sowie Gynäkomastien im Estracyt-Arm und hämatologische Probleme sowie Dyspnoe im Mitomycin-Arm. Meine Schlußfolgerung: Wenn es bei 14 von 32 Patienten zum Stop der Behandlung mit Estracyt wegen ernster Nebenwirkungen kommt, dann taugt eine solche Substanz nicht zur Primär-Therapie. Der „golden standard" für mich ist immer noch die Orchiektomie.

Leistenschneider: Ich kann nur sagen, um mich wirklich kurz zu fassen, ich kann diese Zahlen nicht bestätigen. Einen Therapiestop in einer derartig hohen Prozentzahl bei primärer Estracyt-Behandlung erleben wir nicht, allerdings haben wir auch gelernt, die Patienten, die für Estracyt in Frage kommen, besser zu selektieren.

Podiumsdiskussion

Leitung und Moderation: R. Nagel

Meine Damen und Herren!

Abschließend zu dieser Tagung möchten wir jetzt hier im Rundtisch-Gespräch die wichtigsten Fragen, die gerade für Sie in der Praxis eine Rolle spielen, erörtern. Vor allem wollen wir versuchen, die entstandenen Unzufriedenheiten wegen des „Frontalbeschusses" durch die zahlreichen Studien etwas abzubauen. Vielleicht erklärt sich die Unzufriedenheit vor allem daraus, daß alle Referenten, die Studien vorgetragen haben, diese außerordentlich sauber und geradezu skrupulös dargestellt haben.

Wir fangen am besten mit dem dritten Teil der Tagung, den Zytostatika an, da dieser Abschnitt noch fast der leichteste Teil zu sein scheint. Ich stelle deshalb an die drei Herren, die über die Zytostatikatherapie referiert haben, sofort die Frage: Gibt es derzeit eine gut gesicherte Indikation für eine primäre zytostatische Therapie, ohne eine andere Therapie vorzuschalten?

Weißbach: Ich möchte mit einem Satz antworten: Ich sehe diese Indikation nicht! Ich weiß, daß es eine Gruppe von Patienten gibt, die nicht auf die primäre Androgen-Deprivation anspricht. Diese Gruppe können wir primär noch nicht erkennen, wenn es vielleicht auch das Ziel wäre, daß man diese 10–15% der Patienten aus der Gruppe der primären (antiandrogenen) Therapie-Versager ausfindig macht, um sie primär einer Chemotherapie zuzuführen. Es scheint bisher auch sicher, daß eine *sekundäre* Chemotherapie bei diesen Patienten wahrscheinlich das gleiche Ergebnis bringt, wie eine primäre Behandlung. So sehe ich bisher keine eindeutige Indikation für eine primäre Zytostase.

Leistenschneider: Ich möchte mich dem fast kommentarlos anschließen und vor allen Dingen aber darauf hinweisen, daß die primäre Zytostase wahrscheinlich deshalb von vorneherein nicht in Frage kommen kann, weil keines der wirksamen Zytostatika über einen längeren Zeitraum, den wir ja anstreben – beim lokal fortgeschrittenen Tumor ca. 36 Monate progressionsfreies Intervall – wegen der zu erwartenden kumulativen Nebenwirkungen gegeben werden kann.

Peter: Ich sehe eigentlich schon die Indikation zur primären Chemotherapie. Zum einen aus dem theoretischen Ansatz unseres Verständnisses vom Prostatakarzinom, einem multiklonalen Tumor, von dem immer ein Teil primär nicht hormonsensibel sein wird, und zum zweiten aufgrund unserer Erfahrungen mit der sekundären Zytostase, daß wir das Karzinom, das bereits im Progreß ist, einfach nicht mehr beeinflussen können.

Moderator: Nun hat gerade Herr Weißbach gesagt, daß wir z. Z. keine Parameter haben, diese 15% Patienten primär zu erkennen, die tatsächlich von einer primären Zytostatikatherapie profitieren. Ich meine, es gibt durchaus einen anderen intellektuellen Ansatz, indem wir versuchen, die Behandlung erst einmal mit den üblichen konservativen Maßnahmen zu beginnen und erst dann die Chemotherapie als *Sekundärtherapie* einzusetzen, wenn es zum Prozeß oder zum Auftreten von Schmerzen kommt. Man gewinnt dadurch vielleicht etwas Zeit. Eines müssen wir jedoch klar feststellen: Wir sprechen bei diesem Tumor, über den wir jetzt eineinhalb Tage diskutierten, nicht mehr von Überlebenszeiten, sondern von der Qualität der Überlebenszeit.

Peter: Das ist richtig. Aber es ist doch auch so, wie Sie selbst gesagt haben: Wir wissen nicht, welche Patienten primär von der Zytostase und nicht von der Hormontherapie profitieren werden. Wir wissen außerdem nicht, welche Patienten vielleicht bereits in allernächster Zukunft progredient werden, bei denen wir initial ein Ansprechen der Hormontherapie sehen. Von daher halte ich es schon für berechtigt, die primäre Zytostase einzusetzen, auch vom onkologischen Ansatz her, und zwar in dem Sinne, so früh wie möglich zu therapieren und dann soviel wie nötig und nicht erst dann, wenn man die Patienten bereits im reduzierten Allgemeinzustand mit deprimiertem Knochenmark und mit vielleicht eingeschränkter Nierenfunktion sieht. Dann kann man ihnen mit einer Chemotherapie sicher nicht mehr helfen, weil sie einfach nicht mehr toleriert wird.

Moderator: Herr Peter, dem stimme ich zu, wenn Sie einen Zusatz machen, denn ich hatte ja gefragt: Was ist es gesichert? Sie haben Ihr Konzept dargestellt, ich stimme Ihnen voll zu, wenn Ihr Konzept in Studien, d. h. in Protokollen durchgeführt und erprobt wird. Für den niedergelassenen Kollegen wird man aber feststellen müssen, daß es derzeit kein gesichertes Konzept für eine primäre Zytostatika-Therapie gibt. Ich bitte, mich zu korrigieren, wenn diese Feststellung nicht korrekt ist.

Weißbach: So sehe ich es auch. Herr Peter steht allein da, das habe ich vorhin schon gesagt. Ich glaube, es ist wie Sie, Herr Nagel, es gesagt haben: Die primäre zytostatische Therapie ist derzeit keine Standardtherapie.

Moderator: Darauf möchte ich eingehen. Meist ist die Chemotherapie ja die Therapie der zweiten Wahl. Es gibt auch noch die Frage – darauf werden wir später kommen –, an welcher Stelle das Estracyt einzuordnen ist. Wann sollte man überhaupt Chemotherapeutika einsetzen? Wir setzen sie ja nicht nur ein, wenn es zum Progreß kommt wie z. B. Lymphknotenmetastasen oder wenn mehr Knochenmetastasen im Szintigramm nachgewiesen werden, sondern wenn der *Schmerz* das bestimmende Kriterium ist. Die Zytostatika sind dann nur noch Medikamente gegen den Schmerz. Wie lange, Herr Weißbach, würden Sie die Chemotherapeutika, die Sie vorgestellt haben, geben, wenn man nach 4, 6 oder mehr Wochen feststellen muß, daß diese Medikamente auch nicht mehr wirken und nun eine richtige Schmerztherapie begonnen werden muß?

Weißbach: Es ist richtig, daß ein bißchen mehr im Knochenszintigramm oder ein bißchen größere Lymphknoten nicht eine ausreichende Indikation für eine Chemotherapie darstellen, es muß das *Symptom* sein. Der symptomatische Patient wird chemotherapiert. Das Leitsymptom ist der Schmerz, andere Symptome sehe ich noch nicht als Indikation für die Chemotherapie. Es wird sicher manchem Kollegen, der hier sitzt, schwerfallen zu verstehen, daß man eine Chemotherapie statt eines Schmerzmittels anbietet. Damit ist eigentlich die Diskussion auf den Punkt gebracht. Inwieweit können wir es vertreten, einen alten Patienten mit einem fortgeschrittenen Tumor chemotherapeutisch zu behandeln, damit er schmerzfrei wird? Ich halte es für vertretbar. Wir geben zwei Zyklen, unabhängig, ob es Epirubicin oder Mitomycin ist. Wenn dann nicht eine deutliche Remission des Schmerzes oder eine Schmerzfreiheit eingetreten ist, dann beenden wir die Chemotherapie und gehen über auf die erste Stufe der Schmerztherapie. Der Patient hat dadurch keinen größeren Leidensweg. Es bleibt aber die Frage, ob es vertretbar ist, eine Chemotherapie als Schmerztherapie anzusetzen. Ich meine, ja, weil wir an diesem Punkt angekommen sind und weil die Schmerztherapie auch keine nebenwirkungslose Behandlung ist, und sie fast in jedem Fall auf den Patienten später ohnehin noch zukommt.

Moderator: Nun zur Dosierung. Epirubicin wird 25 mg/m^2 pro Woche und Mitomycin wird in einer Dosierung von 15 mg/m^2 alle 6 Wochen gegeben, und zwar bis zu einer Gesamtdosis von 2 mg/pro kg Körpergewicht. Die Gesamtdosis ist in etwa 8 Monaten erreicht. Wann kann man die Medikation als sinnlos abbrechen, wenn der Schmerz vor Erreichen der Höchstdosis doch nicht verschwindet, d. h. wie drastisch sinkt der Schmerz meist ab?

Weißbach: Der Schmerz läßt meist drastisch nach. Das Schmerzprotokoll ergibt nach den ersten zwei Zyklen, ob der Patient, falls er bisher Analgetika genommen hat, diese reduzieren oder weglassen kann, wenn er anspricht. Wenn das innerhalb von 2 Wochen nicht geschehen ist, dann gehen wir auf die Schmerztherapie über. Die Dauer der Chemotherapie ist ein ganz wichtiger Punkt. Es wurde bereits festgestellt, daß sie limitiert ist durch ihre kumulative Toxizität. Für mich ist es auch bemerkenswert, und das unterstützt Herrn Leistenschneider überraschend, daß es Arbeiten gibt, in denen die Patienten über 11 Jahre mit 5-Fluorouracil und Cyclophosphamid chemotherapiert wurden. So etwas ist aber offenbar möglich. Auch die Ergebnisse dieser Behandlung waren, abgesehen vom Schmerz, sehr gut (Servadio). Wir suchen also Zytostatika, die über einen langen Zeitraum sequentiell in geringer Dosierung ohne Toxizität gegeben werden können.

Kurth: Ich wollte etwas zur kumulativen Dosis sagen. Was Sie, Herr Nagel, gesagt haben, mit der Gesamtdosis von 2 mg Mitomycin/kg Körpergewicht ist korrekt. Das sind jedoch etwas ältere Erfahrungen, die zu dieser Dosisempfehlung führten. Nachdem aber die Nebenwirkungen in den Protokollen beim Mitomycin relativ gering waren, hat man sich in einem neueren Protokoll, in dem Estracyt vs. Mitomycin miteinander verglichen wurde, zu einer höheren kumulativen Dosisempfehlung entschlossen, und zwar zu *3 mg Mitomycin/kg Körpergewicht*. Nach den bisherigen Erfahrungen wird das vertragen.

Was mir sehr wichtig erscheint für Kollegen, die daran denken, Zytostatika zur Schmerztherapie einzusetzen, sind die Nebenwirkungen, die beobachtet werden können, vor allen Dingen auch beim Mitomycin. Sie können sehr ernst sein. Es wurden nephrotoxische Nebenwirkungen bis zum Nierenversagen beobachtet, sowie sehr ernste interstitielle Pneumonien. Jeder, der mit diesen Zytostatika arbeitet, sollte sich ganz genau über die Nebenwirkungen und auch darüber im klaren sein, wie er den Patienten beobachten und was er tun muß, wenn diese Komplikationen auftreten, weil er sonst den Patienten nur gefährdet und nicht seine Lebensqualität erhöht. Die ist schließlich das einzige noch in diesem Stadium.

Moderator: Herr Kurth, über die Nebenwirkungen sind wir uns klar. Darüber können und werden die Kollegen mit ihren Onkologen sprechen, und sie können sich einweisen lassen; denn das Estracyt und alle anderen Zytostatika, die wir Urologen routinemäßig benutzen, sind ja auch nicht ganz nebenwirkungsfrei. Viele Kollegen führen ja auch selbst die Chemotherapie des Hodentumors durch. Ich glaube, das ist vielleicht nicht der Punkt. Ihre Message bezüglich des Mitomycin war wohl, daß man nicht bis zu einer Gesamtdosis von 2 mg/kg Körpergewicht sondern daß man unter sorgfältiger Kontrolle bis zu 3 mg/kg Körpergewicht gehen kann.

Herr Leistenschneider, ich möchte auch Sie bezüglich der Schmerzen fragen, Herr Weißbach nannte etwa 2 Wochen für die Zytostatika, nach denen man auf eine echte Schmerztherapie übergehen muß, wenn sich die Schmerzen nicht drastisch mildern. Wie sieht es beim Estracyt aus, wenn Sie dieses Medikament als Sekundär-Therapie unter dem Aspekt Schmerz geben?

Leistenschneider: Wir beide haben früher schon darauf hingewiesen, daß Patienten mit Schmerzen, die nach 3 Wochen Estracyt-Behandlung nicht nachlassen, von einer weiteren Behandlung nicht mehr profitieren. Es stellt sich ja auch einfach die Frage, ob man einen Patienten mit starken Schmerzen länger als 3 bis 4 Wochen mit einem Medikament hinhalten kann? Ich glaube, das kann man nicht. Bei Estracyt kann man tatsächlich aufgrund aller Erfahrungen feststellen, daß, wenn ein Patient 3 Wochen nach Beginn einer Sekundär-Behandlung keine Schmerzfreiheit zeigt, auch objektiv kein durchschlagender Erfolg mehr zu erwarten ist. Man sollte sich dann auf eine andere Therapieform besinnen.

Peter (Bad Mergentheim): Wenn ich die Diskussion so verfolge, frage ich mich eigentlich die ganze Zeit unter dem Aspekt „Schmerz“ des Patienten, ob wir das Pferd nicht von hinten aufzäumen. Meine Frage ist deshalb: Ist es unter dem Aspekt, die Schmerzen des Patienten zu lindern, vielleicht sinnvoller, ihn zunächst *primär* mit Analgetika zu behandeln und erst nach Versagen der Analgetika mit der Chemotherapie zu beginnen? Warum eine Chemotherapie mit ihren meist sehr hohen Nebenwirkungen durchführen, wenn eine Analgetika-Therapie allein für die Schmerztherapie vielleicht ausreicht?

Weißbach: Der sich andeutende Beifall zeigt, daß viele Kollegen genauso denken wie Sie. Der Denkansatz ist nicht verkehrt. Zwei Einwände: Erstens, ein Patient, der eine lange Schmerzmittel-Applikation hinter sich hat, ist in einem so schlechten Allgemeinzustand, oft fast moribund, daß eine Chemotherapie nicht mehr in Betracht kommt.

Für den primären Einsatz der Chemotherapie beim Schmerz spricht, daß wir hier Zeit gewinnen. Der Patient hat eine Lebenserwartung von 8–12 Monaten. Er kommt sicherlich in die Phase, in der man die Schmerzbehandlung mit Analgetika beginnen muß, und die reservieren wir dafür. Trotzdem, Herr Peter, kann ich Ihnen durchaus folgen, wenn Sie sich anders verhalten und sagen, ich bin noch nicht von der Qualität der Chemotherapie überzeugt, ich sehe vor allem auch die Toxizität. Ich möchte Ihnen aber antworten, daß Opiate auch nicht nebenwirkungsfrei sind, und daß alle anderen palliativen Maßnahmen wie Bestrahlung u. a. natürlich auch nur für eine sehr begrenzte Gruppe von Patienten in Frage kommt.

Leistenschneider: Ich möchte Herrn Weißbach beipflichten und vor allen Dingen darauf hinweisen, daß ja trotz aller Bedenken gegen etwaige Remissionen unter Chemotherapie diese, zumindest partiell, stattfinden. Das heißt, wir haben durchaus im Einzelfall mit partiellen Remissionen durch die sofort einsetzende Chemotherapie zu rechnen und sollten die Chance nutzen. Wir können nicht vorher feststellen, wer profitiert, aber, es gibt Patienten, die eine partielle Remission zeigen. Darüber hinaus ist es eine alte klinische Erfahrung und auch onkologisch abgesicherte Tatsache, daß, je länger Sie einen Tumor z. B. nur unter Analgetika-Behandlung proliferieren und ihn auch metastasieren lassen, Sie ihn um so weniger hinterher therapeutisch noch beeinflussen können, zumal dann auch die Komplikationen der Chemotherapie so gravierend sein werden, daß Sie sie praktisch im Finalstadium nicht mehr einsetzen können.

Peter (Bad Mergentheim): Ich meine, dasselbe passiert Ihnen mit der Chemotherapie ja auch. Sie sagen, Sie hätten vielleicht noch ein gewisses Potential der Chemotherapie in bezug auf die Wirkung am Primärtumor und an den Metastasen, aber wir haben ja aus dem Auditorium gehört, daß diese Wirkung allenfalls als vage angesehen wird, wenn es sie überhaupt gibt. Die Frage ist immer noch die: Sind Chemotherapeutika als Schmerzmittel beim Prostatakarzinom im Finalstadium indiziert oder nicht? Die Patienten leben ja im allgemeinen höchstens noch ein halbes Jahr, im Höchstfall ein Jahr.

Moderator: Herr Peter, die Therapie ist eindeutig indiziert für den, der sie durchführen möchte; und ich denke auch, daß Sie die Therapie mit Epirubicin, Cyclophosphamid oder Mitomycin – sinnvoll dosiert – auch in der Praxis machen können, wenn Sie sich persönlich dafür entscheiden. Wenn Sie es dagegen für sinnvoller halten, dem Patienten gleich eine Schmerztherapie zukommen zu lassen, wie sie von Prof. Dönicke an dieser Stelle vor 2 Jahren sehr gut dargestellt wurde, ist auch diese Entscheidung absolut korrekt.

Ludwig: Herr Peter, der Hauptgrund, warum wir der Meinung sind, daß man trotzdem die Chemotherapie als Schmerztherapie an erster Stelle setzen sollte, ist der, daß man die Schmerztherapie immer noch hinterher geben kann, aber daß es umgekehrt eben nicht geht.

Peter (Bad Mergentheim): Ich habe dabei ja vornehmlich das Schlagwort „Lebensqualität" des Patienten im Auge. Wenn ich mir vor Augen halte, daß die Patienten allenfalls ein halbes Jahr oder ein Jahr leben und ich die relativ hohe Nebenwirkungsrate der Chemotherapie – wie gerade von Herrn Kurth z. B. vom Mitomycin dargestellt wurde – sehe, dann stellt sich für mich die Frage, ob das sinnvoll ist. Das hätte ich gern von Ihnen gehört. Sie bestätigen es ja alle.

Moderator: Herr Peter, da kann man Ihnen einfach nur sagen: Probieren Sie es doch aus. Wir haben z. B. Cyclophosphamid, das wirklich wenig Nebenwirkungen hat – ich würde es zu alten und zu kranken Patienten natürlich auch nicht mehr geben –, wenn sie es aber tolerieren, können sie von profitieren, zumal wir ja gar nicht wissen, welcher Patient auf diese Therapie anspricht. Es werden aber Patienten mitunter noch ein Jahr oder eineinhalb Jahre schmerzfrei. Wir sollten uns nicht an die oft zitierten 8 Monate klammern. Das ist ein Durchschnitt. Wir kennen durchaus Patienten, die, voller Knochenmetastasen, 8–12 Monate in ihrem Beruf gearbeitet haben, weil sie unter Cyclophosphamid schmerzfrei wurden. Dies kann man im Einzelfall nur probieren. Man darf nicht einfach sagen, daß alle Studien feststellen, es sprächen nur 27% der Patienten an. Ich meine: Es ist Ihr Patient, Sie sind der behandelnde Arzt. Sie müssen sich den Patienten ansehen, und dann treffen Sie Ihre ärztliche Entscheidung, wie auch bei allen anderen Bereichen Ihres Faches. Ich denke, da handeln Sie dann völlig richtig.

Berger (Neufahrn): Meine persönlichen Erfahrungen sprechen mehr für die Chemotherapie, weil die Patienten, gerade wenn die Lebensqualität angesprochen wird, meistens noch voll arbeitsfähig sind oder sich im täglichen Leben gut behelfen können. Mit der reinen Schmerztherapie werden sie doch weitestgehend lahmgelegt.

Kabbani (Bad Camberg): Ich möchte sagen, man kann es zunächst 3 Wochen lang mit Estracyt probieren, und dann kann man sich immer noch anders entscheiden.

Richter-Reichhelm: Wir sind uns aber einig, daß nicht etwa ein Anstieg des PSA-Titers, ein Aufschießen von Skelettmetastasen oder ein schlechtes Regressionsgrading Indikation für den Einsatz der Chemotherapie ist, sondern das Symptom Schmerz.

Moderator: Darüber sind wir uns einig.

Weißbach: Herr Richter-Reichhelm, wir müssen uns aber auch darüber einig sein, daß die niedergelassenen Kollegen Chemotherapie mitmachen und mittragen. Alle Patienten, die wir mit Mitomycin behandelt haben, sind uns sozusagen „herausgekickt“ worden, weil Nebenwirkungen gesehen wurden, wie sie von Herrn Kurth angedeutet worden sind, die Herr Jones in der publizierten Studie jedoch nicht gesehen hat. Selbstverständlich kann Mitomycin zu Lungenkomplikationen führen, aber gerade in dem Protokoll sind keine Lungenkomplikationen gesehen worden, und deshalb ist die Dosis erhöht worden. Ich kann also nur dazu auffordern, Mut zur Chemotherapie zu haben, aber auch Ihr Wissen bezüglich der Toxizität zu überprüfen.

Moderator: Ich denke, daß wir damit das Kapitel „Chemotherapie" abgeschlossen haben, und daß wir jetzt zu dem am weitesten zurückliegenden Vortrag von Herrn Kurth kommen. Sie haben festgestellt, daß es seit 85/86 gute Ergebnisse oder gut erscheinende Ergebnisse mit der Rezeptorbestimmung beim Mamma-Karzinom gibt und man etwas über die Remissionswahrscheinlichkeit bei diesen Tumoren sagen kann. Meine Frage lautet nun: Bedeutet das heute schon etwas für die Primär-Behandlung oder für die Auswahl des Therapieverfahrens für den Urologen?

Kurth: Die Antwort ist ganz eindeutig „Nein"! Beim Mamma-Karzinom ist der Rezeptorstatus eindeutig zu bestimmen, beim Prostatakarzinom ist das noch nicht der Fall. Ich glaube, von dem Zeitpunkt an, zu dem monoklonale Antikörper zur Verfügung stehen, die sich entweder gegen den Gesamt-Rezeptor richten oder gegen Teile des Rezeptors, daß es dann möglich sein wird, histochemische, also auch morphologische Untersuchungen zu machen und festzustellen, wo der Rezeptor sitzt, im Adenom – denn dort sitzt er ja sowieso immer – oder aber auch im Karzinom. Dann kann der Befund mit einem morphologischen Bild korreliert werden. Ich sehe, ob der Tumor rezeptorreich oder rezeptorarm ist. Mit dieser Erkenntnis könnte – sehr vorsichtig formuliert – sich unser therapeutisches Vorgehen ändern, in dem Sinne, daß wir sagen: In einem Tumor, in dem wir überhaupt keinen Rezeptor sehen, haben wir einen neuen prognostischen Marker definiert, weil dies Patienten sind, die auf die hormonelle Therapie wahrscheinlich schlecht ansprechen, und man diese Patienten dann einer anderen Therapie zuführen sollte. Vielleicht sollte man bei diesen Patienten mit einer primären Zytostase starten.

Moderator: Bisher hat die Rezeptorbestimmung also noch keine Auswirkung auf die Therapie?

Kurth: Eindeutig nein!

Altwein: Einen Punkt darf ich noch ansprechen und auch als Frage formulieren. Es ist das Problem der Parameter, die ich am Primärtumor bestimme, und zwar, ob das repräsentativ für den Primärtumor ist und ob das auch repräsentativ für eine Metastase sein kann.

Kurth: Das ist natürlich der kritische Punkt. Ich zeigte gestern eine Abbildung der Gruppe von van Aubel, aus Rotterdam, die nachwies, daß sowohl im Primärtumor als auch in der Metastase ganz unterschiedliche Rezeptorgehalte gefunden werden können und daß sich im allgemeinen der Gehalt der Rezeptoren in der Metastase von dem im Primärtumor unterscheidet. Das erwarten wir auch, denn wir glauben ja im allgemeinen, daß gerade die Anteile des Primärtumors, die schlechter differenziert oder mit einem höherem Proliferations-Index ausgezeichnet sind, metastasieren und sich auch in ihrem molekularbiologischen Bild anders darstellen als der Primärtumor.

Moderator: Da es hierzu aus dem Auditorium keine Frage gibt, darf ich vielleicht Herrn Altwein folgendes fragen: Sie haben gesagt, daß Herr Labrie behauptet, 40% der Androgene stammen aus den Nebennieren. Können Sie einmal ganz konkret sagen, wie hoch dieser Anteil nun wirklich ist?

Altwein: Dieser Frage hat sich Bruchovsky zugewandt und hat es zumindest im Tierexperiment – nachdem es beim Menschen eigentlich keine verläßlichen Zahlen gibt – mit einem ausreichend großen Untersuchungsgut überprüft. Er hat festgestellt, daß beispielsweise nach der Kastration das Dihydrotestosteron in der Prostata – ein wesentliches Umwandlungsprodukt der Androgene in der Prostata, in das theoretisch auch Nebennierenandrogene umgewandelt werden können – auf 5% des Ausgangswertes abfallen. Interessant war in dem Zusammenhang, daß keine einzige hormonale Substanz – er hat die verschiedensten Hormone sehr systematisch überprüft – auch nur annähernd zu ähnlichen Werten führt. Er hat auch geprüft, ob die komplette Androgen-Deprivation – unter der Vorstellung, je kompletter desto erfolgreicher sei das Prostatakarzinom zu behandeln – auch den Wert von 5% nicht zu unterschreiten vermochte, so daß man eigentlich sagen kann, daß die adrenalen Substanzen wohl keine Rolle spielen und daß durch eine zusätzliche chemische oder chirurgische Manipulation an der Nebenniere nicht ein weiteres Absinken des intraprostatischen Wirkhormons, also des Dihydrotestosterons, zu erreichen sein wird.

Moderator: Vielen Dank. Ich habe noch eine Frage an Sie, die Sie in Ihrem Vortrag nur am Rande erwähnt haben: Warum soll man *während* der Strahlentherapie keine Hormone geben? Und warum soll man *nach* der Röntgentherapie keine Chemotherapeutika geben?

Altwein: Das „während“ bezieht sich auf eine randomisierte Untersuchung – das Wort Studie vermeidet man jetzt gelegentlich, obwohl es ja einen richtigen Sachverhalt trifft –, zu dem ich an diesem Punkt doch noch einmal ein Wort mahnend sagen darf: „Studien“ bedeutet immer, daß Menschen plötzlich als Zahlen erscheinen. Sie bedeuten aber gleichzeitig, daß hinter den Zahlen Menschen stehen. Wenn man dann unter diesem Gesichtspunkt aus einer Studie keine Schlußfolgerung zieht, dann finde ich das im wahrsten Sinne des Wortes unethisch, auch wenn es eine negative Schlußfolgerung ist. Doch zurück zur Frage. In Houston wurden von Nahir et al. 1977 Östrogene plus Bestrahlung vs. Bestrahlung alleine randomisiert geprüft. Man hat festgestellt, daß die Östrogen-plus-Bestrahlungs-Arm schlechter war und schloß daraus, daß durch die Östrogene die biologische Wirkung der Bestrahlung beeinträchtigt wird, sofern die Bestrahlung überhaupt eine besondere biologische Wirkung hat, was beispielsweise von Paulson ja mit vielen Fragezeichen versehen wird.

Moderator: Die zweite Frage bezog sich auf die Chemotherapie nach Bestrahlung. Die Patienten kommen ja auch nach der Bestrahlung in die Progression, oder meinten Sie nur, daß man nicht unmittelbar nach der Bestrahlung Chemotherapeutika geben sollte? Wir haben z. B. häufig Estracyt gegeben.

Altwein: Nach der Bestrahlung kann man durchaus eine Chemotherapie geben, sofern die Knochenmarksreserve durch die Strahlentherapie nicht beeinträchtigt wurde.

Kurth: Ich meine, vielleicht muß man auch genau sagen, was man mit der Chemotherapie nach der Bestrahlung behandeln möchte, den Primärtumor oder die Metastasen. Das Problem nach der Bestrahlung ist, daß durch die strahlenbedingte Endangiitis obliterans der Tumor im allgemeinen schlecht mit Blut versorgt wird, obwohl er eine Neoangiogenesis haben muß, sonst könnte er nicht weiter wachsen. Dadurch kommt das Chemotherapeutikum an die bestrahlte Region einfach schlecht heran, so daß man dort einen schlechten Effekt hat. Wenn es sich um neue Metastasen im Organismus handelt, dann ist es möglicherweise etwas anderes.

Rodeck (Marburg): Es erscheint mir jetzt der richtige Zeitpunkt, noch ein Problem anzuschneiden, das bisher nicht zur Sprache kam. Ich denke an die Patienten, bei denen wir zunächst die kurative Therapie in Form der radikalen Prostatektomie für geeignet hielten, aber die beim operativen Lymphknoten-Staging einen positiven Lymphknoten haben, und wir nun plötzlich vor dem Problem stehen, daß wir trotz aller Voruntersuchungen mit einem fortgeschritteneren Karzinom konfrontiert sind. Wie soll man den Patienten nun behandeln? In welchem Fall wäre dann trotzdem eine, wenn auch nur noch palliative „radikale“ Prostatektomie gerechtfertigt? In welchen Fällen soll auf jeden Fall die Operation abgebrochen werden, und welche Maßnahmen sollen dann im weiteren durchgeführt werden? Da es sich meist um jüngere Patienten handelt, müssen wir ihnen ja wirklich eine Alternative zu der vorgeschlagenen kurativen Therapie bieten. Hier erhebt sich die Frage: Alleinige Antiandrogen-Behandlung, die jetzt erstmalig hier erwähnt wurde, aber durchaus eine alternative Behandlung sein könnte, die primäre Estracyt-Therapie oder welche Maßnahmen werden in einem derartigen Fall vom Round-Table für zweckmäßig erachtet? Ich glaube, es wäre ganz gut, wenn man diese Frage noch einmal mit in die Diskussion einbeziehen würde.

Moderator: Vielen Dank, darf ich die Herren Senge und Kurth bitten, zu diesen Fragen Stellung zu nehmen?

Senge: Ich glaube, das ist eine Temperamentsfrage des einzelnen Operateurs, wie er vorgeht, wenn er bei einem Patienten intraoperativ mit Lymphknotenmetastasen trotz eines sorgfältig präoperativen Stagings konfrontiert wird. Jedes Prostatakarzinom hat einen individuellen Charakter und genauso wie wir ein Individuum als Persönlichkeit behandeln, müssen wir im Einzelfall den Tumor behandeln. In diesem Fall – Lymphknotenmetastasen intraoperativ – würde ich es vom Grading und vom Alter des Patienten abhängig machen. Entscheidet man sich trotz Metastasen für die radikale Prostatektomie, weil der Patient vom Alter und seinem biologischen Zustand eine hohe Lebenserwartung hat, ist die Kastration eine conditio sine qua non. Ergänzend dazu würde ich eine kombinierte Polychemotherapie geben. Ich bin der Meinung, daß man solchen Patienten dadurch eine bessere Lebensqualität und eine Lebensverlängerung mit Metastasenverzögerung geben kann.

Kurth: Ich finde die Frage von Herrn Rodeck ausgezeichnet und glaube, daß man auch eine relativ klare Antwort aufgrund vorhandener Untersuchungen geben kann, die für die eine oder andere Form der Therapie sprechen würden. Die Antwort ist: Es gibt keine Daten, die eindeutig untermauern könnten, ob nun hormonell behandelt werden muß oder nicht. Aus diesem Grunde hat auch 1984 die EORTC eine Studie begonnen, die untersucht, ob Patienten, die zunächst kurativ behandelt werden (radikale Prostatektomie) und die beim Staging dann positive Lymphknoten hatten, sofort behandelt werden sollten oder erst, wenn sie Symptome haben bzw. eine Progression nachgewiesen wird. Diese Untersuchung ist noch nicht abgeschlossen, so daß ich Ihnen noch kein Ergebnis mitteilen kann. Der Grund für diese Untersuchungen beruht auf Befunden, die vorher in Rotterdam gesammelt wurden. Dort hatte man alle Patienten mit positiven Lymphknoten in gleicher Sitzung orchiektomiert. Dann hat man später die mediane Überlebenszeit dieser Gruppe mit anderen Untersuchungen verglichen, bei denen die Patienten erst später behandelt wurden. Solche Gruppen gab es von Paulson, und dabei ergab sich, daß die medianen Überlebenszeiten besser waren bei den Patienten, die sofort hormonell behandelt worden waren.

Es gibt auch einen zweiten Hinweis in der Literatur, der dafür spricht, daß die unmittelbare Behandlung besser sein könnte. Das sind die Daten der Mayo-Klinik. An der Mayo-Klinik haben – ganz nach gusto – 10 verschiedene Urologen nach radikaler Prostatektomie die Patienten bei positiven

Lymphknoten entweder bestrahlt oder orchektomiert oder erst nach Einsetzen der Progression mit der Zusatzbehandlung begonnen. Herr Zinke hat diese Daten retrospektiv analysiert. Da es ein sehr großes Material ist, läßt es einige Aussagen zu, aber wie gesagt, es ist eine retrospektive Analyse. Auch aus diesem Material scheint sich zu ergeben, daß Patienten, die sofort hormonell behandelt wurden, einen besseren Verlauf haben. Das sind jedoch alles retrospektive Daten, und die Ergebnisse der prospektiven Untersuchungen stehen noch aus.

Moderator: Vielleicht darf ich hier zwei Zahlen aus der Mayo-Klinik nennen, und zwar die Myers-Studie, die Sie ja eben angesprochen haben. Hatten die Patienten Metastasen und wurden sie sofort hormonell behandelt, d. h. durch Kastration oder DES, dann haben nur 14% innerhalb der beobachteten 5 Jahre einen Progreß erlitten, während es in der Gruppe, die nicht sofort behandelt wurde, 88% waren. Ich meine, daß sind schon Zahlen, die erst einmal so stehen, wenn sie auch retrospektiv gewonnen wurden. Es ist deshalb verdienstvoll, daß diese Untersuchung nun prospektiv durchgeführt werden und damit diese Frage für die Zukunft beantwortet werden kann. Es gibt eine sehr gute Arbeit aus der Berner Klinik an über 180 radikalen Prostatektomien. Fazit: Bei 2 positiven Lymphknoten ohne adjuvante Therapie, die damals (1972) noch nicht durchgeführt wurde, ist die Überlebenszeit schlecht. Zur Frage der positiven Lymphknoten hat Herr Stamey vor ca. 4 Monaten hier in Berlin Stellung genommen. Für ihn ist ein Karzinom, bei dem er bei der pelvinen Lymphadenektomie zwei makroskopisch gesicherte positive Lymphknoten findet, kein Karzinom mehr, das er radikal operiert. Was sagen Sie dazu, Herr Bressel?

Bressel (Kiel): Wir haben auf dem Kongreß 1986 in Würzburg über unser Material von 195 Patienten mit Nachuntersuchungen zwischen 8 bis 16 Jahren nach radikaler Prostatektomie berichtet.

Es ergab sich natürlich eine Zäsur. Patienten, die Lymphknotenmetastasen hatten, zeigten die schlechtesten Ergebnisse, während wir beim T3-Tumor eine 10-Jahres-Überlebensrate von 85% erzielen konnten. Dieses Ergebnis steht zwar z. Z. etwas einsam da. Dies liegt wahrscheinlich an der Definition des T3-Stadiums. Es gibt eben einen großen und einen kleinen T3-Tumor, und die Unterschiede hängen mit dem Tumorvolumen zusammen. Die Zäsur liegt dementsprechend bei den Lymphknoten. Bis 1986 haben wir die Operation immer abgebrochen, wenn wir positive Lymphknoten fanden. Andererseits waren beim späteren Aufarbeiten der Schnellschnitte dennoch in 12% der Fälle Lymphknotenmetastasen nachzuweisen, d. h. also Mikrometastasen, die im Schnellschnitt nicht gesehen worden waren. Immerhin geben diese 12,5% für eine doch relativ große Gruppe von 195 Patienten einen wichtigen

Hinweis. Wir haben diese Gruppe verfolgt und fanden bei diesen Patienten Überlebensraten von 65% nach 10 Jahren. Damit liegen wir in der Nähe der Ergebnisse der Mayo-Klinik. Das hat uns veranlaßt, seit 1986 unser Konzept im Sinne des Vorgehens der Mayo-Klinik umzustellen. Wenn wir ein oder zwei positive Lymphknoten finden, der Tumor lokal operabel ist – die anderen operieren wir primär sowieso nicht –, dann führen wir die Operation durch. Was dabei herauskommen wird, werden wir sehen. Ob wir auch unter diesen Gesichtspunkten diese 65% erreichen, weiß ich noch nicht, aber das muß man eben abwarten. Das ist unser heutiges Konzept.

Ich muß der Vollständigkeit halber noch etwas anmerken: Wir haben alle Patienten, die positive Lymphknoten hatten, seit 1971 zusätzlich behandelt. Sie sind alle orchiektomiert worden und haben alle ein Antiandrogen bekommen.

Moderator: Herzlichen Dank, Herr Bressel, für diesen wichtigen Diskussionsbeitrag, der auf Ihrer großen Erfahrung beruht, denn Sie haben, wenn ich die Zahl richtig im Kopf habe, inzwischen 650 radikale Prostatektomien durchgeführt.

Ich habe nun noch eine Frage an Herrn Altwein: Was ist heute aus dem früher in der Praxis sehr beliebten Honvan-Stoß geworden mit 1 g bzw. 1,2 g/Tag für 8 oder 14 Tage bei einer Progression, d. h. wenn die Patienten hormontaub werden und Schmerzen haben? Wie ist diese Therapie heute einzuordnen, hat sie noch ihre Berechtigung?

Altwein: Dieser Honvan-Stoß wäre dann als *sekundäre* Hormontherapie aufzufassen, und er ist sicher eine sinnvolle Maßnahme, auch heute noch. Er gilt in dem Umfang, in dem auch andere sekundäre Hormonmanipulationen wirksam sind. Man kann sagen, daß Patienten, die einen ersten posthormonalen Relaps haben und die dann mit Honvan behandelt werden, hinsichtlich der Schmerzfreiheit auf diese Behandlung vergleichsweise nebenwirkungsarm recht günstig reagieren.

Moderator: Nun habe ich noch eine weitere Frage an Sie, Herr Altwein. Sie geben Flutamid. Bleiben die Patienten nach alleiniger Flutamid-Gabe, d. h. nach Flutamid als Monotherapie, potent? Es gibt ja Patienten, die vor Beginn der Behandlung potent sind und deshalb zu den Therapievorschlägen nur feststellen, daß man mit Ihnen alles machen könne, wenn sie nur ihre Potenz behalten. Bleiben diese Patienten wirklich potent und wie lange?

Altwein: Nach meinen Erfahrungen bleiben sie nicht dauernd potent, denn nach einer gewissen Zeit wird das erhöhte Testosteron in Östrogene umgewandelt – wie das von Herrn Ludwig gezeigt wurde. Dann ist auch ihre

Potenz gefährdet. Das heißt, über einen Zeitraum, den ich empirisch mit 6 bis 18 Monaten beziffern würde, bleibt möglicherweise die Potenz erhalten, ohne daß ich jetzt präzise Angaben machen kann. Aber wenn die Gynäkomastie auftritt, man also klinisch den Aromataseeffekt sehen kann, ist die Potenz stark gefährdet. Zu diesem Zeitpunkt könnte man z. B. guten Gewissens bei diesen Patienten dann auch die Orchiektomie durchführen, wenn sie initial aus dem genannten Grund nur mit einer Flutamid-Monotherapie behandelt worden ist, oder werden wollte.

Moderator: Ich glaube, der Patient stimmt dann auch dieser Maßnahme zu, wenn er nun selbst feststellt, daß die Potenz nachläßt.

Altwein: Auf diese Weise gibt man dem Patienten die Möglichkeit zu akzeptieren, daß auch ohne Potenz seine Lebensqualität gut bleibt.

Moderator: Herr Ludwig, ich möchte Sie folgendes fragen: Wir waren uns ja einig oder können uns darüber einig werden, daß beide Therapieformen – reine Antiandrogene und Cyproteronacetat – auch als Monotherapie möglich sind. Was bewegt Sie, Cyproteronacetat zu geben?

Ludwig: Ich habe einfach ein schlechtes Gefühl, ein Prostatakarzinom mit einem Mittel zu behandeln, das den Testosteronspiegel ansteigen läßt. Selbst, wenn die Annahme verschiedener Autoren, daß es durch einen Konkurrenzkampf zwischen hohem Testosteronspiegel und Antiandrogen am Rezeptor zu einer eventuellen Dosiserhöhung kommen muß, falsch sein sollte, wie ja die Daten von Lund u. Rasmussen anscheinend belegen, frage ich mich, wie kommt es, daß ein Antiandrogen isoliert auf eine androgensensible Zelle, nämlich das Prostatakarzinom, wirkt und nicht auch auf andere androgensensible, denn sonst könnte ja die Libido und die Potenz nicht erhalten bleiben ebenso wie die Spermatogenese.

Der zweite Grund, warum ich das Cyproteronacetat vorziehe, ist seine antigonadotrope Wirkung, die den Testosteronspiegel niedrig hält, Hitzewallungen vermeidet und seltener zur Gynäkomastie. Wir haben gerade von Herrn Altwein gehört, daß durch dieses simulierte Androgendefizit, das dadurch zustande kommt, daß die reinen Antiandrogene auch im Hypothalamus die Rezeptoren blockieren und deshalb der negative Feedback-Mechanismus ausbleibt, das erhöhte Testosteron über die Aromatase in Östradiol umgewandelt wird. Das Östradiol bewirkt eine Prolaktinausschüttung, und das Prolaktin macht die Gynäkomastie. Wenn dann nach 6 bis 18 Monaten der erwünschte potenzerhaltende Effekt ohnehin vorüber ist, verzichte ich lieber sofort darauf und versuche in dieser Zeit, die positiven Wirkungen der fehlenden Hitzewallungen und geringeren Gynäkomastieraten mit einer den Testosteronspiegel senkenden Substanz, wie dem Cyproteronacetat, zu erreichen.

Moderator: Ich möchte an Sie beide, Herr Altwein und Herr Ludwig, noch die Frage stellen: Wie hoch ist der Prozentsatz an Gynäkomastien? Das Problem wird mitunter heruntergespielt auf 10%. Können Sie dazu etwas sagen?

Altwein: Unter Flutamid bekommt im Grunde genommen jeder zweite Patient eine Gynäkomastie, wobei die Gynäkomastie den Patienten häufig weniger stört, denn sie ist ja meist nicht sehr ausgeprägt und kann mit dem Hemd verdeckt werden. Was ihn stört, sind die Mammillenschmerzen, die Mastodynie, weil er das Hemd und auch das Jacket über dem Hemd nicht tragen kann. Das stört erheblich. Interessant ist, daß die Vorbestrahlung, die gelegentlich gemacht wird, diese Beschwerden nur bedingt beeinflussen kann. Man kann dann, wenn es zur Gynäkomastie gekommen ist, im Grunde genommen nichts anderes tun als eine kosmetische Gynäkomastektomie vorzunehmen, die sich heute sehr gut machen läßt, aber eben doch eine zusätzliche operative Maßnahme für den Patienten darstellt.

Reinicke: Wir hatten früher beide Präparate zur Auswahl, und ich muß sagen, daß ich auch das Cyproteronacetat favorisiere. Leider versuchen uns die Vertreter immer wieder mit dem Argument zu beeinflussen, daß Cyproteronacetat in Amerika nicht eingeführt sei; das müsse ja Gründe haben. Da Flutamid eingeführt ist, müsse es also besser sein, weil die Amerikaner es anerkennen. Das sind Argumente, die wir hören. Warum ist das Cyproteronacetat, wenn es besser ist, nicht in Amerika eingeführt?

Neumann: Die Antwort ist an sich ganz einfach: Cyproteronacetat ist nie in Amerika geprüft worden. Da inzwischen die Patente abgelaufen sind, würde sich eine Prüfung einfach kommerziell nicht mehr rentieren, da sie 10 Jahre dauern würde. In Kanada jedoch ist Cyproteronacetat zugelassen, und viele Urologen in den USA schicken ihre Patienten nach Kanada.

Peter: Eine sarkastische Zwischenfrage. Wenn hier von der Erhaltung der Potenz bei Flutamid die Rede ist, d. h. vom Fehlen dieser Nebenwirkungen, wer wird dann nach der Potenz des Patienten eigentlich gefragt, der Patient selbst oder die Ehefrau bzw. die Partnerin?

Moderator: Ich denke schon, daß man grundsätzlich den Patienten fragen muß. Häufig kommen dann allerdings die Ehefrauen und bitten, den Mann so zu behandeln, wie man es für ihn für das Beste hält. So erfährt man dann häufig, daß die Potenz in einer lange bestehenden Ehe zumindest für die Frau nicht mehr die Rolle spielt, wie für den Patienten selbst.

Peter: Wir haben auch persönlich die Erfahrung gemacht, daß die Patienten da oft ganz andere Vorstellungen von ihrer Potenz haben als die Partnerin.

Moderator: Ja, aber das gehört eben mit zu ihrem subjektiven Befinden, und man muß den Patienten in dieser Beziehung ernst nehmen, wenn man ihn ordentlich behandeln will.

Weißbach: Ein einziger Satz: Der Doktor hat auch ganz andere Vorstellungen von der Potenz seiner Patienten. Wir wissen von der Lebensqualität des 70jährigen nichts. Wir wissen auch gar nicht, ob die Potenz da eine Rolle spielt.

Peter: Deshalb habe ich die Frage eigentlich auch gestellt. Weil die meisten Patienten, mit denen ich spreche und denen ich eine Kastration anbiete, sich darüber im klaren sind, daß dann natürlich die Potenz am Ende ist. Den meisten dieser Patienten macht das gar nichts aus. Diejenigen, die dann allerdings auf ihre Potenz so besonderen Wert legen, sind meistens die größten Schaumschläger.

Moderator: Richtig, Herr Peter, aber das sind Ihre Patienten, und Sie müssen den Patienten ernst nehmen. Er wird schon von selbst darauf kommen, wenn die Mammae weh tun, was wichtiger ist, der Mammaschmerz oder die nun nicht mehr vorhandene Potenz. Dann wird er sich sicher für etwas anderes entscheiden. Ich glaube, das klärt sich dann mit der Therapie.

Wir sind jetzt bei den Antiandrogenen. Herr Senge, Sie haben eine sehr schöne Studie vorgestellt. Sie haben 50 mg Cyproteronacetat gegeben. Meine Frage ist einfach: Denken Sie, daß Sie Androcur im Hinblick auf die vielen anderen Publikationen von Labrie unterdosiert haben?

Senge: Als wir mit der kombinierten Behandlung Kastration plus 50 mg Cyproteronacetat angefangen haben, hat von Labrie noch niemand geredet. Wir wußten aber damals schon, daß wir mit der Kastration das peripher im Serum gemessene Testosteron nur um 90–95% senken konnten. Deshalb wollten wir, sollten doch noch Restandrogene adrenalen Ursprungs wirksam sein, kompetitiv hemmend einschreiten, und aus diesem Grunde gaben wir Cyproteronacetat. Wir waren Verfechter der kompetitiven Verdrängung des Testosterons an der Prostatakarzinomzelle.

Warum nun nur 50 mg? Diese Zahl haben wir aus Analogie-Schlüssen. Herr Neumann bzw. die Firma Schering hatte es geschafft, daß in den 70er Jahren das Cyproteronacetat zunächst einmal für hypersexuelle Triebtäter zugelassen wurde. Bei intakten Hoden wurden diese Patienten mit 100 mg Cyproteronacetat behandelt, und in der Verlaufsbeobachtung dieser Patienten – also intakte Hoden und sexuell aktive Männer – kam es später neben dem erwünschten Libidoverlust auch an den androgenabhängigen Organen, d. h. der Prostata, zu einer Atrophie bei einer Dosis von 100 mg/Tag. Insofern ist es sehr konsequent und logisch gewesen, nur 50 mg für das Prostatakarzinom einzusetzen, nachdem wir die Hauptquelle der Testosteronproduktion durch die Kastration schon eliminiert hatten. Insofern glaube ich, daß es über diesen Analogie-Schluß eine gute Begründung dafür gibt, nur 50 mg Cyproteronacetat zu geben. Ich muß nun sogar die Frage stellen, ob wir nicht damit schon höher dosieren als biologisch überhaupt nötig ist?

Radlmaier: Ich möchte hier vielleicht ein bißchen widersprechen, denn ein Analogie-Schluß von der Behandlung von Hypersexuellen zur Behandlung eines malignen Karzinoms ist wohl nicht so leicht zu ziehen, denn auch bei diesen Hypersexuellen war ja nicht immer nur 100 mg Cyproteronacetat/Tag ausreichend, um die Libido der Patienten völlig zu hemmen. Deshalb ist ja auch die Dosisempfehlung für die Monotherapie des Prostatakarzinoms entsprechend höher und liegt bei 200 – 300 mg Cyproteronacetat/Tag.

Weil wir gesehen haben, daß auch in der Monotherapie die Testosteronspiegel absinken, halten wir hierbei mindestens 200 mg/Tag für notwendig. In der Kombinationstherapie dagegen, wie Sie auch gesagt haben, sind natürlich entsprechend geringere Androgen-Spiegel vorhanden, wobei natürlich auch hier die Daten in der Literatur etwas schwanken, ob das Testosteron nun um 85%, 90% oder um 95% abgesenkt wird. Deshalb sind auch für die Kombinationstherapie unserer Meinung nach mindestens 100 mg Cyproteronacetat/Tag zu empfehlen.

Senge: Die Einschränkung ist ja eben von Herrn Radlmaier selbst gegeben worden. Wir gehen davon aus, daß wir eine Kastration durchgeführt und damit den Hauptanteil des peripheren Androgens supprimiert oder eliminiert haben. Nur für die Fälle gilt bei uns 50 mg Cyproteronacetat.

Natürlich geben wir bei der Monotherapie Dosen von 200 mg Cyproteronacetat/Tag, wenn das in Einzelfällen notwendig sein sollte.

Moderator: Ich denke, daß wir uns auf eine Dosierung von 50 bis max. 100 mg Cyproteronacetat/Tag einigen können, aus Sicherheitsgründen, wenn der Patient primär orchiektomiert wird.

Reinicke: Ich frage mich, brauchen wir überhaupt noch eine Kombinationstherapie? Ich gehe davon aus, nachdem was ich jetzt hier gehört habe, daß die Kombinationstherapie out ist.

Moderator: Ich glaube, das ist ein Mißverständnis. Wir sprachen von der *zusätzlichen* Behandlung nach Orchiektomie und von nichts anderem. Sie können selbstverständlich die Orchiektomie machen ohne eine Zusatzbehandlung durchzuführen. Geben Sie eine Zusatzbehandlung, – die Studien von Herrn Labrie sind leider noch nicht ganz abgeschlossen –, dann machen Sie dadurch quasi eine totale Androgenblockade mit 50 oder 100 mg Cyproteronacetat. Sie können dann sehr sicher sein, nichts versäumt zu haben. Und auch die Kollegen, die nur orchiektomieren, behandeln nach dem derzeitigen Wissensstand absolut korrekt, während die Kollegen, die zusätzlich Antiandrogene geben, vielleicht mehr ihrem Sicherheitsbedürfnis nachgeben.

Reinicke: Also, doch noch ein bißchen Labrie?

Moderator: Ja, denn er ist durch die laufenden Studien noch nicht widerlegt.

Leistenschneider: Ich habe trotzdem noch eine Frage, die in eine andere Richtung zielt. Grundsätzlich wissen wir, daß die Hitzewallungen nach Orchiektomie mit Antiandrogenen, zumindest vom theoretischen Ansatz her, gedämpft werden können. Ich finde auch, aufgrund dieser Tatsache könnte man eigentlich dafür plädieren, zumindest in einem initialen Stadium, grundsätzlich eine Kombinationsbehandlung durchzuführen. Die Frage ist dann an diejenigen, die sich mit Antiandrogen-Therapie befassen, wie hoch muß die Dosierung sein, um die durch Orchiektomie oder LHRH-Agonisten-bedingten Hitzewallungen zu vermeiden?

Ludwig: Ich glaube, daß man in den allermeisten Fällen mit 100 mg Cyproteronacetat/Tag auskommt, um die Hitzewallungen zu dämpfen.

Leistenschneider: Wie lange?

Ludwig: Das ist eine Frage, die ist nicht geklärt. Ich gebe meinen Patienten erst einmal ein Vierteljahr Cyproteronacetat und setze es dann ab, um zu sehen, ob noch Hitzewallungen auftreten. Das Krankengut ist aber auch sehr unterschiedlich. Manche haben dann überhaupt keine Hitzewallungen mehr, und manche haben noch welche. Wir wissen es von den Patienten, die operativ kastriert worden sind, daß nach ein bis anderthalb Jahren die Hitzewallungen nachlassen, auch wenn man sie überhaupt nicht behandelt. Ich behandle so wie Herr Reinicke: alleinige Orchiektomie und sonst gar nichts. Es spricht aber nichts dagegen, es so zu machen, wie Herr Senge. Orchiektomie plus 50 mg Cyproteronacetat/Tag als Protektion sozusagen für die ersten anderthalb Jahre, um diese Hitzewallungen möglichst gering zu halten.

Moderator: Herr Altwein, ich glaube, Sie haben einen Patienten für 10 Tage mit Medroxyprogesteronacetat behandelt. Ist das richtig?

Altwein: Ja, das ist richtig. Hitzewallungen sind ein Problem, das manche Patienten sehr stark belästigt. Wenn man erst zu diesem Zeitpunkt mit der Therapie beginnt und beispielsweise nur 50 mg Cyproteronacetat/Tag gibt, dann reicht diese Dosis nicht aus. Wir haben dies bei verschiedenen Patienten – die Patienten führen Selbstprotokolle – mit unterschiedlichen Substanzen geprüft. Es hat sich bei diesem konkreten Patienten, den ich kasuistisch dargestellt habe, gezeigt, daß 400 mg Medroxyprogesteronacetat/Tag tatsächlich erforderlich waren, um die Hitzewallungen zum Abklingen zu bringen. Sind die Hitzewallungen verschwunden, kann man eine Erhaltungsdosis von 50 mg geben. Es kommen viele Patienten nur wegen dieser Hitzewallungen von Kliniken nach München, um sich behandeln zu lassen. Es ist ganz eigenartig, obwohl es ja ein vermeintlich einfaches Problem ist.

Theermann (Gießen): Ich führe auch in der Regel eine Kombinationstherapie durch, also Orchiektomie und 100 mg Cyproteronacetat. Trotzdem kommt es bei Testosteronwert-Kontrollen nicht zu einem Absinken auf Null. Handelt es sich dabei nur um Laborfehler, oder kann man noch irgendetwas tun?

Moderator: Ich denke, Sie müssen den Testosteronspiegel nicht auf Null absenken. Wenn die Testosteronwerte im Kastrationsbereich liegen, reicht dies völlig aus. Walsh und Siiteri haben schon 1975 nachgewiesen, daß das Plasmatestosteron bei Progreß, d.h. bei Auftreten von Metastasen weiter im Kastrationsbereich sein kann.

Neumann: Ich verstehe eigentlich diese Frage nicht, aber sie taucht immer wieder auf. Wenn es um Antiandrogene geht, dann müssen Sie ja bedenken, daß der Wirkmechanismus im Grunde genommen im wesentlichen ein kompetitiver Antagonismus auf zellulärer Ebene ist. Den erfassen Sie sowieso nicht. Den können Sie nicht messen. Wenn Sie nur die Effektivität der Testosteron-Serumspiegel als Parameter nehmen, dann dürften Sie reine Antiandrogene überhaupt nicht verordnen, weder allein noch in Kombination, denn da kommt es ja niemals zu einer Absenkung von Testosteron, eher zu einer Erhöhung, wie wir festgestellt haben. Ich weiß nicht, ob das klar geworden ist. Der Testosteron-Serumspiegel allein ist, wenn es um Antiandrogene geht, kein geeigneter Parameter.

Moderator: Im Augenblick stand allerdings mehr die Frage im Raum, was man macht, wenn die Patienten durch den abrupten Androgenentzug durch Kastration starke Hitzewallungen haben. Das ist ja ein Problem, das merkwürdigerweise erst in den letzten Jahren Bedeutung bekam, weil bis vor 10 Jahren zumindest in Deutschland die Orchiektomie zusammen mit einer Östrogengabe Therapie der Wahl war, und danach hatten die Patienten eben keine Hitzewallungen.

Kurth: Haben Sie das Gefühl, daß Ihre Frage beantwortet wurde? Ich könnte mir vorstellen, daß dies nicht so ist. Ich meine, es ist ja kein Laborfehler, wenn Sie nach der Orchiektomie noch Testosteron nachweisen, denn im peripheren Blut werden immer Testosteronmengen nachgewiesen, die aus der Nebenniere stammen, dafür brauchen Sie keine Hoden.

Palmtag (Sindelfingen): Ich möchte nur noch einmal nachhaken, damit klar ist, daß Testosteron kein Parameter ist, um die Effektivität der Therapie zu überprüfen. Wie steht es mit der Bestimmung des Testosterons?

Moderator: Das entscheidende Prinzip ist und bleibt seit Huggins die Senkung des Testosterons in den Kastrationsbereich. Wenn Sie dieses Ziel erreicht haben, womit auch immer, müssen Sie sehen, wie lange Sie den Patienten mit einer gegebenen antiandrogenen Therapie im Kastrationsbereich halten, ohne daß er in den Progreß kommt. Das ist auch heute noch das Grundprinzip, denke ich. Das gleiche gilt für die LHRH-Agonisten.

Palmtag: Sie kommen natürlich dann beim Flutamid in Schwierigkeiten. Das muß die zelluläre Ebene sein, dort haben Sie ja einen hohen Testosteronspiegel. Sie würden ja das Tumorwachstum dann, wenn es stimmt, induzieren.

Moderator: Herr Palmtag, wir haben klar dargelegt, daß Flutamid die Target-Zelle am Prostatakarzinom soweit blockiert, daß damit das Testosteron, das unter Flutamid sogar ansteigt, an der Zelle eben nicht wirksam werden kann. Dies ist aber auch die Ausnahme, bei normalen oder erhöhten Plasma-Testosteronwerten. Ist jetzt Ihre Frage beantwortet?

Palmtag: Ja, doch ich würde nur noch mal wiederholen wollen, daß Testosteron allein nicht der Maßstab der Therapiebeurteilung ist, sondern der Testosteron-Spiegel muß in Zusammenhang mit der jeweiligen Therapie gesehen werden.

Guddat (Charité): Ich halte das freie Testosteron für wichtiger. Was wir beim Testosteron bestimmen, ist zu mehr als 90% an Eiweiß gebunden und überhaupt nicht biologisch wirksam. Herr Altwein hat gestern darauf hingewiesen, daß ein Teil der Bindung über das sexualhormonbindende Globulin erfolgt. Diese Bindung ist steuerbar z. B. durch geringe Östrogen-Gaben. Wir haben ja schon unser Konzept bei uns in der DDR vorgestellt.

Altwein: Darf ich hier ganz kurz dazu antworten? Diethylstilbestrol wird von Geller bei einem ganz schwach wirksamen Antiandrogen (Megestrolacetat) aus dem genannten Grund heraus zusätzlich gegeben. Das muß man deswegen in den USA nehmen, weil Cyproteronacetat dort nicht zugelassen ist. Wenn man es aber zur Verfügung hat, braucht man kein zusätzliches Diethylstilbestrol.

Guddat: Es wurde gestern gesagt, daß die Östrogentherapie obsolet sei. Das stimmt für das Diethylstilbestrol, denn es ist toxisch, vor allem lebertoxisch, aber das Östrogen Ethinylestradiol, das wir jetzt als Depot-Form vorliegen haben, es ist das Sulfonat des Ethinylestradiols, das in einer Dosierung von 2 mg/Woche ausreicht, um die Testosteron-Senkung zu erreichen und die Patienten nebenwirkungsfrei zu halten, d. h. Hitzewallungen sind durch unsere Therapie kein Problem mehr.

Moderator: Dazu muß ich feststellen, daß Ethinylestradiol für diese Indikation bei uns gar nicht mehr im Handel ist, so daß wir es also nicht mehr benutzen können.

Krüger (Heidelberg): Wir haben unter LHRH-Agonisten über Monate das freie Testosteron untersucht. Der Prozentsatz des freien Testosterons bleibt konstant. Er beträgt etwa 1,5% und fällt parallel zum Serum-Testosteron um etwa 98% ab.

Moderator: Vielen Dank! Sie haben nun das Stichwort geliefert. Wir haben über die bilaterale Orchiektomie gesprochen und ein Patient sagt nun: „Ich möchte keine bilaterale Orchiektomie, denn ich habe von Medikamenten gehört, den LHRH-Agonisten, bei denen man die Hoden *nicht* zu entfernen braucht.“

Wie ist dazu die Einstellung? Ist das eine echte Alternativ-Therapie? Kann man sie alleine geben, oder muß man sie kombinieren mit einem Antiandrogen? Sollte man dann vorbehandeln?

Ludwig: Tolis hat gezeigt, daß es ein Flare-up geben kann. Unter Flare-up bei einer Therapie mit LHRH-Agonisten versteht man den initialen Anstieg des Testosterons infolge einer vorübergehenden massiv erhöhten LH-Ausschüttung. Die These lautet, daß dieser erhöhte initiale Testosteron-Anstieg den Tumor oder seine Metastasen stimulieren und zu Schmerzen führen könnte. Das ist in etwa 4–5% der Fälle beschrieben worden. Um dieses Phänomen zu vermeiden, geben wir Cyproteronacetat. Man kann es 14 Tage vorher geben, und da dieser Anstieg des Testosterons bzw. des LH von Beginn an der Therapie mit einem LHRH-Agonisten auch 14 Tage dauert, ist es vertretbar, 14 Tage vorher und 14 Tage nach Beginn dieser Therapie Cyproteronacetat zu geben. Wir geben es nur *eine* Woche vorher und zwei Wochen danach und setzen es dann ab. Wir geben es durchgehend in einer Dosierung von 200 mg/Tag.

Senge: Das Flare-up-Phänomen ist sicher bedeutungsvoll bei den Patienten, die ossäre Metastasen haben. Eine Aktivierung des Testosterons kann zu einer Aktivierung der Knochenmetastasen führen. Dadurch kann es auch zu einem Querschnitt kommen. Deshalb halte ich bei einem D2-Karzinom, d.h. also einem in die Knochen metastasierten Karzinom, die Vorbehandlung mit einem Antiandrogen bei LHRH-Agonisten-Gabe für dringend notwendig, auch deshalb, weil der einzig meßbare Marker für eine Prostatazell-Aktivität, die saure Phosphatase, wie wir nachweisen konnten, durch die Vorbehandlung mit einem Antiandrogen gehemmt werden kann. Wenn wir Flutamid oder Cyproteronacetat ganz pragmatisch als Vorbehandlung 7 Tage lang geben und die saure Phosphatase messen, dann ist sie auf der Höhe des Ausgangswertes vor jeder Behandlung, und es ist keine Aktivierung zu erwarten. Deshalb sollte man eine antiandrogene Therapie vor Gabe eines LHRH-Analogon einsetzen.

Altwein: Die Frage, ob man ein LHRH-Analogon geben sollte, und das sind aus meiner Sicht heute nur noch Depot-Präparate, oder ob man den Patienten orchiektomieren sollte, ist interessant. Diese Frage ist nicht entschieden. Beide Methoden sind äquieffektiv was die palliative Beeinflußbarkeit des fortgeschrittenen Prostatakarzinoms angeht. Es stellt sich also die Frage: Wann soll man das eine und wann das andere tun? Im Moment wird gerade in einer sog. Lebensqualität-Studie geprüft, was dem Manne unter diesen Gesichtspunkten eher zuzumuten sei. Die Frage ist aber nicht entschieden. Sie müssen sich also individuell für Ihren Patienten fragen, ist das ein Patient, den ich orchiektomieren kann und soll? Akzeptiert er das oder ist es günstiger, daß ich diesem Patienten beispielsweise alle 4 Wochen ein Depot-LHRH-Analogon injiziere?

Moderator: Darf ich da etwas insistieren. Worauf beziehen Sie dieses „Ist das günstiger, ihn alle vier Wochen zu injizieren, im Gegensatz zur Orchiektomie?" Beide Verfahren sind doch äquieffektiv, wie Sie feststellten!

Altwein: Die Injektionstherapie ist insofern günstig, weil der Patient – und man kann es nur in diesem Bereich ansiedeln, das möchte ich betonen – alle 4 Wochen wegen der Injektion gleichzeitig zu einer Kontrolle kommt, er wird untersucht und fühlt sich gut betreut. Das spielt unter dem Gesichtspunkt der Lebensqualität bei einem Tumor, den man ohnehin nur palliativ behandeln kann, eine nicht zu unterschätzende Rolle. Bei allen Kollegen hier im Saal, die beispielsweise an einem Tag ihre Prostatakarzinom-Patienten zur Implantation einbestellen, entsteht eine besondere Atmosphäre, in der sich die Patienten gut betreut fühlen, und damit erreicht man auch einen positiven Einfluß. Man muß sich darüber im klaren sein, daß die Behandlung nicht besser ist als die alleinige Orchiektomie.

Moderator: Der Punkt jedoch ist, daß die Therapie mit LHRH-Agonisten nicht besser ist und daß sie die alleinige Orchiektomie um den Kostenfaktor 5 bis 10 übersteigt. Eine Kombinationstherapie mit einem LHRH-Agonisten und Flutamid kostet ungefähr 10000,– bis 12000,– DM im Jahr. Die Kosten für die Kombination mit Cyproteronacetat liegen bei etwa 8000,– DM/Jahr. Es gibt Kollegen, die in der Praxis orchiektomieren. Das kostet dann 1000,– DM. Die Klinik-Orchiektomie kostet 1550,– bis 2500,– DM aufs Jahr umgerechnet. Dies muß in diesem Kontext bei äquieffektiven Therapieformen auch einmal festgestellt werden. Wenn der Patient also keinen Progreß bekommt, verursacht die Orchiektomie *ohne* Zusatzbehandlung beim fortgeschrittenen Prostatakarzinom nur Kosten zwischen 1000,– DM und vielleicht 2500,– DM, je nach Krankenhausaufenthalt und Pflegesatz. Ich glaube, diese Kosten sollte man nicht ganz aus den Augen verlieren.

Altwein: Dem ist eigentlich nichts hinzuzufügen. Die Zahlen, die Sie genannt haben, sprechen für sich selbst. Dennoch muß man beachten, daß die Orchiektomie, auch die plastische Orchiektomie, keineswegs immer ohne Probleme abläuft. Herr Weißbach liebt zu zitieren, daß auf dem ASCO-Meeting im letzten Mai in New Orleans die Internisten gesagt hätten, die Orchiektomie hätte eine Komplikationsrate von 20%. Diesen Gesichtspunkt sollte man nicht außer acht lassen. Man sollte also auch an die wenigen Patienten denken, die eine plastische Orchiektomie nach Riba hatten, bei denen es zu einer Nachblutung in die Hodenhöhlen kam und die sekundär operiert werden mußten, so daß der Krankenhausaufenthalt nur wegen dieser Komplikation 6 Wochen dauerte. Den Klinik- oder Belegärzten, also allen operativ Tätigen hier im Saal, die das noch nie bei sich beobachtet haben, muß ich sagen, daß sie entweder sehr selten orchiektomieren oder aber daß sie so perfekt sind, daß dieses für sie kein Problem ist. Die Orchiektomie hat durchaus eine gewisse Komplikationsdichte, die sicher nicht so hoch ist, wie es uns die Internisten suggerieren wollen, aber sie liegt auch nicht bei Null.

Reinicke: Herr Nagel, ich muß Sie einmal korrigieren. Wenn wir 1000,– DM für eine Orchiektomie in der Praxis kassieren könnten, dann müssen wir eine neue Gebührenordnung haben. Es wäre schön, wenn dies so wäre und Sie sich dafür stark machen könnten, aber ich glaube, das schaffen Sie nicht. Zum Zweiten, ich kenne die Marktanteile über die Depot-Präparate, und ich weiß, daß also 80–90% von diesen Präparaten von Internisten verwendet werden. Wenn wir Urologen uns für die Orchiektomie stark machen, dann werden wir in kurzer Zeit von den Internisten als die Hodenabschneider hingestellt, und dann sehen wir noch älter aus.

Moderator: Herr Reinicke, es hat bisher keiner gegen die Medikation mit LHRH-Agonisten gesprochen; wir wägen sie jetzt ja gerade erst gegen die Orchiektomie ab. Ich habe ausgerechnet, daß eine Orchiektomie, basierend auf unseren Recherchen in der Klinik, zwischen 1500,– DM bis 2500,– DM kostet bei 3 bis 4 Tagen Krankenhausaufenthalt und habe ebenso von ca. 1000,– DM gehört in der Praxis.

Krüger (Heidelberg): Nochmals eine Frage an Herrn Senge. Mir ist nicht ganz klar, wenn ich bei der LHRH-Agonisten-Behandlung ein Antiandrogen hinzugeben will, um den Flare-up zu vermeiden – wobei das Flare-up nicht klar definiert ist, ob ich das Labor-Flare-up, das klinische Flare-up oder das endokrinologische Flare-up meine, warum ich eine Woche mit dem Cyproteronacetat vorbehandeln muß? Es gibt aus Holland eine Untersuchung von de Klijn u. Mitarbeitern, die Cyproteronacetat und Buserelin simultan vom gleichen Tag an gegeben und keinen Phosphatasenanstieg gesehen haben.

Kurth: Das kann ich bestätigen. Der Endokrinologe de Klijn, Rotterdam, fand hinsichtlich des Flare-up keinen Unterschied zwischen 2 Wochen Vorbehandlung und der Verabreichung des LHRH-Agonisten unmittelbar zusammen mit Cyproteronacetat. Unsere Patienten, die nicht in eine Studie eingebunden sind, bekommen alle initial die Kombinationsbehandlung mit Cyproteronacetat für die Dauer von 2–3 Wochen. Danach wird dann die CPA-Medikation beendet. Eine Vorbehandlung wird nicht durchgeführt.

Moderator: Gut, aber nachweisen können wir doch alle den LH- und Testosteronanstieg und auch den Anstieg der sauren Phosphatase. Herr Schröder und Herr De Voogt haben das in Lancet in einem Leserbrief publiziert.

Kurth: Obwohl der Kastrationsspiegel erst nach ca. 2–3 Wochen erreicht ist, wird durch die antiandrogene Wirkung von Cyproteronacetat am Zielorgan das *klinische* Flare-up verhindert. Das war eigentlich die Frage.

Senge: Ich wurde wegen des Flare-up angesprochen. Ich meine das klinische Flare-up. Aus der vorgestellten Studie von 840 untersuchten Patienten kam es in 6,4% zum klinisch manifesten Flare-up, das bis zur Querschnitts-Kompressionsfraktur ging. Ich meine, man sollte das schon beachten. Ich habe ja vorhin auch erwähnt, daß man durchaus differenzieren sollte bei einem M1-Karzinom. Beim M1-Karzinom ist in jedem Fall wegen der Testosteron-Aktivierung durch LHRH-Analoga in den ersten drei Wochen eine Vorbehandlung mit Antiandrogenen notwendig, um die Aktivierung der Tumorzelle durch den Testosteronanstieg in dieser Zeit zu verhindern. Wir haben die Möglichkeit und sollten darauf eingehen. *Eine* Querschnitts-Kompressionsfraktur ist bereits zuviel.

Sie können das natürlich anders sehen bei Patienten, die ausschließlich Weichteilmetastasen haben. In diesen Fällen kann man darüber diskutieren, ob das notwendig ist. Bei ossären Metastasen und der Möglichkeit einer Kompressionsfraktur rate ich jedoch dringend dazu, in jedem Fall mit einem Antiandrogen vorzubehandeln.

Koch (Tuttlingen): Wie ist es mit dem Flare-up, wenn die Patienten ihre Therapie unterbrechen? Meine Patienten sind in der Regel sehr inkonsequent mit der Behandlung.

Moderator: Mit welcher Behandlung? Mit dem Nasenspray oder mit dem Depot-Präparat?

Koch: Ich orchiektomiere nur oder lasse orchiektomieren. Aber ich meine die sonstige Therapie, gleichgültig welche. Früher haben wir Depot-Östrogene gegeben und da kamen die Patienten ja auch nicht regelmäßig. Ich frage deshalb die Anwender von LHRH-Analoga: Wie ist es da mit dem Flare-up, wenn die Patienten ihre Therapie unterbrechen?

Moderator: Das wäre doch aber ein Compliance-Problem. Ich meine, das Flare-up-Phänomen tritt doch eigentlich nur dadurch auf, daß LH und vor allem Testosteron in den ersten 3–6 Tagen ansteigen. In der Regel sinkt das Testosteron innerhalb der ersten 3 Wochen in den Kastrationsbereich ab. Wir haben festgestellt, daß Patienten, die mit dem Nasenspray aufhören – das sind die Untersuchungen von Herrn Borgmann und Herrn Al-Abadi an meiner Klinik – oder aber bei einigen Patienten in der Dosisfindungsstudie, bei denen die Erhaltungsdosis zu niedrig war, das Plasma-Testosteron nach 3 Wochen wieder kräftig ansteigt. Doch, dies kann ja dann, sofern der Patient regelmäßig kommt und ein LHRH-Depot-Analogon erhält, nicht passieren.

Busk¨uhl (Gröbenzell): Herr Altwein, ich glaube, es ist doch sicherlich bei einer heute dem Patienten zugewandten Therapie, die wir alle vertreten – ich spreche hier hauptsächlich für den niedergelassenen Bereich –, nicht unbedingt notwendig, monatliche Injektionen und Implantationen vorzunehmen, um den Patienten regelmäßig zu kontrollieren. Ich glaube, eine dem Patienten zugewandte Therapie können wir auch ohne dieses Hilfsmittel durchführen, denn wir können auch so 4wöchentlich einbestellen.

Altwein: Dem ist nichts hinzuzufügen. Das ist eine klare Aussage.

Krüger (Heidelberg): Noch einmal eine Frage an Herrn Neumann. Wenn man beim Antiandrogen nur die Affinität zum Rezeptor betrachtet, also die Partial-Komponente beim Cyproteronacetat, wie sieht es von der Pharmakokinetik aus, wenn man 150 mg/Tag gibt? Nach welcher Zeit muß man mit einer effektiven Rezeptorblockade rechnen?

Neumann: Das geht sehr schnell. Sie müssen die Zeit der Resorption berücksichtigen, das sind ungefähr 2 Stunden. Sie haben die Rezeptorblockade bereits am nächsten Tag. Die Pharmakokinetik der Halbwertszeit liegt bei etwa 36 Stunden, insofern gibt es auch von daher kein Problem. Sie können auch die Dosis täglich nur einmal applizieren. In pharmakologischen Studien kann man zeigen, daß der Kastrationseffekt zu diesem Zeitpunkt eindeutig schon nachzuweisen ist, denn der erfolgt ja nach der Rezeptorblockade. Bis es zur nachweisbaren Regression kommt, dauert es jedoch eine gewisse Zeit. Bei androgenabhängigen Organen und Funktionen sehen Sie nach einer Woche schon eindeutig einen Kastrationseffekt, vergleichbar dem nach einer Orchiektomie oder auch einer Hypophysektomie.

Krüger: Das bestätigt ja das Verhalten der holländischen Arbeitsgruppe, die Cyproteronacetat und einen LHRH-Agonisten simultan vom ersten Tag an gibt, und auf eine wochenlange Vorbehandlung verzichtet. Herr Neumann sagt ja auch, daß wegen der Pharmakokinetik mit einer effektiven Rezeptorblockade zu rechnen ist. Wenn die Rezeptoren blockiert sind, ist es nicht so wichtig, ob ich den Anstieg des Testosterons am dritten Tag durch LHRH-Agonisten vermeide, weil der keine klinischen Konsequenzen hat. Das PSA steigt nicht an.

Neumann: Das ist an sich völlig richtig, und auch Herr Kurth hat die richtige Antwort gegeben.

Klinisch hat man kein Flare-up, wenn man Cyproteronacetat simultan gibt. Der einzige Vorteil der Vorbehandlung – ob es nun wirklich ein Vorteil ist, sei dahingestellt – ist, daß der Testosteron-Peak nicht so hoch ist. Dies beruht nicht so sehr auf der antiandrogenen Partialwirkung, sondern ist eher auf die gestagene Eigenschaft zurückzuführen. Es ist bekannt bei Frauen, daß nach Gestagen-Vorbehandlung und anschließender Gabe eines LHRH-Agonisten die Response der Hypophyse, also die LH-Ausschüttung, reduziert ist. Dies ist, wenn man so will, einfach ein weiterer Sicherheitsfaktor. Sie hemmen nicht nur die klinische Symptomatik des Flare-up, sondern vermeiden auch durch die Vorbehandlung den Testosteron-Anstieg.

Krüger: Herr Neumann hat gerade gesagt, daß bei der Behandlung mit Antiandrogenen der Testosteronspiegel kein klinischer Parameter ist, und Sie Herr Nagel haben das ja auch gesagt!

Moderator: Das habe ich keineswegs behauptet. Natürlich ist das Serum-Testosteron ein klinischer Parameter, allerdings mit Ausnahme von Flutamid. Denn bei dem gleichzeitig gestagen wirkenden Cyproteronacetat will ich ja auch eine Androgen-Deprivation erreichen und wissen, wie der Testosteronspiegel absinkt. Die einzige Ausnahme, wie gesagt, ist das Flutamid. Ich habe vorhin gesagt, daß Testosteron dann kein klinischer Parameter mehr ist, wenn die Patienten in den Progreß geraten, weil sie im Progreß durchaus Kastrationswerte haben können. Für dieses Studium gibt es dann andere Parameter.

Dryden (Dortmund): Wenn ich die Diskussion verfolge, habe ich den Eindruck, daß ich nur dann ein moderner Urologe bin, wenn ich LHRH-Agonisten implantiere. Wir reden dann über das Flare-up, und wir sind äquieffektiv mit der Orchiektomie. Wenn ich nur die Orchiektomie mache, bin ich dann ein antiquierter Urologe? Ich glaube, daß man auch die orchiektomierten Patienten gut führen kann und auch der Patient sich gut versorgt fühlt, wenn man ihn entsprechend leitet und führt. Die Hersteller sind natürlich daran interessiert, daß wir LHRH-Agonisten implantieren, und vielleicht sind andere Leute auch daran interessiert. Ich möchte Prof. Senge, der gestern für die Orchiektomie gesprochen hat, fragen, wie er dazu steht. Natürlich ist die Implantation gut für den, der keine Orchiektomie möchte. Der größte Teil der Patienten aber ist, wenn man sich mit ihnen vernünftig unterhält und ihnen alles erklärt, für die Orchiektomie.

Senge: Herr Dryden, ich halte die Kastration für die sauberste Form einer endokrinologischen Manipulation, zumal auch die Compliance 100%ig ist. Wir haben einen definitiven Zustand und haben das Optimale getan, das z. Z. zu tun ist. Für alle LHRH-Analoga bleibt die kleine Gruppe derjenigen, die sich auch gegen den Rat des Arztes weigern, eine Kastration vornehmen zu lassen. Nach meinen Erfahrungen ist das eine verschwindend kleine Anzahl von Patienten. In unserer Klinik ist das bisher nicht vorgekommen. Natürlich haben wir die Verpflichtung – aus akademischem Interesse heraus –, auch LHRH-Analoga zu verwenden, damit wir die biologische Reaktion dieser Substanzen kennen und auch wissen, ob wir, wenn wir es nicht einsetzen, etwas falsch gemacht haben. Die primäre Therapie beim fortgeschrittenen Prostatakarzinom kann nur, wie vor 50 Jahren, eine saubere und vom Patienten akzeptierte Behandlung sein, die in der Kastration besteht.

Weißbach: Herr Senge, auch wenn der Beifall auf Ihrer Seite ist, wenn so ein Fall bei Ihnen noch nicht vorgekommen ist, muß ich Zweifel an der Aufklärungs-Modalität anmelden. Es geht nicht um die klare und saubere Lösung, sondern es geht darum, wie der Patient einen Eingriff in seine Integrität, und zwar da, so sie am stärksten empfunden wird, nämlich im Bereich der Sexualsphäre, individuell verarbeitet.

Moderator: Aber, Sie klären doch Ihre Patienten auch auf, Herr Weißbach.

Weißbach: Wir haben dementsprechend auch ein höheres Maß an Kastrationsverweigerern als Herr Senge.

Moderator: Wie hoch würden Sie diese Zahl prozentual ansetzen?

Weißbach: Dann muß ich das Wort Studie gebrauchen. Wir haben z. Zt. ein Protokoll laufen, in dem wir dem Patienten das eine und das andere anbieten. Es sind nicht wenige, die sich für die Implantation entscheiden. Prozentual möchte ich das noch nicht sagen, weil die Fallzahlen zu gering sind, aber es gibt solche Fälle.

Moderator: Dazu kann man einfach nur feststellen, daß die Patienten hier in Deutschland die Alternative haben. Man muß ihnen sagen, sie werden mit beiden Therapieformen impotent – nach Kastration bzw. LHRH-Agonisten –, und dann hat der Patient die Wahl, ober er seine Hoden behalten will in voller Kenntnis, daß er auch durch die LHRH-Agonisten impotent wird. Aber die „psychologische“ Welle schwappt ja aus den USA auch auf uns über; denn dort herrscht die Ansicht, daß die Kastration ein den Patienten so psychisch belastender Eingriff sei, daß man ihn dem Patienten nicht zumuten könne. Wie es dort wohl mit der Compliance bei der allgemein durchgeführten *oralen* DES-Therapie steht, kann man nur vermuten.

Herr Senge hat eigentlich schon meine letzte Frage angesprochen. Ich möchte jetzt herausarbeiten, wie wir ein *modernes Therapiekonzept* formulieren sollten, das heute abgesichert ist. Nach allem, was wir heute gehört und in den letzten zwei Jahren dazugelernt haben, lautet meine Frage: Wie kann die *Primärthe-*

rapie des lokal fortgeschrittenen, nichtoperablen Prostatakarzinoms aussehen? Was gibt es für Alternativen? Herr Ludwig, was machen Sie?

Ludwig: Ich lasse den Patienten wählen, zwischen Orchiektomie und einem Depot-LHRH-Analogon und gebe als Primärtherapie zusätzlich nichts. Um bei LHRH-Analoga das Flare-up zu vermeiden, gebe ich außerdem 8 bis 14 Tage vorher 200 mg Cyproteronacetat/Tag, setze diese Zusatzbehandlung nach weiteren 14 Tagen definitiv ab unter Weiterführung der Behandlung mit einem LHRH-Agonisten.

Altwein: Ich mache die Basistherapie, genau wie Herr Ludwig. Bei Patienten mit einem früh metastasierten Prostatakarzinom, also einzelnen Knochenherden oder positiven Lymphknoten bei der radikalen Prostatektomie führe ich die komplette Androgen-Deprivation durch. Die Patienten bekommen ein Antiandrogen als Basistherapie.

Kurth: Als Basistherapie haben wir für alle Patienten die Orchiektomie. Ich muß sagen, das ist nur ein sehr kleiner Teil unserer Patienten, denn wir haben fast alle Patienten in irgendeinem prospektiven Protokoll. Das bedeutet, daß wir dem Patienten die Möglichkeiten der Therapie vorstellen und daß wir ihm sagen, daß er randomisiert wird. Die Patienten können dann entscheiden, und ich muß sagen, daß wenige ablehnen, was mich eigentlich sehr überrascht.

Auf etwas anderes sollte ich vielleicht kurz eingehen. Bei unseren Überlegungen für die Zukunft spielt eine Rolle, daß man Patienten entsprechend ihrer Prognose gruppiert in solche mit einem niedrigen und solche mit einem hohen Risiko. Man erwägt, Patienten mit einem geringen Risiko dann bis zum Auftreten von Symptomen nicht zu behandeln. Darüber diskutieren wir schon seit zwei Jahren innerhalb der EORTC. Es ist jedoch noch keine definitive Entscheidung gefallen. Sie haben sicher gelesen, daß dieses in England bereits gemacht wird. Keine Therapie für eine low-risk-Gruppe, solange diese Patienten asymptomatisch sind. Für die Gruppe mit mittlerem Risiko wird eine Standardtherapie in randomisierter Form diskutiert, und das kann eine der hormonellen Therapieformen sein, wie sie heute hier vorgestellt wurde. Für die high-risk-group wird es auch primär eine zytostatische Behandlung geben, randomisiert gegen eine hormonelle Behandlung, und das sofort nach Diagnosestellung. Da wir an allen Studien teilnehmen, werden alle unsere Patienten entsprechend ihrem prognostischen Index behandelt.

Moderator: Vielen Dank, Herr Kurth. Dies wäre aber das Konzept, das eigentlich nur für Sie gilt aufgrund Ihrer Studienbasis und Ihrer Studiensituation.

Herr Leistenschneider, welches Konzept vertreten Sie?

Leistenschneider: Ich möchte vielleicht gerade an das Stichwort „high-risk" anschließen und grundsätzlich sagen, daß high-risk-Patienten, so wie ich sie heute morgen versucht habe zu definieren – die selten vorkommen, aber es gibt sie – nach wie vor primär auch mit Estracyt behandelt werden sollten, denn solange keine anderen, vergleichbar guten Ergebnisse mit diesen ausgewählten Patienten vorliegen, kann hier eine sehr begrenzte Indikation vorliegen. Ich betone aber ausdrücklich, daß dies eine Ausnahmegruppe ist. Selbstverständlich besteht auch bei mir die Primärtherapie in der kontrasexuellen Behandlung, wobei ich abwäge zwischen Orchiektomie und LHRH-Agonisten. Dazu möchte ich aber noch sagen, daß mir bisher etwas wenig zum Ausdruck kam, daß die Auswahl der Therapie natürlich auch durch das Umfeld des Patienten und von seinem Alter bestimmt wird. Ich glaube, eine Orchiektomie wird von einem alten Patienten von mehr als 75 Jahren, der ja noch für eine Orchiektomie geeignet ist, in der überwiegenden Zahl der Fälle akzeptiert werden. Ein jüngerer Patient unter 70 Jahren, der die Orchiektomie meist doch als eine seelische Belastung empfindet, ist sicher ein Kandidat für eine Therapie mit LHRH-Agonisten. Das Alter ist für mich ein ganz entscheidender Faktor.

Moderator: An unserer Klinik haben die Patienten, wenn ich dies so sagen darf, eine beschränkte Wahlmöglichkeit. Beschränkt insofern, weil ihnen *grundsätzlich* die Orchiektomie als harte Maßnahme empfohlen wird, denn ich denke, daß ihnen damit eine definitive Therapie ohne Compliance-Probleme vorgeschlagen wird. Wir geben kein Antiandrogen dazu. Wenn der Patient diese Therapie ablehnt, dann wird er mit LHRH-Agonisten behandelt unter 14tägiger Vorbehandlung mit Cyproteronacetat. Wir geben z. Zt. das Cyproteronacetat auch noch länger, aber ich denke, daß das nicht notwendig ist, weil wir nicht daran glauben, daß das sog. Flare-up etwas mit Progression und Überlebenszeit zu tun hat.

Senge: An sich habe ich meinen Standpunkt schon ausführlich dargestellt: Wir behandeln die Patienten in der Mehrzahl definitiv mit der Kastration und geben 50 mg Cyproteronacetat/Tag dazu. Die Patienten, die wir als high-risk einschätzen, zweifelsfrei die Gruppe, die unter 60 Jahre alt sind und ein niedrig differenziertes Karzinom haben, bekommen zusätzlich eine Polychemotherapie zur Kastration plus Cyproteronacetat.

Moderator: Jetzt stellt sich eine ganz wichtige Frage: Welche Rolle spielt die primäre und alleinige *Östrogen-Therapie* heute noch im Konzept des fortgeschrittenen Prostatakarzinoms?

Ludwig: Keine mehr.

Altwein: Keine mehr.

Kurth: Keine.

Leistenschneider: Keine.

Moderator: Nachdem dieses Problem der *alleinigen Östrogentherapie* nun definitiv erledigt ist, stellt sich die Frage, was wir tun – vor allem unter Praxisbedingungen – wenn der Patient progredient wird, d. h. Knochenmetastasen bekommt, die er bisher nicht gehabt hat? Wie sollte man ihn behandeln? Der Tumor wächst lokal weiter, der Patient bekommt eine Harnstauungsniere, d. h. aus dem T3- ist nun ein T4-Karzinom geworden. Wie sollte dann die sekundäre Therapie aussehen?

Ludwig: Ich beziehe mich auf Ihre Arbeiten, Herr Nagel, und gebe als sekundäre Therapie weiterhin Estracyt. Wenn Estracyt innerhalb weniger Wochen nicht anspricht, gehe ich auf eines der heute vorgestellten chemotherapeutischen Schemata über. Wenn der Patient noch gut in die Praxis kommen kann, empfehle ich ihm das von Herrn Leistenschneider vorgestellte Endoxan-Schema, und schicke ihn damit zu seinem Urologen zurück. Sonst geben wir Mitomycin oder Epirubicin.

Altwein: Ich gehe ähnlich vor.

Kurth: Ich habe das gleiche Konzept.

Leistenschneider: Für mich ist selbstverständlich das Estracyt die Sekundärtherapie.

Moderator: Bei uns ist Estracyt das Mittel der Wahl als Sekundärtherapie, die ja von mir schon vor über 15 Jahren eingeführt und auch so immer wieder propagiert wurde. Die Dosierung ist 2 × 2 Tabl. (560 mg) bzw. wenn die Patienten Schmerzen haben primär 3 × 2 Tabl., das sind 840 mg. Diese Dosen liegen weit unter der amerikanischen Dosis, aber sie haben sich als ausreichend bewährt. Wenn die Schmerzen in 14 Tagen nicht verschwunden oder drastisch zurückgegangen sind, sollte man das Präparat als definitiv unwirksam absetzen und sich dann eine andere Therapie überlegen.

Weißbach: Bei uns erfolgt die Sekundär-Behandlung ebenfalls mit Estracyt.

Senge: Die Sekundär-Behandlung erfolgt bei uns mit Endoxan plus 5 Fluorouracil.

Peter: Beim sekundären Progreß als Relaps wenden wir das EORTC-Protokoll – Estracyt oder Mitomycin – randomisiert an.

Moderator: Vielleicht darf ich noch etwas zur Dosierung der verschiedenen Zytostatika sagen.

- *Cyclophosphamid* 1 g/m^2 Körperoberfläche intravenös alle 3 Wochen, wobei nach 6–7 Tagen die Leukozyten zu kontrollieren sind.
- *4-Epirubicin* 25 mg/m^2 wöchentlich, das sind etwa 40 mg.
- *Mitomycin* 15 mg/m^2 alle 6 Wochen bis zu einer Gesamtdosis von 2 mg/kg/Körpergewicht.

Wie mir Herr Schröder sagte, ist diese Dosis nach etwa 8 Monaten erreicht. Herr Kurth hat die Gesamtdosis von Mitomycin mit maximal 3 g/kg/Körpergewicht angegeben, wenn die Patienten das tolerieren.

Kurth: Man sollte vielleicht besser sagen: Früher waren es 6 Kurse, jetzt sind es 8 Kurse.

Moderator: Wenn nun alles nicht hilft und der Patient bekommt Schmerzen, dann wird man auf die klassische Schmerztherapie zurückgreifen müssen, wie sie ja Herr Dönicke vor 2 Jahren hier vorzüglich vorgestellt hat. Es muß dabei nicht nur der Schmerz behandelt werden, sondern auch die Depression, die Angst und das Alleinsein. Die erste Stufe wäre nach diesem Schema ein peripheres Schmerzmittel wie Aspirin, Novalgin, Paracetamol mit oder ohne Psychopharmaka (Anxiolytika), und in der zweiten Stufe würde man dann zu dem peripheren Schmerzmittel auch Valoron oder Tramal geben, bis man dann auf Opiate übergehen muß. Entscheidend ist bei der Schmerztherapie, daß sie *unabhängig* von den Schmerzen in definierten Zeitintervallen erfolgen muß, d. h. auch dann, wenn der Patient keine Schmerzen hat. So kann man ihn in der Regel entweder wieder ambulant behandeln und ihn solange wie möglich in seiner persönlichen Umgebung halten.

Zusammenfassung

R. Nagel

Wir haben in vorzüglichen Referaten den derzeitigen Stand der Forschung – auch auf dem Hintergrund des Symposiums im Februar 1987 – dargelegt bekommen, und können deshalb heute (1989) erneut eine Standortbestimmung vornehmen. Manche Hoffnungen haben sich als verfrüht erwiesen, z. B. die Chemotherapie, andere Medikamente haben heute eine wesentlich sichere Stellung als vor 2 Jahren. In diesem Symposium konnte doch, wie ich meine, Gesichertes von Ungesichertem schon besser als noch vor 2 Jahren abgegrenzt werden. Bevor ich abschließend noch einmal auf die wichtigsten Punkte eingehe und sie zusammenfasse, möchte ich noch einige Worte zur Problematik des Prostatakarzinoms sagen.

Die Literatur ist unüberschaubar, wie Sie alle wissen, und man kann trotz der zahlreichen, ungeheuer mühevollen kooperativen Studien, die in Europa und Amerika durchgeführt werden, z. Zt. nur die deprimierende Feststellung treffen, daß wir therapeutisch kaum weiter sind als vor 40 Jahren, sieht man einmal davon ab, daß es nun einige Medikamente gibt, die dem Patienten Erleichterung bringen können. Prinzipiell hat sich an der Beeinflussung von Progreß und Überlebenszeit jedoch nichts geändert.

Das wichtigste Ergebnis aller Studien ist vielleicht die Erkenntnis, daß wir zu akzeptieren haben, daß wir mit den derzeitigen Maßnahmen, wie sie gestern und heute dargestellt und diskutiert wurden, noch nichts Entscheidendes für eine echte Verlängerung der Überlebenszeit tun können. Möglicherweise beruht unsere Enttäuschung darauf, daß wir mit der Therapie des Hodenkarzinoms in den letzten 15 Jahren so erfolgreich waren und beim Prostatakarzinom noch nicht weitergekommen sind.

Primärtherapie

Das wichtigste, auch heute noch gültige Konzept ist m. E. der von Huggins 1941 angegebene primäre Androgenentzug bzw. die Androgenblockade an der Prostata. Dies erreicht man durch die Orchiektomie, die Behandlung mit LHRH-Agonisten bzw. durch die Kombination von Orchiektomie oder

LHRH-Agonisten mit Antiandrogenen und der Monotherapie mit Antiandrogenen.

Die operative Entfernung der Hoden ist zweifellos das sicherste, risikoloseste und billigste Verfahren, um das Plasmatestosteron sehr rasch und definitiv in den Kastrationsbereich zu senken.

Außerdem ist der Patient nicht mit Compliance-Problemen belastet, sofern er keine Zusatzbehandlung bekommt. Insbesondere bei jüngeren Männern kommt es durch den abrupten Androgenentzug zu Hitzewallungen, die jedoch durch entsprechende Gaben von Cyproteronacetat oder Hydroxyprogesteronacetat so abgemildert werden können, daß sie für den Patienten tolerabel werden. Ob nun grundsätzlich neben der Orchiektomie noch zusätzlich 50 – 100 mg Cyproteronacetat/Tag gegeben werden sollten – unter dem theoretischen Gesichtspunkt der von Herrn Labrie propagierten totalen Androgenblockade –, ist derzeit noch aus keiner der laufenden Studien abschließend zu beurteilen. Das gleiche gilt auch für die zusätzliche Gabe von Flutamid. Auch diese Frage ist noch offen.

Man kann feststellen, daß die zusätzliche Gabe eines Antiandrogens zur Orchiektomie sicher zu vertreten ist, man muß aber ebenso sagen, daß das Unterlassen einer zusätzlichen Antiandrogen-Gabe derzeit nicht als Fehler anzusehen ist.

Lehnt der Patient die Orchiektomie ab, sind für die Primärtherapie die Depot-LHRH-Agonisten indiziert, die kardiovaskulär wie die Orchiektomie praktisch nebenwirkungsfrei sind. Man sollte jedoch aus Sicherheitsgründen, wie die Diskussion ergab, 8 – 14 Tage vor der Medikation mit LHRH-Agonisten ein Antiandrogen geben oder zumindest gleichzeitig mit Beginn der Behandlung, um das sog. Flare-up oder Komplikationen, wie z. B. die von Herrn Senge erwähnte Querschnittslähmung, bei Patienten mit ausgedehnten Knochenmetastasen zu vermeiden. Auch bei diesen Patienten hat die zusätzliche Gabe eines Antiandrogens in den bisherigen Untersuchungen keine längeren Überlebenszeiten ergeben.

Die *alleinige* Behandlung mit Cyproteronacetat, darauf haben Herr Senge, Herr Schröder und Herr Ludwig hingewiesen, sollte mit Dosen von 200 – 300 mg täglich per os oder als wöchentliche Injektion von 300 mg erfolgen. Auch die alleinige Cyproteronacetat-Gabe ist eine akzeptierte Therapie. Sie kann aber, im Gegensatz zur Orchiektomie und LHRH-Medikation kardiovaskuläre Nebenwirkungen haben, die allerdings weitaus geringer sind, als wir sie früher von der Östrogen-Therapie kannten. Daran muß man bei möglichen Kontraindikationen denken.

Lehnt nun ein Patient grundsätzlich jede Therapie ab, die seine Potenz beeinflußt, bleibt nur die Möglichkeit, ihn mit 750 mg Fugerel täglich zu behandeln. Das Problem dieser Medikation ist, wie hier im Rundtisch-Gespräch herauskam, das Auftreten von häufig schmerzhaften Mammaschwellungen und gastrointestinalen Nebenwirkungen, die nicht ganz selten sind. Im Laufe der Behandlung von einigen Monaten läßt dann auch die Potenz nach, wie wir von Herrn Altwein gehört haben. Bei allen Monotherapien mit einer *oralen Medikation* muß man immer daran denken, daß *erhebliche Compliance-Probleme* auftreten können.

Für die Behandlung des lokal fortgeschrittenen Prostatakarzinoms mit Östrogenen als Monotherapie oder deren zusätzliche Gabe zur Orchiektomie, wie früher üblich, gibt es heute überhaupt keine Berechtigung mehr.

Sekundärtherapie

Hier ist das Thema „Tumorlast" oder „tumor-burden" angesprochen worden, d.h. der Risiko-Patient. Sie wissen, daß die meisten Patienten mit einer Primärbehandlung, die auf dem Androgenentzug beruht, letztlich doch progressiv werden, und es stellt sich dann die Frage, welche Sekundärtherapie in Betracht kommt. Hier ist an erster Stelle Estracyt (560–840 mg/Tag) zu nennen, wie dies heute am Rundtisch akzeptiert wurde oder aber die sofortige Chemotherapie mit Cyclophosphamid, Mitomycin oder Epirubicin unter Berücksichtigung der möglichen Nebenwirkungen. *Grundsätzlich können diese Zytostatika auch in der Praxis verordnet werden.* Da Zytostatika im wesentlichen unter dem Gesichtspunkt der Schmerzpalliation eingesetzt werden, muß man daran denken, daß man bei Patienten, bei denen die Schmerzen innerhalb von 2–3 Wochen nicht nachlassen, auf eine sinnvolle Schmerztherapie übergehen muß. Diese Schmerztherapie hat Herr Dönicke auf dem Symposium 1987 sehr schön dargestellt. Sie können sie im Detail im Symposiumsband nachlesen.

Zuerst werden peripher wirkende Analgetika mit oder ohne Anxiolytika in regelmäßigen Abständen in hoher Dosierung nach der Uhr, d.h. auch in schmerzfreien Intervallen gegeben. Auf diese Weise kann der Patient häufig noch lange mit einer ausreichenden Lebensqualität in seiner persönlichen Umgebung leben.

Es wäre auch noch ein Wort zu sagen zur „sofortigen oder abwartenden Therapie", wenn das Karzinom diagnostiziert ist. Wir haben dieses Problem aus Zeitgründen nicht mehr diskutieren können.

Dies ist ein Konzept, das immer wieder – im wesentlichen im anglo-amerikanischen Schrifttum – diskutiert wird. Ich denke, daß wir zumindest in Deutschland die Patienten wohl doch behandeln müssen. Ich persönlich kann keinem Patienten sagen: „Sie haben zwar ein Prostatakarzinom, ich denke aber, man braucht es nicht zu behandeln. Stellen Sie sich doch bitte in einem Vierteljahr wieder vor.“ Das Beobachten ist zwar eine Form der Therapie, dennoch glaube ich, daß man das Abwarten keinem Patienten als „Therapie“ anbieten kann und sollte. Dies hat auch rechtliche Gründe. Ich habe das Problem u. a. auch mit Herrn Kurth vor dem Symposium besprochen, wobei Herr Kurth etwas sehr Kluges gesagt hat, und zwar: „Das kann man wahrscheinlich nur machen, wenn man diese Patienten in eine Studie eingibt und es auch unter den Aspekten einer Studie so mit ihnen bespricht, und die Patienten, so aufgeklärt, dann ihre Zustimmung geben.“

Zur *Chemotherapie* haben wir von Herrn Weißbach, Herrn Leistenschneider und Herrn Peter gehört, daß es derzeit wohl noch keine gesicherten Ergebnisse gibt, um primär mit der Chemotherapie zu beginnen, zumal es noch keine ausreichend guten Prognosefaktoren gibt. Hierzu sind erst Studien im Gange. Herr Leistenschneider behandelt seine high-risk-Patienten primär mit Estracyt. Dies ist möglich. Ich denke aber, daß gerade auf diesem Gebiet noch sehr viel weitere Untersuchungen nötig sind.

Die *totale Androgenblockade*, wie sie von Herrn Labrie propagiert wird, scheint nach allen bisherigen Studien, auch wenn es zum klinischen Flare-up (Schmerzen) durch den kurzfristigen Anstieg von LH und Testosteron kommt, letztlich für den Verlauf der Erkrankung nicht entscheidend zu sein, wenn auch der theoretische Einsatz ganz attraktiv erscheint.

Zum Schluß möchte ich nun allen Vortragenden, den Moderatoren und auch Ihnen, die Sie hier so lange ausgeharrt und mit z. T. berechtigtem Widerspruch diskutiert haben, sehr herzlich danken.

Besonders bemerkenswert fand ich, daß es der Firma Schering gelungen ist, 7 Kollegen aus der DDR erstmalig die Teilnahme an einem Symposium in West-Berlin zu ermöglichen.

Die Firma Schering hat mit dieser Tagung – und ich denke, ich darf meinen Dank mit dem Ihren verbinden – wieder etwas sehr Wichtiges für die Fortbildung getan, so daß hier quasi ein sehr erweiterter onkologischer Arbeitskreis der deutschen Urologen zustandekam, dessen Thema das Prostatakarzinom war. Stellvertretend für alle Beteiligten seien hier besonders Frau Dr. Andrzejak, Frau Jürgensen und Herr Dr. Burian genannt, die das Symposium organisiert und Ihnen den Aufenthalt in Berlin so angenehm gemacht haben.

Verzeichnis der erstgenannten Autoren

Prof. Dr. J. E. Altwein
Chefarzt der Urologischen Abt.
des Krankenhauses der Barmherzigen Brüder
Romanstr. 93
D-8000 München 19

Dr. T. Auberger
Institut u. Poliklinik
f. Strahlentherapie u.
Radiolog. Onkologie der TU
München
Klinikum rechts der Isar
Ismaninger Str. 15
D-8000 München 80

PD Dr. U. Engelmann
Urologische Klinik
Universitätsklinik
Marien-Hospital
Widumer Str. 8
D-4690 Herne 1

Prof. Dr. K. H. Kurth
Direktor der Urolog. Klinik
Universität von Amsterdam
Meibergdreef 9
NL-1105 AZ Amsterdam

Prof. Dr. W. Leistenschneider
Arzt für Urologie
Hardenbergstr. 8
D-1000 Berlin 12

Prof. Dr. G. Ludwig
Chefarzt der Urologischen Klinik
Städt. Krankenhaus Frankfurt
Gotenstr. 6–8
D-6230 Frankfurt a. M. 80

Prof. Dr. R. Nagel
Direktor der
Urologischen Klinik u. Poliklinik
Universitätsklinik Rudolf Virchow
Standort Charlottenburg
Spandauer Damm 130
D-1000 Berlin 19

Dr. A. Radlmaier
Schering Aktiengesellschaft
PH-Tumortherapie
Müllerstr. 170–178
D-1000 Berlin 65

Prof. Dr. F. H. Schröder
Direktor der Urologischen Klinik
Erasmus-Universität Rotterdam
Postbus 1738
NL-3000 DR Rotterdam

Prof. Dr. Th. Senge
Direktor der Urologischen Klinik
Universitätsklinik
Marien-Hospital
Widumer Str. 8
D-4690 Herne 1

Prof. Dr. U. Speck
Schering Aktiengesellschaft
Institut f. Kontrastmittelforschung
Müllerstr. 170–178
D-1000 Berlin 65

Prof. Dr. L. Weißbach
Chefarzt der Urologischen Abteilung
Städt. Krankenhaus am Urban
Dieffenbachstr. 1
D-1000 Berlin 61

FSC
www.fsc.org
MIX
Papier | Fördert
gute Waldnutzung
FSC® C083411

Zeitfracht Medien GmbH
Ferdinand-Jühlke-Straße 7
99095 Erfurt, Deutschland
produktsicherheit@kolibri360.de